CRONICIDAD EN SALUD MENTAL

Radiografía y diagnóstico

ELENA Mª RODRÍGUEZ SEOANE

Enfermera Especialista en Salud Mental
Experta Universitaria en Enfermería Legal y Forense

CRONICIDAD EN SALUD MENTAL

Radiografía y diagnóstico

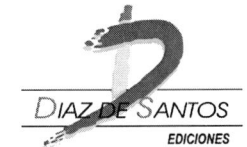

DÍAZ DE SANTOS
EDICIONES

Madrid • Buenos Aires • México • Bogotá

Ediciones Díaz de Santos
Internet: http//www.editdiazdesantos.com
E-mail: ediciones@editdiazdesantos.com

ISBN: 978-84-9052-546-3 (edición papel)
e-ISBN: 978-84-9052-547-0 (edición digital)
Depósito Legal: M-6911-2025

Fotocomposición y diseño de cubiertas: P55 Servicios Culturales

Printed in Spain Impreso en España

DEDICATORIA

A mi buen amigo Javier del Vigo Palencia, profesor, escritor e historiador vizcaíno, por su inquebrantable apoyo en mis momentos de adversidad de estos últimos años (en los que, cuando podía, yo escribía este libro). Gracias por recordarme que no debía rendirme. Por tus bromas por mis tecnicismos (a los que a veces me desviaba), para que usara un lenguaje más divulgativo que lo entendieran todos. Sin aquellas bromas, sin tus consejos y sin tus palabras de ánimo, no habría llegado hasta aquí.

Gracias, Javier.

AGRADECIMIENTOS

Quiero expresar mi agradecimiento a los profesionales de la salud y a las instituciones que me brindaron su apoyo académico y experiencia durante la investigación llevada a cabo para realizar este trabajo y para la elaboración del mismo.

Quiero agradecer a Javier Ogando Rodríguez, psiquiatra, por su colaboración en algunos aspectos puntuales de este trabajo y por sus sugerencias.

A Juan Gómez Salgado, por ponerme en contacto con personas que me proporcionaron información relevante para el libro, y por sus aportaciones verbales en temas específicos.

A Iñaki Markez Alonso, por facilitarme información valiosa en algunas partes del proceso de investigación.

A todas las personas que me acompañaron y sostuvieron, mientras lo escribía, en momentos muy difíciles de mi vida: "gracias por estar a mi lado".

A mi hermana, Mª de Los Ángeles, por sus cuidados cuando yo no podía cuidar de mí misma.

A mi hija Itziar, por su presencia y esas noches de vigilancia, asegurándose de que no me faltara nada.

Agradezco a mis amigos, quienes siempre creyeron en este proyecto, incluso cuando yo dudaba. A Inmaculada Zallas Mariátegui, cuya visita y apoyo me dieron fuerzas cuando las mías flaqueaban.

A María Mira, por hacer un viaje para cuidarme, demostrando su generosidad y afecto.

A mi colega y amigo Francisco Javier Sánchez Calvo, por sus palabras de aliento y por recordarme con frecuencia que la lucha —al igual que este libro— valía la pena.

A Mª Josepha Muñoa, amiga entrañable, quien estuvo a mi lado en los momentos más complicados con la dedicación y seguimiento que solo una enfermera con verdadera vocación puede ofrecer.

A mis amigas y amigos, Sabina Abaroa, Mª Jesús Fernández, Carmen Santana, Arantza Aizpuru, Beatriz Esparza, Joana Marcoartu, Mª Eugenia Cadiñanos, Ana Rocandio, Ana Amesti, Luz Ruiz, y Javier Díaz, por facilitarme las cosas con su presencia y amistad a lo largo de este trayecto.

Finalmente, dar las gracias a Francisco Javier Castro-Molina por documentación aportada y a Paco Megias Lizancos, presidente de la Asociación Española de Enfermería en Salud Mental, por facilitarme el contacto con algunos de los colaboradores en esta obra: compañeros y amigos del País Vasco, Castilla y León, Cataluña, Madrid, y Extremadura, Andalucía, cuyo listado de coordinadores y profesionales cito en los correspondientes apartados de aquellos capítulos en los que han intervenido con sus opiniones.

A todos ellos, GRACIAS.

PRESENTACIÓN

The dotted line separator below the title.

Juan Gómez Salgado*

Es para mí un honor presentar la publicación de un libro que es un aporte sustancial a la Enfermería de Salud Mental en particular, y a la atención en Salud Mental en general. Esta sólida y curtida publicación es reflejo del espíritu inquebrantable de su autora, Elena Mª Rodríguez Seoane. Este libro, que tengo el privilegio de presentar, es una obra que combina la sabiduría profesional, la dedicación incansable y una experiencia de vida marcada por la resiliencia.

Elena no es ajena al arte de la escritura: *Cronicidad en salud mental: radiografía y diagnóstico* es su sexta publicación, un logro que reafirma su compromiso con la difusión del conocimiento y el avance de la enfermería. Sus trabajos previos, entre los que destacan títulos como *Enfermería en la rehabilitación de la enfermedad mental severa* y *Manual de Enfermería en adicciones a sustancias y patología dual*, han sido ampliamente reconocidos como referencias esenciales en sus respectivos campos. Cada uno de sus libros no solo demuestra un dominio técnico impecable, sino también un profundo respeto por las personas a quienes su profesión sirve.

"Cronicidad en salud mental: radiografía y diagnóstico " se presenta como una obra que invita a explorar el universo de la salud mental desde múltiples perspectivas: histórica, técnica, ética y humana. La autora ha organizado el contenido en capítulos que permiten un recorrido claro y didáctico por los principales aspectos de la atención a la cronicidad en salud mental.

1. *Recorrido histórico.* Elena realiza una exhaustiva revisión de los antecedentes históricos de la atención a los trastornos mentales, contextualizando los avances y retos actuales.
2. *Modelos terapéuticos avanzados.* Desde los hospitales de día hasta el tratamiento asertivo comunitario, se exploran los dispositivos más efectivos para el manejo de patologías crónicas.
3. *Atención interdisciplinaria.* La obra destaca la importancia de la coordinación entre profesionales y dispositivos, situando a la enfermería como pilar central en este engranaje de cuidado integral.
4. *Enfoque ético y humano.* Con reflexiones profundas sobre el rol de la empatía y la comunicación, Elena resalta que el cuidado efectivo solo es posible cuando se atiende tanto al paciente como a su entorno emocional y social.

En los anexos, se incluyen herramientas prácticas, como planes estratégicos y una guía detallada sobre recursos disponibles, convirtiendo la obra en un manual de referencia para estudiantes, académicos y profesionales.

Este libro no solo informa, sino que también transforma. Cada página refleja el conocimiento adquirido por la autora a lo largo de más de tres décadas de ejercicio profesional, conocimiento enriquecido por su experiencia en el Servicio Vasco de Salud y su labor docente e investigadora.

La claridad en la exposición, respaldada por referencias actualizadas y la presencia de casos prácticos, asegura que tanto el lector experto como el novel encuentren en este libro una fuente de aprendizaje y reflexión. Además, la autora aborda temas que a menudo pasan desapercibidos, como la atención en instituciones penitenciarias o en entornos sin recursos, lo que convierte la obra en una herramienta de gran valor en cualquier contexto sanitario.

Elena Mª Rodríguez Seoane es más que una autora prolífica, es un ejemplo de superación y compromiso. Enfermera especialista en Salud Mental y experta en enfermería legal y forense, su carrera ha estado dedicada a visibilizar y mejorar el papel de la enfermería en el cuidado de las personas con trastornos mentales.

Sin embargo, este libro tiene un significado especial. Durante los tres (últimos) años que llevó su creación, Elena enfrentó y superó una de las pruebas más difíciles que puede experimentar una persona: un diagnóstico de cáncer. Lejos de rendirse, encontró en la escritura una forma de transformar el dolor en aprendizaje y el desafío en una oportunidad para aportar aún más al mundo.

Cronicidad en salud mental: radiografía y diagnóstico es más que un libro técnico; es una obra que refleja la vida, la pasión y la humanidad de su autora. Es un testimonio de que el conocimiento y la empatía pueden coexistir para crear un cambio significativo en la atención sanitaria.

Como bien señala Elena en sus propias palabras: "La enfermería es un acto de cuidado que trasciende la técnica; es un compromiso con la vida misma."

Invito a todos ustedes a sumergirse en sus páginas, a descubrir las lecciones que esta obra tiene para ofrecer y, sobre todo, a permitir que la pasión de su autora inspire sus propias vidas y carreras. Este libro no solo educa, transforma.

Leámoslo, compartámoslo y permitamos que su legado ilumine nuestro camino hacia un futuro más humano y consciente.

---

* Especialista en Salud Mental y Enfermería del Trabajo. Catedrático de Medicina Preventiva y Salud Pública. Director del Máster en Prevención de Riesgos Laborales de la Universidad de Huelva. Coordinador del Laboratorio-Observatorio de Enfermedades Profesionales de Andalucía. (LADEP). Doctor con mención internacional (considerado por el 'Ranking of the World Scientists: World´s Top 2% Scientists' que elabora la Universidad de Stanford, California, EE UU, entre los más prestigiosos del mundo) y premio extraordinario de doctorado por la Universidad de Huelva (UHU).

PRÓLOGO

*JAVIER OGANDO RODRÍGUEZ**

La presente obra constituye una aportación muy interesante y clarificadora de un tema de gran actualidad y del que todo el mundo habla y opina: la Salud Mental y sus carencias y problemas. A través del estudio histórico, evolución de los tratamientos, recursos terapéuticos y dispositivos asistenciales psiquiátricos (fundamentalmente centros de salud mental y hospitales de día) establece una aproximación global, médico-biológica, psicológica y social al campo del funcionamiento mental y sus alteraciones. Todo ello desde la privilegiada perspectiva del trabajo cotidiano y del acompañamiento terapéutico efectuado por los profesionales de la enfermería en estos centros asistenciales.

La autora es una enfermera especializada en Salud Mental y experta en enfermería forense con más de 38 años de experiencia clínica en una relación dinámica con los pacientes y sus familias. Es de valorar además la perspectiva docente y de divulgación científica que ha desarrollado en los últimos años.

Los tratamientos de los trastornos psiquiátricos han venido lastrados históricamente por la falta de modelos conceptuales científicos y adecuados para la comprensión de la salud mental y la operatividad en el abordaje de su problemática. Y también por el estigma que las personas afectadas por dichos trastornos (y los profesionales que les atienden) han sufrido en la mayoría de las culturas y sociedades hasta la actualidad. A ello se añade el aspecto de cronicidad en forma de evoluciones fluctuantes, persistentes y episodios repetitivos y de comorbilidades y complicaciones que la mayoría de dichos trastornos presentan fundamentalmente cuando no se abordan y tratan de una forma adecuada. El estigma y la cronicidad se han asociado injustamente con la idea de evolución irreversible, incurabilidad, incapacidad, indolencia, delictividad, criminalidad...

El libro se centra en patologías especialmente mal entendidas como las esquizofrenias y otras psicosis, estados depresivos, cuadros de agitación y/o agresividad, conductas autolíticas, trastornos de personalidad, adicciones, con especial hincapié en la "patología dual"... temas como la falta de conciencia de enfermedad, negativa al tratamiento y a la toma de medicación,... Y poniendo el acento en poblaciones especialmente vulnerables tales como adolescentes y jóvenes, ancianos, personas en regímenes penitenciarios, otros colectivos....

Describe de forma estructural y funcional los dispositivos ambulatorios, centros de salud mental, equipos de tratamiento asertivo comunitario (domiciliario y con trabajo de calle), atención psiquiátrica en medio penitenciario, recursos intermedios como los hospitales de día y su metodología de trabajo en equipos interdisciplinarios compartiendo modelos y metodologías, donde las enfermeras realizan, en la relación con los pacientes a través de una comunicación afectiva y efectiva, un acompañamiento terapéutico, con técnicas de empatía y motivacionales. Convertidas en terapeutas de "lo cotidiano" y a través de intervenciones privilegiadas y de oportunidad, trabajan temas de valoración interpersonal, reconocimiento mutuo, atención en crisis, prevención de recaídas, identificación de factores de riesgo, conciencia de enfermedad, implicación activa en su tratamiento, reconocimiento de estados de ánimo y recuperación de habilidades sociales, familiares, sociales, laborales y de control personal y autoestima. En forma individual y grupal y con los familiares, actuando de dinamizadoras de toda una gama de alternativas terapéuticas más humanas, científicas, profesionales y eficaces.

Resulta muy interesante y como material de consulta las experiencias comparadas con otros países y la relación de recursos asistenciales públicos, privados, concertados y de grupos de pacientes y familiares así como los de "ayuda muta".

En resumen un libro muy interesante para comprender que la patología mental no tratada o mal atendida conlleva mayor gravedad, peor evolución, comorbilidad psiquiátrica, médica y social, cronicidad, déficits...y que hay formas mejores de hacer las cosas en Salud Mental y que para atender bien primero hay que entender. Este libro repito, nos ayuda a ello.

Muchas gracias Elena, por tu esfuerzo y tu trabajo.

---

* Psiquiatra especialista en drogodependencias y patología dual. Ex presidente de la sección de adicciones. Ex vocal en el País Vasco de la Sociedad Española de Patología Dual. Jefe del Centro de Adicciones de Bilbao-Centro desde 1992 hasta 2021.

Organizador de Jornadas de Patología Dual del País Vasco desde el año 2000 hasta la actualidad, además de otras actividades docentes: «Ronda Psiquiátrica» desde 2005 a 2022 (Osakidetza y Colegio de Médicos de Bizkaia). Docente de médicos residentes de familia, salud laboral, psiquiatría y personal sanitario de Osakidetza, municipales, de grupos de autoayuda en adicciones y patología dual, en máster de cuidados paliativos, etc.

PREFACIO

*Mercedes Fraile**

La relevancia de la salud mental es un dato conocido desde siempre. Enfermeras de la talla de H. Peplau lo pusieron de manifiesto en la década de los años 70 del siglo pasado.

Históricamente, los cuidados a personas con problemas de salud mental en España han pasado por diferentes avatares. Las enfermeras de salud mental actualmente tienen una función fundamental en los cuidados. y más desde que empezó la temida epidemia de covid-19, que marcó la salud mental de esta sociedad.

Sus competencias abarcan desde la valoración de los pacientes hasta la promoción y la prevención, pasando por intervenciones en crisis, terapias y tratamientos, siempre en colaboración con el equipo multidisciplinar para conseguir el bienestar de los pacientes.

Deben disponer de habilidades de observación cuidadosa y comunicación terapéutica y abierta con los pacientes para el conocimiento de estos, con el objetivo de ayudarles y enseñarles a enfrentarse a la adversidad.

La misma importancia requiere la evaluación de los resultados que deben conseguir.

Los desafíos a los que se enfrentan son numerosos, fruto del desarrollo de la sociedad en la que vivimos. Problemas como estrés, *burnout*, estigmatización, discriminaciones y violencias, y seguridad, suicidios, son el caballo de batalla actual.

El futuro de los cuidados mentales es fruto de su rápida evolución, impulsado por factores como el enfoque holístico, la desinstitucionalización, las tecnologías de la información y la comunicación, la educación y la autogestión del paciente promoviendo los autocuidados. Un futuro prometedor que solo se entiende conociendo el camino que han seguido en su desarrollo los cuidados enfermeros. Camino de largo recorrido no exento de obstáculos y buena voluntad de las enfermeras que han conseguido que los cuidados mentales ocupen el lugar que les corresponde.

Este trabajo nos muestra ese recorrido de una forma explícita y continuada, ayudándonos a entender la situación actual. Podríamos decir que nos encontramos ante una guía de actuación específica en cada una de las circunstancias posibles de ayuda terapéutica a las personas.

No cabe duda de que ayudará a las enfermeras que cuidan la salud mental de los individuos en aquellas circunstancias y perspectivas establecidas y que demuestra el esfuerzo de la autora, fiel testigo del devenir de la historias de los cuidados en salud mental, por establecer pautas de actuación recomendadas enriqueciendo su sabiduría.

Es todo un honor para mí poder expresar mi opinión y mi fascinación por esta obra.

Ante todo, Enfermera

* Doctora por la Universidad de Extremadura. Enfermera Especialista Familiar y Comunitaria. Antropóloga Social. Profesora Universidad de Extremadura (UEX). Miembro de Número Academia de las Ciencias de Enfermería de Extremadura.

INTRODUCCIÓN

Como enfermera especialista en salud mental con más de 38 años de experiencia, he tenido el privilegio de trabajar de cerca con personas que padecen trastornos mentales crónicos, así como con un equipo multidisciplinario de profesionales en diversos entornos sociosanitarios. A lo largo de mi carrera, he sido testigo de los grandes avances en el cuidado de la salud mental, pero también de las áreas en las que aún queda mucho por mejorar, especialmente en el acompañamiento y la atención continuada de estos pacientes.

Mi experiencia en el Servicio Vasco de Salud-Osakidetza (y otras instituciones de atención a la salud mental), junto con mi labor docente y de investigación, me ha permitido desarrollar una visión integral sobre el papel fundamental de la enfermería en el cuidado de personas con trastornos mentales. Esta obra es fruto de mis aprendizajes y del compromiso de hacer visible la labor de la enfermera especialista en salud mental, aportando recursos y orientaciones que puedan ser útiles tanto para profesionales experimentados como para quienes se inician en este campo, brindando algunos recursos y orientaciones basadas en la experiencia.

Quiero destacar que el libro cubre un amplio espectro de temas relacionados con la evolución y el estado actual de la atención a la enfermedad mental. Desde un recorrido histórico detallado (Capítulo 1) hasta el análisis de los modelos terapéuticos más modernos y efectivos (Capítulos 6 y 7). También aborda la atención en entornos específicos, como los hospitales de día, centros de salud mental, y prisiones (Capítulos 4, 5 y 8), destacando el Tratamiento Asertivo Comunitario (TAC) como uno de los enfoques más avanzados para el cuidado de las personas con trastornos mentales crónicos.

La obra brinda una visión integral que va más allá de los cuidados médicos, abarcando la atención sociosanitaria y la importancia de la comunicación en el manejo de estos trastornos (Capítulos 9 y 3).

Con este libro, mi sexto trabajo publicado, espero contribuir no solo al conocimiento académico, sino también a una comprensión más profunda del rol que desempeñamos en el bienestar de nuestros pacientes y en el desarrollo de la atención psiquiátrica a nivel global.

En él se trata, con un lenguaje claro, fundamentalmente y entre otros aspectos, la asistencia, acompañamiento y seguimiento que realiza y debe realizar la enfermera especialista en salud mental, la enfermería en general y el personal sociosanitario a las personas que padecen una enfermedad mental crónica.

Se enfoca en los dispositivos externos disponibles hoy en día, gracias a las nuevas teorías y tecnologías. Especialmente se dirige también, como elemento asesorador, a profesionales de países o regiones donde la atención a la salud mental es limitada, en un intento de apoyo para enfrentar la falta de hospitales de día u otros elementos sociosanitarios dedicados a la atención psiquiátrica crónica.

Además, el libro busca dar a conocer a la población interesada estos servicios de atención especializada, para recomendarlos a sus allegados o amistades y acercar a la sociedad la figura de la enfermera en salud mental, en general tan desconocida, explicando el papel que presta en un contexto de creciente demanda de atención en este campo.

Aunque existe abundante bibliografía sobre la historia de la psiquiatría desde el siglo XV, he incluido un breve relato sobre la evolución de la atención a la salud mental y los cuidados enfermeros y el origen de los hospitales de día psiquiátricos, para proporcionar un contexto histórico al lector.

Reflexionaremos sobre este acontecer histórico de la asistencia psiquiátrica; sobre los cambios filosóficos que la fueron condicionando y la han moldeado, y sobre el papel fundamental que han jugado las instituciones benéficas cristianas en la provisión de cuidados a lo largo de los siglos. Asimismo, abordaremos temas como la labor de apoyo realizada por entidades y fundaciones públicas o privadas, en una sociedad cambiante.

Es mi intención, al dar a conocer estos recursos, ofrecer alternativas de ayuda a quienes lo precisen y desconozcan, facilitando con su conocimiento el que sepan a dónde acudir o incluso qué solicitar si en el lugar al que pertenecen o viven no existieran.

Recomiendo encarecidamente, como lo vengo haciendo desde hace años –a pesar de que existe una corriente contraria a esta idea– la presencia continuada de la enfermera –formada no solo en geriatría sino también en ciertos aspectos y patologías de salud mental– en todos los dispositivos comunitarios: centros de día, centros residenciales del tipo "hogares" o "lugares para vivir", pisos tutelados e, incluso, en el entorno familiar del paciente.

Es decir, en los espacios que albergan a personas de diversa procedencia, quienes, por sus condiciones de vida vulnerables, fragilidad y experiencias vitales de marginación, o por ausencia de cobertura familiar o agotamiento de la misma, presentan patologías mentales crónicas y requieren una atención especializada.

Otro objetivo del libro es visibilizar la labor de la enfermera especialista en salud mental y sus competencias, resaltando su importancia y gestión en todos los espacios que albergan a personas con trastornos mentales crónicos. La figura de la enfermera está integrada en una estructura común denominada Unidad Docente Multiprofesional, que agrupa las especialidades de enfermeras de salud mental, psicólogos clínicos y psiquiatras (BOE del 24 de mayo de 2012)[1]. La enfermería actúa como un elemento de cohesión dentro del equipo multidisciplinar, colaborando estrechamente con otras profesiones y cumpliendo labores que anteriormente pertenecían a otras disciplinas, adaptándose mejor a las necesidades de la población. De esta forma, cuando un profesional no es capaz de abarcar todo lo que quisiera,

---

1   BOE. Programa Oficial de la especialidad de Enfermería en Salud Mental. Orden SPI/1356/2011, de 11 de mayo. *Boletín Oficial del Estado* [Internet]. 2012 May 24 [cited 2024 Jul 24]. Available from: https://www.boe.es/diario_boe/txt. php?id=BOE-A-2011-9081

sabrá que otro, aun teniendo un desarrollo profesional diferente, completará la misma labor o la complementará enriqueciéndola aún más.

Es vital recordar que, aunque el trabajo en equipo facilita la labor diaria, el objetivo principal de la enfermería y del equipo multidisciplinar es el propio paciente. En su camino hacia la estabilización, los pacientes con trastornos mentales buscan orientación, educación y, en ocasiones, límites que les ayuden a avanzar.

"Para ello, son los/as enfermeros/as especializados en Salud Mental y su equipo auxiliar quienes permanecerán a su lado las 24 horas del día, cumpliendo estas labores y otras tantas propias de la atención holística."[2]

Sabemos que una valoración, planificación y evaluación de los cuidados enfermeros es de gran importancia, así como una implicación activa en el proceso evolutivo del paciente. Sin implicación no puede darse un vínculo; y sin vínculo no hay relación terapéutica posible, es decir, no se obtienen resultados satisfactorios.

En resumen, la labor de la enfermera de práctica avanzada en salud mental tiene un enfoque terapéutico: prevenir riesgos, acompañar al paciente y coordinar sus cuidados sanitarios. Como gestora de casos, facilita el acceso a servicios sanitarios y sociosanitarios que cubren las necesidades del paciente y su familia, mejorando la calidad asistencial y la efectividad de los resultados clínicos. De este modo, se convierte en una figura clave para cada paciente, brindando apoyo en situaciones de vulnerabilidad o discapacidad.

De igual manera, si el enfermero de enlace generalista está a cargo de pacientes con enfermedades graves, como los oncológicos, debe estar preparado para abordar cualquier sintomatología relacionada con la salud mental que estos puedan presentar.

Finalmente, expreso mi gratitud hacia las personas que padecen trastornos mentales, de quienes he aprendido a lo largo de mi vida profesional, y hacia mis compañeros de trabajo en el Servicio Vasco de Salud-Osakidetza, con quienes he compartido aprendizajes y experiencias. El buen ambiente de trabajo ha sido fundamental para la realización de un buen trabajo en equipo.

Mi deseo es que los avances logrados por la enfermería en salud mental queden reflejados para las generaciones venideras, al igual que los logros del estado de bienestar alcanzados desde el último cuarto del siglo XX hasta principios del XXI, en un contexto de incertidumbre, postpandemia, guerra y reducción del gasto público.

ELENA MARÍA RODRÍGUEZ SEOANE
Enfermera Especialista en Salud Mental
Experta Universitaria en Enfermería Legal y Forense

---

2   Rodríguez Seoane EM. *Atención y Cuidados de la Enfermería en la Rehabilitación de la Enfermedad Mental Severa.* Madrid: Díaz de Santos; 2015. p. 3-4.

ÍNDICE

EVOLUCIÓN HISTÓRICA DE LA ATENCIÓN A LA SALUD MENTAL Y CUIDADOS ENFERMEROS EN ESPAÑA DESDE EL SIGLO XV[3]

En la España histórica, las personas con trastornos mentales recibieron tratamientos muy variados, según las diferentes épocas en las que vivieron. Unas veces de reclusión cerrada; otras veces, con una mayor apertura, como veremos.

1.1. LA ENFERMEDAD MENTAL EN EL MEDIEVO ESPAÑOL

Si nos remontamos al periodo medieval, nos encontramos que la escasez y la pobreza iban casi siempre ligadas a la enfermedad mental.

Desgraciadamente, las personas con patología mental con frecuencia tuvieron y tienen pocos recursos o carecen de ellos; una constante que se aprecia a lo largo de los siglos, ya desde la Edad Media. Ayer y hoy, en las sociedades menos favorecidas o que han ido a peor y con pocos medios, aumentaban los trastornos mentales, mientras que en pacientes con recursos la evolución, en general, de los trastornos mentales ha sido y es mejor.

En la época medieval europea, los reyes, la aristocracia y los municipios encargaron a los representantes de la religión —a la Iglesia católica en el caso español— el cuidado de las personas con trastornos mentales, prestando todo su apoyo mediante subvenciones.

En las ciudades de los reinos cristianos de la Península Ibérica se llevó a cabo en hospitales dirigidos por los obispos y organizados para tal fin. En las zonas rurales, próximas a los monasterios —de quienes dependían— también se atendía a estas personas, pero en pequeños centros de acogida, creados para enfermos y necesitados. Estos centros estuvieron dirigidos por religiosos, quienes prestaban sus cuidados a todo aquel que lo precisara, aunque con pocas camas y escasos recursos.

La penuria y miseria descrita en aquella época iba acompañada de un rechazo social, de aislamiento y soledad, que, en muchos casos, podía llevar a la locura.

---

3   Pileño Martínez ME, *et al*. El enfermo mental. Historia y cuidados desde la época medieval. *Cultura de los Cuidados.* 2003; VII (13):29-35. Available from: http://hdl.handle.net/10045/4814

Las personas con trastorno mental, despectivamente llamados "locos", casi siempre procedían de ambientes socialmente deprimidos; culturalmente eran considerados como desechos sociales.

A modo de inventario, permítaseme citar algunos de los primeros antecedentes históricos para la atención a la enfermedad mental que existieron en la península Ibérica:

- **En 1367, en el reino taifa musulmán de Granada se construyó el Maristán**[4], considerado el primer sanatorio mental de Europa. El edificio —nazarí y construido por Muhammad V, dos años después que el Patio de los Leones de la Alhambra— fue el primer hospital de al-Ándalus para ser después el primer sanatorio mental de Europa. Tras la conquista de Granada por los Reyes Católicos en el siglo XV, el Maristán pasó a ser sede de la fábrica de moneda, dejando para siempre de prestar la función para la que fue diseñado. *A posteriori* tuvo diferentes usos: almacén de vinos, corrala de vecinos... Tras ser abandonado y convertirse en una auténtica ruina, en la actualidad se quiere rescatar y rehabilitar como monumento histórico cultural del Reino Taifa Nazarí.

- **En 1401, el Hospital de la Santa Creu, en Barcelona.** El 1 de febrero de 1401, en sesión celebrada por el Consell de Cent, se solicitó que los hospitales que había en Barcelona se reunificaran para una optimización de los recursos, entendiendo que, unificados en uno solo y dadas las desfavorables condiciones por las que pasaban de forma individualizada, atenderían mejor a los necesitados. El 15 de febrero de aquel mismo año se dio conformidad a la propuesta de fusión de los hospitales d´En Pere Desvilar y el d´En Marcus (regidos por los Consellers y el Consell de Cent), con los hospitales d´En Colón y d´Envilar, administrados por el Obispado y el Cabildo. Se llamaría Hospital de la Santa Cruz. Pero se sabe que quien fue considerado primer hospital de "locos" fue el hospital d´En Colón (1375-1401), tres años antes de la reunificación.

  Así pues, en **Barcelona** se inició la concentración hospitalaria con el Hospital de la Santa Creu[5]. Y es de destacar que, durante más de cinco siglos, entre 1414 y 1926, el antiguo Hospital de la Santa Creu fue el complejo sanitario más importante de la ciudad. Una larga historia, importante e interesante para comprender la evolución del tratamiento a la enfermedad mental que nos ocupa.

  En 1401, siendo Martín el Humano rey de Aragón y Valencia y Conde de Barcelona, se colocaron las primeras piedras del Hospital de la Santa Creu, con la idea de unificar en un solo centro los seis hospitales que en aquella época había en la Ciudad Condal.

---

4   El primer hospital de al-Ándalus vuelve a la vida: el Maristán de Granada recupera su esplendor [Internet]. *El Confidencial*; 2022 Mar 7 [cited 2024 Jul 24]. Available from: https://www.elconfidencial.com/espana/andalucia/2022-03-07/la-vuelta-a-la-vida-del-maristan-de-granada-el-primer-hospital-de-al-andalus_3386617/

5   El Antiguo Hospital de La Santa Creu [Internet]. *Barcelona.cat.* Available from: https://www.barcelona.cat/es/conocebcn/pics/el-antiguo-hospital-de-la-santa-creu-92086008748

Las obras se llevaron a cabo en diferentes fases. La primera quedó terminada en el año 1414, empezando a funcionar el hospital mientras se fueron ejecutando las siguientes fases. Un siglo después, el complejo estaba prácticamente terminado. Del siglo XVI al XVII se canalizó el agua potable, en el siglo XVII se adosó un nuevo edificio, la Casa de Convalescència y, en el siglo siguiente, justo enfrente, se levantó el Collegi de Cirurgia.

El Hospital de la Sta. Creu, desde sus inicios, contaba con dos departamentos para acogida a trastornados y de otras salas para diferentes enfermedades, tales como sífilis, leprosos y mujeres embarazadas.

- **En 1409, Hospital de Santa María o de Inocentes. Valencia.** El 24 de febrero de 1409, un religioso mercedario —*Fray Juan Gilabert*—, vio cómo unas personas golpeaban y se burlaban de un hombre trastornado, al que gritaban "¡al loco, al loco!". El sacerdote acudió en su defensa, lo llevó a la residencia mercedaria, le dio cobijo y le curaron sus heridas. Este suceso le hizo pensar en la conveniencia de sacar a los perturbados de las calles para separarlos de las personas que no padecían la enfermedad y evitar así que se hicieran daño o se lo hicieran.

Para ello, se decidió a pedir limosna con el objetivo de ayudar a los enfermos mentales y promover la creación de un hospital que los acogiera. Esta iniciativa llegó a oídos del Papa Benedicto XIII, que autorizó el hospital en una bula del 16 de mayo de 1410.

Así, este fue "el primer hospital en el mundo que proporcionaba a los enfermos mentales tratamiento médico hospitalizado y una residencia donde vivir. Posteriormente, se convirtió en el actual Hospital Universitario de Valencia (España). El 1 de junio de 1410 se fundó el Hospital de los Inocentes, para recoger a los enfermos mentales"[6].

Este hospital de Valencia entró en funcionamiento con el nombre de *Hospital de Santa María o de Inocentes*. Fue el primer "manicomio" del mundo cristiano-occidental, creado para dar respuesta a una necesidad social.

El concepto "hospital de inocentes" fue debido a la influencia del cristianismo, ya que este era el nombre con que la Iglesia recordaba el sacrificio de los niños ordenado por el rey Herodes. Los dementes comenzaron a identificarse en la época medieval con aquellos "inocentes" de la historia bíblica. Otro ejemplo de este tipo de edificios en Valencia es el Hospital dels Ignocents.

Para evitar la inactividad u ociosidad de los residentes (que se consideraba el origen de muchos males), a los hombres se les daban trabajos agrícolas, de jardinería o limpieza; y a las mujeres, labores de costura. (Hoy, a estas ocupaciones terapéuticas las llamaríamos agraria y laborterapia.)

La creación del hospital valenciano fue referente para la creación de otras instituciones parecidas:

---

6 ¿Sabías que un sacerdote fundó el primer hospital psiquiátrico del mundo? [Internet]. *ACI Prensa*, 2020 Oct 10 [cited 2024 Jul 24]. Available from: https://www.aciprensa.com/noticias/sabias-que-un-sacerdote-fundo-el-primer-hospital-psiquiatrico-del-mundo-91466

— **En 1419, el Hospital de Jesucristo en Córdoba.** Luis González de Luna, mensajero mayor del rey, lo fundó, "para acoger y albergar en dicho hospital, además de a los pobres y enfermos, a los locos desfallecidos de seso natural".

— **En 1425, el Hospital de Nuestra Señora de Gracia, en Zaragoza,** fue creado por el municipio y apoyado por el rey aragonés Alfonso V el Magnánimo. Inicialmente, fue llamado **Hospital General.** Respondía a la moda de la época, que muchas ciudades secundaron, de crear grandes hospitales generales. Permitía el ingreso a toda clase de enfermos e incluía una casa de locos, edificada a comienzos del siglo XV y luego ubicada en el marco del Hospital General. La "casa de locos" fue iniciativa de un grupo de ciudadanos de la burguesía zaragozana, pero la gestión estuvo en manos de religiosos desde sus comienzos. Tal como refiere el propio Hospital Real y General de Nuestra Señora de Gracia, inicialmente, "era un hospital exclusivamente concejil, controlado únicamente por la burguesía urbana, atenta siempre a evitar cualquier intromisión de la corona. Pero la idea de crear un gran hospital general partió del municipio, que, en este caso, buscó inmediatamente el apoyo del rey [Alfonso V el Magnánimo] para tener éxito en su empeño. Recordemos que, el Hospital citado, surgió con una triple concepción: por un lado, la concepción religiosa, al ser los religiosos quienes atendían a los enfermos y por llevar a cabo su práctica religiosa. Por otro, la municipal, por sostener el hospital a través de su concejo y del cabildo de La Seo, y por último, la de ser un hospital del reino, ya que estaba bajo el patrocinio del Rey de Aragón y de la Diputación del Reino, así como de otras instituciones forales."[7]

— **En 1436, se creó el Hospital de los Santos Cosme y Damián, en Sevilla,** fundado por Marcos Sánchez de Contreras. Fue uno de los primeros manicomios dedicados a la atención de los dementes, pero apenas existen datos de su existencia hasta avanzado el siglo XVII. Se le conocía como "Hospital de los Inocentes" o "Casa de Locos".

— **En 1483, durante el reinado de los Reyes Católicos, se fundó en Toledo el Hospital de la Visitación, también conocido como el Hospital del Nuncio.** La iniciativa fue de Francisco Ortiz, protonotario, canónigo de Toledo y nuncio del papa Sixto IV, quien, tras llevar una vida disipada, decidió legar su fortuna para asistir "a los más pobres, aquellos que, aunque adultos, carecen de juicio." Como acto de arrepentimiento, donó a la Iglesia unas casas de su propiedad, con las cuales se estableció el hospital cuyo propósito era atender a los más necesitados.

— **En 1489** se fundó **en Valladolid** otra "casa de locos", administrada por la Iglesia; especialmente por el cabildo catedralicio de Valladolid.

---

7   Hospital Real y General de Nuestra Señora de Gracia. Última actualización realizada el 30/08/2011. GEA. *Gran Enciclopedia Aragonesa* [Internet]. Available from: https://ifc.dpz.es/publicaciones/ver/id/3425http://www.enciclopediaaragonesa.com/voz.asp?voz_id=6882

Al ir aumentando el número de hospitales urbanos, se llegó a la conclusión de que era más rentable unificarlos y convertirlos en hospitales generales, con unidades especiales para estas personas trastornadas.

— **1456. Hospital General de Mallorca.** El Gran Consell General de Baleares unificó todos los hospitales de la isla en uno solo: el Hospital General de Mallorca. Esta fusión se hizo por criterios economicistas, para optimizar recursos y personal.

Antonio Contreras Más, experto en historia sanitaria balear, indica al respecto: "La concepción y desarrollo de su proyecto se produce a lo largo del segundo tercio del siglo XV, plasmándose en la autorización del rey Alfonso V de Aragón en 1456 para reunir todos los hospitales de Mallorca (*omnia hospitalia in dicta Civitate et Regno Maioricarum in presenciarum constituta in unum hospitale generale*)."[8]

Esta labor, inicialmente, fue encargada a tres religiosos pero, por decisión expresa del Rey, acabó siendo encargada en exclusiva a Fray Bartolomé Catany. "El nuevo Hospital General de Mallorca, tomó como ejemplo el caso de Barcelona, donde los diversos hospitales fundados entre los siglos XII y XV se unificaron en la creación del Hospital de la Santa Creu y Sant Pau."[9]

Poseía dos unidades para dementes: una para hombres y otra para mujeres, donde habitualmente los exorcistas eclesiásticos intentaban echar al demonio fuera del cuerpo de las enfermas. Recordemos que en la época se pensaba que la locura era asunto derivado de la melancolía o bilis negra y se la consideraba relacionada con posesiones demoníacas.

1.2. LA ENFERMEDAD MENTAL EN LA EDAD MODERNA (XVI-XVIII)

En la época de los Reyes Católicos (1479-1504), la concentración de los hospitales en las grandes ciudades fue en aumento. Lo mismo que la secularización de su gestión, proceso iniciado con la creación del hospital Nuestra Señora de Gracia, de Zaragoza.

A principios del XVI hay ya tres ciudades con instituciones específicas para el tratamiento de locos: Los Inocentes de Valladolid, La Visitación en Toledo y el Hospital de Sevilla. Y otros siete hospitales generales dispusieron de departamentos para dementes: Barcelona, Zaragoza, Valencia, Palma de Mallorca, Lérida, Granada y Córdoba.

En aquellos tiempos vivió Luis Vives. Fue filósofo e impulsor de ideas reformistas en la enseñanza y atención social hacia la ciudadanía. En 1526 propuso realizar un censo de todos los pobres y necesitados para sacarlos de la mendicidad y de las calles, proporcionándoles algún tipo de trabajo adecuado a su capacidad y

---

8 Contreras Más A. Patients in the Majorca General Hospital at the end of the 15th century. (Enfermos del Hospital General de Mallorca a fines del siglo XV). Medicina Balear.2012;27(3):48-57. Available from: https://www.medicinabalear.org/numanteriors. php?idr=25&idioma=3 https://www.medicinabalear.org/pdfs/Vol27N3.pdf#page=50 .

9 *El Mundo.* El Hospital General de Catany Palma 16/02/2010. https://www.elmundo. es/elmundo/2010/02/16/baleares/1266308427.html

edad. Pretendía evitar que estuvieran ociosos, porque era creencia en la época que la actividad era otra forma de prevención de la locura.

En opinión de Vives, la locura debía tener su espacio propio, separada de la población pobre y también de la sana; el lugar apropiado era un hospital.

Al respecto, escribe el profesor Ventosa Esquinaldo, impulsor de las Escuelas Universitarias de Enfermería y de la especialidad en Enfermería Psiquiátrica en España: "No podemos ni debemos seguir ignorando la actitud tan positiva, humana y con una perspectiva tan avanzada en el tiempo que los españoles a lo largo de la historia han tenido con "el loco", y que se manifiestan en las constituciones y normativas de hospitales desde el siglo XV hasta hoy".

"Observemos que "el concepto de enfermo" es el que prevalece ante todo"[10].

El tratamiento de las enfermedades sigue sin ser una actividad exclusiva de los médicos o profesionales sanitarios reconocidos por las autoridades en toda la Edad Moderna. Así, aparecieron los sanadores o curanderos, que disfrutaron en la época de un gran reconocimiento social y, sobre todo en los ambientes rurales.

En relación con esto, María Isabel Pileño, escribía: "La escasez de médicos y la ineficacia de la medicina unida a la superstición de la gente hacían aceptar con facilidad lo supuestamente divino, lo diabólico y lo mágico de la vida cotidiana".

Durante el siglo XVII la atención de enfermería y los cuidados a los enfermos mejoraron notablemente. Hasta tal punto que *El Hospital de los locos*, protagonista en la vida de las ciudades, se convierte en título de una de las mejores obras teatrales del Siglo de Oro, el auto sacramental que puso en escena en 1622 el dramaturgo toledano José de Valdivielso.

La alimentación en los centros u hospitales era cuidada y variada, cuidando especialmente también la limpieza corporal de los pacientes mediante el baño.

Cuando los pacientes se mostraban furiosos o se ensuciaban, cuando se agitaban o sufrían una crisis, alejaban a los espectadores inútiles, apartando a los enfermos en trance del resto.

El siglo XVIII fue un siglo de grandes cambios. Han desaparecido las epidemias y las grandes hambrunas; la población va en aumento y crece la producción económica, apareciendo nuevas oportunidades de desarrollo de los recursos existentes y de progreso.

Los cuidados de enfermería en la época siguen estando a cargo de los religiosos; por ejemplo, las Hijas de la Caridad de Vicente de Paul, orden religiosa fundada en París en 1633. Se instalaron en España desde 1790. Poco a poco, aquellos hospitales que funcionaban mediante la caridad religiosa y su tradicional cuidado de los enfermos, serán controlados, cada vez más, por los poderes públicos.

Continuando con la evolución de la asistencia psiquiátrica en el siglo XVIII, ya en el último tercio del mismo, Carlos III, el monarca Ilustrado, llevó a cabo en España cambios administrativos y policiales.

El ingreso de lo que hoy conocemos como enfermos mentales debía hacerse me-

---

10 Ventosa Esquinaldo, F. *Cuidados Psiquiátricos de Enfermería en España. Siglos XV al XX (Una aproximación histórica)*. Madrid: Díaz de Santos; 2000. Pág. 33

diante la solicitud de los alcaldes de barrio y otras autoridades civiles que, para solicitarlo, debían tener en cuenta, sobre todo, la peligrosidad del enfermo y el riesgo de que este pasara a la acción contra sí mismo, otras personas o contra propiedades ajenas.

En Valencia y Sevilla era necesario el certificado médico para el ingreso y alta o salida de los dementes del Hospital General. Llama la atención que los médicos apenas intervenían en estas cuestiones administrativas.

En 1766 se creó el Hospital General de Madrid. Con escasos recursos, predominando el mal estado sanitario y la inexistencia de cuidados enfermeros y médicos. Podía suceder que las enfermedades, inicialmente simples, se convirtieran en graves y agudas.

En Sevilla, a mediados de siglo, los locos apenas salían del Hospital de Inocentes, ni siquiera a pedir limosna. El confinamiento aumentaba y los espacios para ellos disminuían. Los enfermos quedaban aislados del exterior, gobernados por el administrador del hospital que ejercía un control estricto de los enfermos, que eran cuidados y vigilados en sus habitaciones por los enfermeros.

Jean-Baptiste Pussin[11] (1745-1811), un encargado y vigilante en esta época de los asilos parisinos de Bicêtre (varones) y de Salpêtrière (mujeres), se va a constituir en precursor e inspirador de la enfermería psiquiátrica, en lo que a los profesionales de enfermería concierne. Tuvo un importante papel en la reforma y mejora de las condiciones de la población interna de asilos y centros de enfermos mentales. Se le define como liberador de las cadenas de los enfermos mentales, apoyado por el Dr. Philippe Pinel (1745-1826), médico alienista, dedicado al estudio de las enfermedades mentales. Fue así como Pussin pasó a ser considerado como uno de los precursores de las funciones del enfermero psiquiátrico que había iniciado en el siglo XVI San Juan de Dios, cuyos hospitales han llegado hasta el presente.

Pussin impulsó una mejor alimentación. El 2 de agosto de 1791, en plena Revolución Francesa, gracias a su constancia y persuasión, los comisionados de la Convención ordenan un aumento de la cantidad diaria de pan para los enfermos.

En 1797, con el visto bueno de Pinel, Pussin promovió la reforma que prohibía el uso de cadenas para contener a los pacientes. Propugnaba un tratamiento más humano a los enfermos, que progresivamente se fue aplicando en el resto de Francia. Se mantuvieron las camisas de fuerza para momentos puntuales de gran agresividad y peligro.

Jean Baptiste Pussin es el primer vigilante-cuidador que, mientras observa y cuida a sus pacientes, reflexiona escribiendo sus observaciones y proponiendo mejoras en el cuidado de los enfermos. Incluso seleccionará a muchos de los pacientes ya curados o compensados para incluirlos como personal laboral del centro.

Muchos aspectos de esta reforma y de las observaciones de Pussin fueron recogidos en el libro que el Dr. Philippe Pinel publicó en 1801, *Tratado de la demencia*[12].

---

11 Jean-Baptiste Pussin [Internet]. Wikipedia. Available from: https://es.wikipedia.org/wiki/Jean-Baptiste_Pussin

12 PINEL, Philippe. *Traité Médico-Philosophique sur l'aliénation mentale.* París, 1801. https://archive.org/details/traitmdicoph00pine/page/n7/mode/2up

Fue una manera de reconocer su deuda con Pussin y su esposa Margarita, así como su contribución a la psiquiatría. En este libro, realizado a partir de su trabajo en el Hospital de la Salpêtrière en París en 1795, Pinel establecería los fundamentos del diagnóstico psiquiátrico moderno: vinculó el método analítico con la tradición hipocrática, y dividió la enfermedad mental en cinco tipos: la melancolía, la manía sin delirio, la manía con delirio, la demencia y el idiotismo.

1.3. SIGLO XIX. SECULARIZACIÓN DE LOS CONVENTOS HOSPITALARIOS

El siglo XIX supuso la incautación progresiva de los bienes eclesiásticos de la Iglesia católica española, que pasó a dominio estatal bajo distintas fórmulas, para ser vendidos posteriormente en pública subasta a la burguesía u otros personajes con capacidad económica suficiente como para poder pagar su justiprecio. Es sabido que el proceso desamortizador tuvo su apogeo en las décadas de los treinta y cuarenta de aquel siglo. El ministro Mendizábal, la figura más representativa de la Desamortización, atacó los bienes y conventos del clero regular entre 1835 y 1837. Mientras que Pascual Madoz, en las décadas siguientes, puso en venta los bienes de los municipios, algunos de la nobleza y de otras instituciones[13].

El 11 de octubre de 1835 se ordenaba suprimir todos los monasterios de órdenes monacales y militares.

El 19 de febrero de 1836 se decretaba la venta de los bienes inmuebles de esos monasterios y el 8 de marzo de 1836 se ampliaba la supresión a todos los monasterios y congregaciones de varones.

El Decreto Mendizábal, sancionado por las Cortes y firmado por la regente María Cristina (29 de julio de 1837) extinguió todos los monasterios, conventos, colegios, congregaciones y demás casas de religiosos de ambos sexos. Con una salvedad: se autoriza la conservación "dónde y mientras sean necesarias algunas casas de los antiguos conventos Hospitalarios como establecimientos civiles de hospitalidad, bajo los reglamentos que les dé el mismo Gobierno".

El 20 de junio de 1849 se publica la Ley General de Beneficencia; declaraba que "la dirección de estos establecimientos correspondía al Gobierno, a través de la Junta Central, las Juntas Provinciales y las Municipales. Se especificaba el carácter público del mismo, aunque se admitía la existencia de centros particulares"[14].

De igual forma, la Ley General de Desamortización de Madoz (1855) hace de nuevo una excepción sobre los "edificios destinados o que el Gobierno destinare al

---

13 Campos FJ, Fernández De Sevilla O. *Textos legales de las desamortizaciones eclesiásticas españolas y con ellas relacionados.* Estudios Superiores de El Escorial. p. 14-16. Available from: https://dialnet.unirioja.es/servlet/articulo?codigo=2777281 file:///C:/Users/USER/Downloads/Dialnet-TextosLegalesDeLasDesamortizacionesE-clesiasticasEs-2777281.pdf

14 Martínez Soto, Ángel P. (2018). La protección social en la época liberal: de la beneficiencia a la previsión social (1820-1908). Áreas. *Revista Internacional de Ciencias Sociales,* (37), 108–126. Recuperado a partir de https://revistas.um.es/areas/article/view/335531

servicio público, los edificios que ocupan los establecimientos de beneficencia e instrucción... las huertas y jardines pertenecientes al instituto de las Escuelas Pías..."

Se insiste en la conveniencia de un espacio específico de confinamiento para las personas afectadas de locura.

A mediados del XIX se agravó la situación ante el considerable aumento de ingresos de enfermos mentales en las diversas instituciones de reclusión.

España consideró a la locura como una amenaza social, influida por la moda francesa del momento, por lo que se planteó el aislamiento de los locos como algo necesario tanto para el paciente como para la sociedad. Su objetivo era lograr que permanecieran aislados en un espacio de protección para el paciente y resto de la población, es decir, en un ambiente específico y controlado de confinamiento para la locura (institucionalización).

En aquel tiempo se defendía que el remedio para la locura solo estaba en un hospital bien organizado, que "*dominara y domara*" al loco; hospital construido para separar las diversas clases de trastornados, para evitar que se relacionaran entre sí, con el fin de prevenir sus posibles recaídas.

Pero al Estado no le interesaba la creación de nuevos manicomios; lo justificaban por la escasez de recursos. Así, se favoreció la creación de sanatorios mentales o clínicas privadas; ofrecían un trato más humano, con métodos de cura más avanzados para los enfermos.

El primer centro de este tipo lo fundó y dirigió en 1844 el médico Francesc Campera (1793-1862), en Lloret de Mar. Fuertemente influido por Pussin y Pinel, bautizó su manicomio como "Torre Lunática" (1844). El edificio disponía de dos grandes departamentos, para separar a los hombres de las mujeres. Para casos de agitación grave tenían habitaciones acolchadas, funcionando según el sistema del *non restrain*t (no sujeción, no coerción), tratamiento extraordinario contra la voluntad del paciente, desarrollado en 1839 por el inglés John Conolly, cuyo sistema se basaba en aplicar los cuidados elementales sin forzar la voluntad de los enfermos; por lo que se llegó a conocer como "sistema Conolly".

Los cuidados fundamentales de aquella clínica privada fueron la salud corporal, la alimentación y la educación en la higiene. No había métodos correctivos o coercitivos; únicamente se cuidaba al enfermo con paciencia, humanidad y bondad, actuaciones meticulosas con limpieza y buen sentido. Se buscaba sobre todo calmar al enfermo. Esta oferta asistencial aumentó el número de ingresos.

En 1859 la Torre Lunática logró un convenio con el Gobierno español para el ingreso de enfermos judiciales a cargo del Estado; pero tras el convenio, la situación comenzó a deteriorarse.

En 1879 se hizo a escala nacional una estadística de población de dementes recluidos. El resultado fue que, desde 1860, se había triplicado el número de ingresados.

El Gobierno solicitaba a las Diputaciones edificar nuevos manicomios; pero pese al aumento de los ingresos, las instalaciones incrementaban los costes y no había recursos suficientes para sufragar los gastos de su ampliación y mejora. Fue así que el modelo del manicomio moral, importado de Francia, no se implantó en España, en donde hubo pocos manicomios y de escasa calidad.

1.4. DIVERSAS TEORÍAS SOBRE EL ORIGEN DE LAS ENFERMEDADES MENTALES

En la primera mitad del siglo XIX aparecen los llamados médicos higienistas. Opinaban que la pérdida de juicio o locura se debía al desorden social y al caos moral, que provocaban alteraciones importantes en la conducta de las clases menos favorecidas, lo que podría favorecer la pérdida de juicio de sus miembros.

También lo achacaban a las epidemias y enfermedades. Pero, sobre todo, a la pobreza, factor determinante, según aquellos médicos, de la aparición de ciertas patologías.

Es así como nace el **Movimiento higienista**[15]; a raíz de las enfermedades y epidemias causadas por la enorme pobreza, hacinamiento y desnutrición que sufría una buena parte de la población hasta principios del siglo XIX e, incluso, en buena parte del mismo siglo. Recuérdese que estamos en tiempos de la Revolución Industrial, el desarrollo del capitalismo y el nacimiento inicial de una clase obrera en malas condiciones económicas, laborales y sociales.

El *Movimiento higienista* de la medicina se desarrolla como fruto de los progresos que se obtuvieron en la lucha contra la mala higiene de la población, contra la insalubridad y contra las malas condiciones sanitarias de sus edificios; principalmente, edificios y barracones obreros, que propiciaron la propagación de la tuberculosis. La aceptación de las teorías higienistas durante el siglo XIX fue lenta, principalmente gracias a los trabajos médicos y a las acciones y compromisos de los agentes sociales, gubernativos y/o políticos.

Los objetivos del Movimiento higienista eran: conseguir unas dignas y mejores condiciones de vida en el colectivo menos favorecido, evitar las epidemias que arrasaban las ciudades y prevenir los males que eran causantes de enfermedades.

En España, dos grandes científicos y médicos de la época serían los principales responsables de la consolidación y posterior desarrollo de la doctrina higienista.

El médico internista Ignacio María Ruíz de Luzuriaga (1763-1822), alumno de la elitista Real Sociedad Bascongada de Amigos del País, estudió medicina en Francia e Inglaterra. Adscrito al *sanitary movement* inglés, fue difusor principal de las teorías de la moderna higiene pública en tiempos de José I Bonaparte, y durante la Guerra de Independencia española. Se relacionó con Pinel en Francia.

Y Mateo Seoane Sobral (1791-1870), ilustrado y personalidad científica muy notable de su periodo histórico, participó en la elaboración de la Ley General de Sanidad, vigente en España desde 1855 hasta 1986, como Consejero General del Reino.

Las enseñanzas de Seoane Sobral influirán decisivamente en sus alumnos Pedro Felipe Monlau y Francisco Méndez Álvaro. Según Rafael Alcaide González,

---

15 Alcaide González Rafael. La introducción y el desarrollo del higienismo en España durante el siglo XIX. Precursores, continuadores y marco legal de un proyecto científico y social. *Scripta Nova. Revista Electrónica de Geografía y Ciencias Sociales.* Universidad de Barcelona [ISSN 1138-9788] N.º 50, 15 de octubre de 1999. Available from: https://www.ub.edu/geocrit/sn-50.htm

investigador sobre el higienismo en España, *"estos tres últimos conforman la tríada de médicos higienistas de la primera mitad del siglo XIX"*[16].

Aquellos ilustrados ya pensaban en la prevención de las enfermedades, proponiendo como remedio más eficaz la mejora de las condiciones higiénicas de la población, especialmente del proletariado industrial, en donde más se daban pobreza e insalubridad.

Posteriormente, a partir de 1892 y durante el franquismo (1939-1975), así como hasta el último tercio del siglo XX, la medicina psiquiátrica española estuvo influenciada por los alienistas franceses de finales del siglo XIX. Esta influencia se centraba en la búsqueda del origen de las diversas enfermedades mentales, su prevención y el tratamiento rehabilitador de las personas afectadas, así como en la vigilancia del estado mental de la población.

Los alienistas franceses, dedicados al tratamiento de las enfermedades mentales —los psiquiatras, en la actualidad— influyeron en los médicos españoles. Dieron validez a las tesis higienistas en cuanto a la importancia de las condiciones sociales y morales como desencadenantes de la locura: la pobreza puede matar, pero también conducir a la locura. Los españoles, como los franceses, asumieron la necesidad de tratar a los enfermos mentales, guiándolos, tutelándolos, aleccionándolos, protegiéndolos y confinándolos, como método de trabajo.

Se decide separar a los enfermos mentales en centros específicos de tratamiento para ellos.

En 1822, durante el Trienio Liberal del absolutista Fernando VII, las Cortes Extraordinarias de la Nación decretaron un Reglamento de Beneficencia[17], en el que participó Luzuriaga. En él, se "ordenaba la existencia de los hospitales públicos, entre los que debían diferenciarse los establecimientos especiales para el tratamiento de los locos". Sin llegar a funcionar, encargaba a ayuntamientos, juntas municipales y parroquias la competencia en el ámbito de la beneficencia, ya que el reglamento fue abolido por el gobierno de la Década Absolutista siguiente (1823-33). Tras la muerte del rey, siendo reina gobernadora Doña Mª Cristina de Borbón, madre viuda de Isabel II, el nuevo gobierno liberal de Mendizábal restableció el reglamento mediante el Real Decreto de 8 de septiembre de 1836, atribuyendo la administración de los hospitales a los ayuntamientos, para dar posteriormente competencias a las diputaciones.

1.5. SIGLO XX. EVOLUCIÓN DE LA NORMATIVA SOBRE SALUD MENTAL

Mª Elena Pileño Martínez, profesora titular de la Universidad Rey Juan Carlos en las asignaturas de Enfermería Psiquiátrica y de Salud Mental, así como en Grado de Enfermería social, género y salud, defiende la tesis de que en 1914 comienza el

---

16 Campos R, Novella E. Mental hygiene in early Francoism. From racial hygiene to the prevention of mental illness (1939-1960). *Dynamis*, 2017;37(1). Available from: https://scielo.isciii.es/scielo.php?script=sci_arttext&pid=S0211-95362017000100004

17 Reglamento General de Beneficencia Pública decretado por las Cortes Extraordinarias en 27 de diciembre de 1822, y sancionado por S.M. León: Pablo Miñón; 1822. Available from: https://bvpb.mcu.es/es/catalogo_imagenes/grupo.do?path=11141194

desarrollo de la enfermería de carácter laico a la vez que se sigue atendiendo a los trastornados en el sistema penitenciario y el sanitario.

Un Real Decreto (9/XII/1924) fundó la **Escuela Nacional de Sanidad (ENS),** institución más antigua dedicada a la formación de profesionales de la Salud Pública en España. Ella contribuyó al desarrollo y mejora del Sistema Nacional de Salud, mediante programas de formación e investigación en las áreas de conocimiento de la Salud Pública. Actualmente, ofrece cursos de postgrado en colaboración con distintas universidades y actividades docentes a distancia a través de la UNED.

La ENS se organiza en tres distintas áreas de actividad: formación, investigación y asesoría técnica y científica. Además, la ENS es utilizada como un importante foro de debate en el que profesionales de la Salud Pública puedan intercambiar y debatir las tendencias relacionadas con las áreas de conocimiento de la Salud Pública.

En 1926 se inaugura una **Escuela de Psiquiatría** en Cataluña, con toda clase de elementos para la investigación científica del enfermo mental, su tratamiento y curación. Y según Pileño, el haber cursado estudios en esta escuela será condición indispensable para poder cuidar legalmente a los enfermos mentales.

1.5.1. La salud mental durante la Segunda República española

Entre 1931 y 1936, la Segunda República realizó gran cantidad de reformas: creó el **Consejo Superior Psiquiátrico** de la mano del malagueño doctor José Germain Cebrián (1897-1986) y el **Patronato de Asistencia Psiquiátrica** (1932).

En julio de 1931 el Gobierno Provisional promulgó un nuevo decreto de internamiento de enfermos psíquicos; en sus disposiciones generales se lee: *Art.1.º: Todo enfermo psíquico debe recibir en España asistencia médica, bien privada en medio familiar o bien en Establecimiento psiquiátrico, público o privado, cuya organización técnica corresponda al estado actual de la Ciencia psiquiátrica. Art.2.º: La asistencia psiquiátrica podrá prestarse en establecimientos adecuados oficiales o privados. Se entiende por Establecimiento psiquiátrico (llámese Manicomio, Casa de Salud o Sanatorio) todo aquel que admita enfermos psíquicos en número mayor de cinco y cuya dirección técnica esté encomendada a un especialista de probada o reconocida competencia, en posesión del título de médico expedido por una Universidad española.*[18]

El decreto regulaba en sus 35 artículos una eficaz actuación profesional, transformando el concepto sobre el carácter y funcionamiento de los manicomios —" *prisiones* más que Clínicas médicas", afirmaba el decreto— imponiendo modificaciones legislativas que no fueran meras copias de disposiciones extranjeras.

Sobre los tipos de régimen de internamiento, el decreto, en casos especiales y sujetos a la normativa de cada hospital, permitía el régimen abierto en las clínicas y hospitales de las ciudades y el régimen cerrado en los centros alejados de los núcleos urbanos.

---

18 Nuevo Decreto para la asistencia a los enfermos mentales. Disposiciones generales. Artículo 1º, 3 julio 1931, firmado por Alcalá Zamora, presidente provisional de la República, y Miguel Maura, Ministro de Gobernación. https://www.revistaaen.es/index.php/aen/article/view/15720/15579

En el título II (*De la admisión de enfermos psíquicos en los Establecimientos psiquiátricos*) el decreto detalla las modalidades de ingreso de pacientes en los centros psiquiátricos. Preveía tres supuestos:

1. Por voluntad propia,
2. por indicación médica y
3. por orden judicial o gubernativa (art. 8).

Y dedicaba otra docena de artículos a enumerar las condiciones y características del ingreso, tanto desde las condiciones del enfermo como desde las obligaciones de las autoridades sanitarias o públicas.

Respecto a la profesionalización de la enfermería especialista en psiquiatría y a la evolución de la especialidad de la enfermería en salud mental, hubo dos momentos históricos bien diferentes: uno, durante la Segunda República (1932) y otro posterior, en las postrimerías del franquismo (1970), bajo el concepto de "Enfermería psiquiátrica". Nos referiremos brevemente a ambos momentos. Pero en ambos se aprecia la necesidad de la figura especialista o "enfermera psiquiátrica" (hoy, "especialista en salud mental").

La figura surgió ante demandas muy distintas, que fueron intentos malogrados en su esencia, pero que forman parte de la historia de la enfermería de salud mental en España.

El Consejo Superior Psiquiátrico, presidido por Gonzalo Rodríguez Lafora en 1931, impulsó la formación del personal sanitario; y *La Gaceta de Madrid* del 20 de mayo de 1932 publicó la Orden por la que se regulaba la figura del enfermero psiquiátrico: la organización de los trabajadores de los establecimientos psiquiátricos, públicos y privados; y los requisitos con el programa para obtener el certificado de aptitud de Enfermero Psiquiátrico.[19] Una posterior Orden Ministerial (16/V/1932) reguló el título de Enfermero Psiquiátrico, cuyo trabajo principal fue *"estar al cargo del cuidado directo del enfermo mental"*. Muchos practicantes obtuvieron el título de enfermeros psiquiátricos, prestando asistencia a los médicos quirúrgicos[20].

En 1932 se creó por decreto el primer Dispensario de Higiene Mental de Madrid como centro piloto para el estudio de los procesos iniciales, el tratamiento ambulatorio de los casos leves y las curas de reposo en servicio abierto. (Nos hace pensar en un precursor de los actuales CSM.)

---

19 Recorrido histórico en la profesionalización de la enfermera especialista en salud mental en España. https://www.aeesme.org/formacion-en-la-especialidad /evolucion/evolucion/. En Ministerio de la Gobernación: Otra relativa al personal sanitario subalterno que existirá en los Establecimientos psiquiátricos públicos y privados. --Págs. 1334 y 1335.
Otra aprobando el programa para obtener el certificado de aptitud de "Enfermero psiquiátrico". —Págs. 1335 y 1336. https://www.boe.es/gazeta/dias/1932/05/20/pdfs/GMD-1932-141.pdf

20 Alejandro Belmont Molina. La evolución de la Enfermería Psiquiátrica. *Enf Neurol* (Mex) Vol. 10, No. 1: 53-55, 2011 ©INNN, 2010 https://www.medigraphic.com/pdfs/enfneu/ene-2011/ene111j.pdf

La idea era descongestionar los manicomios y darles una mayor eficacia terapéutica, al poder llevar a cabo en él más actividades y prestar un seguimiento más incisivo a los enfermos. Sin embargo, en cinco años los resultados prácticos de la reforma psiquiátrica fueron escasos. No había presupuestos y esto chocaba con el incremento en la demanda de internamiento. Por ejemplo, y para hacerse una idea, el hospital de Valencia albergaba 1.184 enfermos en 1936.

En 1933, sacados a concurso los textos para esta formación, salió ganadora la obra de Luis Valenciano *La asistencia al enfermo mental*, primer manual para la formación de enfermería en el campo psiquiátrico[21]. Posteriormente, la legislación favoreció que, en los años treinta, se organizaran cursos para enfermeros psiquiátricos en diferentes instituciones manicomiales y hospitalarias españolas.

A fines de 1934 se creó la figura de la Enfermera Visitadora de Higiene Mental. Su función, cuidar de los enfermos mentales en los manicomios o en visita domiciliaria. Esto supuso un avance en la historia de la enfermería en España, ya que se profesionalizó la enfermería psiquiátrica y, a partir de este momento, fue requisito imprescindible la posesión de estos estudios para poder acceder legalmente al cuidado de los enfermos mentales.

Al respecto, afirma Carmen González Canalejo —*Historia de la Enfermería Psiquiátrica*—[22]: las *enfermeras llevaron a cabo una labor encomiable, que incluía la educación sanitaria popular. Las crónicas de aquella época reflejan el modo en que valoraban el entorno familiar y social de los enfermos mentales, detectando la reagudización de los síntomas, en cuyo caso les acompañaban al dispensario para ser atendidos por el médico. Advertían a las familias de los prejuicios que llenaban de desconfianza la relación con los enfermos y la falsa creencia de su incurabilidad, a la vez que les enseñaban a administrar la medicación; en definitiva, humanizaron la asistencia prestada*".

En 1936, al estallar la guerra civil española, la mayoría de la población sobrevivió en circunstancias terribles, al límite de sus posibilidades y recursos psicológicos.

Apenas existen datos sobre la incidencia de enfermedades mentales originadas por la guerra. La interpretación de los escasos datos contabilizados fue, más tarde, políticamente sesgada. Los psiquiatras de la época afirmaron posteriormente que no había habido un especial aumento de las auténticas enfermedades mentales; en todo caso, la guerra solo había actuado como detonadora de algunas enfermedades psiquiátricas.

Madrid disponía de un único centro de internamiento psiquiátrico: la Clínica Psiquiátrica del Hospital Provincial. La precariedad en los tratamientos afectaba también a los enfermos, a los que, sin apenas medicinas, solo se les podía aplicar las habituales medidas de contención. La guerra generó un aumento de la demanda asistencial y el atasco de los hospitales. La incorporación de la mujer al mundo laboral (tradicionalmente encargada del cuidado de mayores y enfermos en la familia), también favoreció

---

21 Manuales Para Enfermeras Psiquiátricas: La introducción de la mujer en el cuidado de los enfermos mentales. 1909-1955.
   https://enfeps.blogspot.com/2017/04/manuales-para-enfermeras-psiquiatricas.html

22 González Canalejo, Carmen. *Historia de la Enfermería psiquiátrica*. https://www.cerasa.es/media/areces/files/book-attachment-2262.pdf

el aumento de esta demanda asistencial. Como consecuencia, muchos pacientes quedaron solos en el hogar, esperando que les llegase la hora de ser atendidos.

Resulta muy interesante analizar la evolución de la asistencia psiquiátrica y sus avatares; sobre todo, desde la profesionalización de la enfermería y la reforma psiquiátrica hasta nuestros días. Nos ayuda a comprender cuáles han sido las dificultades con las que la asistencia psiquiátrica y la salud mental se han ido encontrando, si no sistemáticamente, sí con demasiada frecuencia.

1.5.2. La enfermedad mental en el franquismo

A partir de 1940 aparece la insulina, el electroshock y las lobotomías como tratamiento para los pacientes con larga hospitalización. Estos tratamientos, en general en toda Europa, fueron establecidos con muy poca consideración en lo que se refiere a los cuidados y contando con un personal cada vez más escaso. A las enfermeras se les exigía que participaran en estos tratamientos y que se responsabilizasen de los pacientes de forma natural, como una función más de las encomendadas.

En 1943 la Dirección General de Sanidad decretó la creación de dispensarios de higiene mental en todas las jefaturas provinciales de Sanidad; pero tardaron siete años en cubrir las correspondientes plazas de personal sanitario, y solo se cubrieron la mitad de las provincias españolas.

En 1950 se introdujo en las clínicas psiquiátricas la clorpromazina, primer fármaco antipsicótico neuroléptico del grupo de medicamentos denominados fenotiazinas (Largactil). Sedante contra la agitación, agresividad o angustia de los enfermos, introducido por el laboratorio Smith-Kline and French.

En 1953, a pesar de este avance, hubo que esperar a la publicación del decreto de cuatro de diciembre de 1953 (BOE de 29 de diciembre)[23] por el que se unificaron las enseñanzas de las denominadas profesiones auxiliares a la médica en una sola, para la regulación de forma reglada de las especialidades en enfermería, dando con ello cumplimiento a lo establecido en la Ley de Sanidad de 1944. Así se creó la figura del Ayudante Técnico Sanitario (ATS) que agrupaba a los practicantes, a las enfermeras y a las matronas.

Aquel decreto de 4 de diciembre unificó las profesiones de Enfermera, Practicante y Matrona en la figura del ATS. Los arts. 6 y 7 facultaban al Ministerio de Educación y Ciencia para la creación de las especialidades que se considerasen convenientes y expedir diplomas.

El desarrollo del artículo 6 del Real Decreto de 1953 permitiría que en el año 1957 se creara la primera especialidad de enfermería (Matrona). Y es a partir de 1957 que se crearon las especialidades de Asistencia Obstétrica (Matronas), Fisioterapia, Radiología y Electrología, Podología, Pediatría y Puericultura, Neurología, *Psiquiatría*, Análisis Clínicos, Urología y Nefrología.

En 1970, el Ministerio de Educación y Ciencia creó la especialidad de Psiquiatría, (regulando diversos aspectos de la formación y previendo incluso la necesidad

---

23 Decreto de 4 de diciembre de 1953 por el que se unifican los estudios de las profesiones de Auxiliares Sanitarios. https://www.boe.es/buscar/doc.php?id=BOE-A-1953-16590

del diploma de Especialista en Psiquiatría para acceder a puestos de trabajo de dicha especialidad) y la Escuela de la Especialidad de Psiquiatría en el área de enfermería para los ATS; constaba de dos cursos de ocho meses de duración. (Real Decreto 3193/1970, de 22 de octubre).

En 1977, el RD 2128/1977 integraba las escuelas de ATS en la Universidad como Escuelas Universitarias de Enfermería, convirtiendo la enfermería en título universitario, Diplomatura de Primer Ciclo[24]. El preámbulo del Decreto dice así: "La disposición transitoria segunda, apartado siete, de la Ley General de Educación 14/1970, de cuatro de agosto, dispone que las Escuelas de Ayudantes Técnicos Sanitarios se convertirán en Escuelas Universitarias o Centros de Formación Profesional, según la extensión y naturaleza de sus enseñanzas. Parece oportuno determinar cuáles de las actuales Escuelas de Ayudantes Técnicos Sanitarios deben pasar a integrarse en la Universidad como Escuelas Universitarias y proceder a su reglamentación sin perjuicio de la posible transformación de otras en el futuro, bien en Escuelas Universitarias, bien en Centros de Formación Profesional" (BOE núm. 200, de 22 de agosto de 1977).

1.5.3. Legislaciones sobre salud mental en la transición democrática

Los años 80 del pasado siglo significaron un cambio importante en la articulación de las reformas psiquiátricas, que se iniciaban a finales de los 70 y llegarán hasta principios de los 80.

El 27 de julio de 1983 se creó una Comisión Ministerial para la Reforma Psiquiátrica, que se constituyó formalmente en diciembre de 1984. En 1985, el Ministerio de Sanidad publicó el Informe emitido por la Comisión para la atención a la Salud Mental. Contenía treinta y seis propuestas o "principios" que defendían la **plena integración de la Salud Mental** en la Sanidad Pública general y de las comunidades autónomas[25].

Me permito transcribir los seis primeros "principios", que recogen aspectos fundamentales de la filosofía que contiene aquel documento:

- *Principio I. El sistema general de salud debe integrar la atención psiquiátrica y la promoción de la salud mental, asumiendo los aspectos biopsicosociales del enfermar.*
- *Principio II. La salud mental es un aspecto específico, pero inseparable, de la salud en general. Una mejor atención y promoción de la salud al conseguir un mayor nivel de bienestar de las personas, incremento de la protección de su salud mental.*
- *Principio III. La reforma sanitaria, en la perspectiva de un S.N.S., debe incluir la salud mental como una parte de la misma. El proceso de integración de la psiquiatría ha de ir articulado con las reformas globales de la sanidad.*

---

24 REAL DECRETO 2128/1977, de 23 de julio, sobre integración en la Universidad dé las Escuelas* de Ayudantes Técnicos Sanitarios como Escuelas Universitarias de Enfermería. BOE núm. 200, de 22 de agosto de 1977. https://www.boe.es/boe/dias/1977/08/22/pdfs/A18716-18717.pdf.

25 Informe de la Comisión Ministerial para la Reforma Psiquiátrica, Abril 1985. https://wikipersever.es/public/upload/4/78_INFORME-DE-LA-COMISION-MINISTERIAL-PARA-LA-REFORMA-PSIQUIATRICA.pdf Ernest Lluch

- **Principio IV.** *La protección de la salud mental, mediante su necesario desarrollo normativo, debe situarse en un nivel acorde con la realidad sociosanitaria actual.*
- **Principio V.** *Ha de ser responsabilidad de la administración pública promover la integración de la salud mental en la asistencia sanitaria general.*
- **Principio VI.** *El enfermo mental debe ser contemplado como un paciente más del sistema general de atención a la salud".*

El 25 de abril de 1986 se aprueba la Ley General de Sanidad 14/1986[26]. Es la ley fundamental en materia de salud pública de todo el periodo que conocemos como democrático. En su preámbulo se recuerda que, según la Constitución proclamada, la ciudadanía tiene derecho a una sanidad pública y que su concreción corresponde a las comunidades autónomas, con fuertes competencias en materia de salud.

Refiriéndose al tema que nos ocupa, la Ley General de Sanidad (LGS) de 1986, en su artículo 20, diseñó las líneas maestras en la gestión de la asistencia psiquiátrica. En su epígrafe primero dice: "La atención a los problemas de salud mental de la población se realizará en el ámbito comunitario, potenciando los recursos asistenciales a nivel ambulatorio y los sistemas de hospitalización parcial y atención a domicilio, que reduzcan al máximo posible la necesidad de hospitalización. Se considerarán de modo especial aquellos problemas referentes a la psiquiatría infantil y psicogeriatría"[27].

Hay quien defiende que esta ley vino a poner siete candados a los *manicomios* para que los hombres y mujeres recluidos en su interior se convirtieran en ciudadanos con derecho a recibir una atención adecuada.

Al texto inicial de la Ley 14/1986, de 25 de abril, se han hecho dieciocho modificaciones (desde 1990 hasta el 2015). Después una actualización en el 06/12/2018, y otras dos posteriores en el 2020, en relación con el estado de alarma COVID.

Las fechas de estos nuevos planes de salud mental se aportan al final del libro (véase ANEXO I, para una mayor y más concreta información).

Resulta llamativo la cantidad de "planes" realizados. No se puede decir que los profesionales de la psiquiatría y salud mental no detectaran las necesidades de las personas a las que atendían.

En 1987 y en relación con las enfermeras se reguló la obtención del título de enfermero especialista para diplomados en Enfermería. (Real Decreto 992/1987, de 3 de julio). Se crearon las siguientes especialidades: 1. Enfermería Obstétrico-Ginecológica (Matronas). 2. Enfermería Pediátrica. 3. *Enfermería de Salud Mental*. 4. Enfermería de Salud Comunitaria. 5. Enfermería de Cuidados Especiales. 6. Enfermería Geriátrica. 7. Gerencia y Administración de Enfermería[28].

---

26 Jefatura del Estado. Ley 14/1986, de 25 de abril, General de Sanidad. *Boletín Oficial del Estado* [Internet]. 1986 Apr 29 [cited 2024 Jul 24];102. Available from: https://www.boe.es/eli/es/l/1986/04/25/14/con

27 Jefatura del Estado «BOE» núm. 102, de 29 de abril de 1986 Referencia: BOE-A-1986-10499 https://www.boe.es/buscar/pdf/1986/BOE-A-1986-10499-consolidado.pdf Pág. 17. Epígrafe 1

28 Real Decreto 992/1987, de 3 de julio, por el que se regula la obtención del título de Enfermero especialista. https://www.boe.es/boe/dias/1987/08/01/pdfs/A23642-

En 1998, once años más tarde, el 9 de junio, el Ministerio de Educación y Cultura estableció el perfil profesional del Especialista en Salud Mental, aprobando, con carácter provisional, **el programa formativo de la especialidad.**

En agosto del mismo año se publicó la primera convocatoria de la prueba selectiva para la formación de Enfermeras Especialistas en Salud Mental para el año 1999, junto a la relación de las primeras unidades docentes acreditadas y la oferta de plazas: "La Enfermería Psiquiátrica podría definirse como una Especialidad de las Ciencias de la Salud y Antropológicas, capaz de estudiar no solo las causalidades biológicas, sino también las motivaciones psicológicas, psicodinámicas y los condicionantes socioculturales de la enfermedad mental en sus múltiples formas, aplicando los cuidados y la atención pertinente"[29].

En 2008, el 27 de febrero, el BOE-A-2007-18770 publicaba el acuerdo del Consejo de Ministros por el que la diplomatura universitaria de Enfermería pasaba a convertirse, finalmente, en una licenciatura/grado de cuatro años con 240 créditos académicos, en base a un decreto de 2007 (RD 1393/2007, 29 octubre) que establecía la ordenación de las enseñanzas universitarias oficiales en España[30]. Y así, tras este periplo de innumerables dificultades, es como la Enfermería Psiquiátrica ha llegado hasta el día de hoy.

1.6. LA REFORMA PSIQUIÁTRICA Y LA PSIQUIATRÍA COMUNITARIA

España se incorporó a la corriente de la psiquiatría comunitaria en los años 1980, adquiriendo carácter oficial en 1985 con el "Informe de la Comisión Ministerial de Reforma Psiquiátrica", ya reseñado en este relato de la evolución histórica (Ministerio de Sanidad y Consumo).

Aquel informe vino a delimitar los principios generales y la filosofía a seguir para el proceso de transformación de la atención psiquiátrica; también propuso una serie de directrices y recomendaciones para la implantación de un nuevo modelo de atención a la Salud Mental.

En 2005, según los datos aportados por la anterior Junta Directiva de la AEN en el año 1985, la situación de los hospitales psiquiátricos y el proceso de reforma en las distintas CC AA era esta[31]:

23644.pdf https://www.boe.es/eli/es/rd/1987/07/03/992

29 Belmont Molina Alejandro. La evolución de la Enfermería Psiquiátrica. *EnfNeurol* (Mex) Vol. 10, No. 1: 53-55, 2011 ©INNN, 2010. https://www.medigraphic.com/pdfs/enf-neu/ene-2011/ene111j.pdf

30 Real Decreto 1393/2007, de 29 de octubre. (RD 27 febrero 2008) https://www.boe.es/buscar/pdf/2007/BOE-A-2007-18770-consolidado.pdf

31 El proceso de desinstitucionalización de los hospitales psiquiátricos. *Revista de la Asociación Española de Neuropsiquiatría* versión On-line ISSN 2340-2733 versión impresa ISSN 0211-5735 Rev. Asoc. Esp. Neuropsiq. No.93 Madrid ene./mar. 2005 https://scielo.isciii.es/scielo.php?script=sci_arttext&pid=S0211-57352005000100004&lng=es&nrm=iso

COMUNIDAD AUTÓNOMA	HOSP. PSIQUIÁTRICO	DENOMINACIÓN
ANDALUCÍA	NO	-
ARAGÓN	SÍ	Centros de Rehabilitación Psicosocial
ASTURIAS	NO	-
BALEARES	SÍ	Área de Salud Mental
CANARIAS	NO	-
CANTABRIA	SÍ	Centro de Rehabilitación Psiquiátrica de Parayas y Padre Menni
CASTILLA-LA MANCHA	SÍ	Hospital Psiquiátrico de Alcohete
CASTILLA-LEÓN	SÍ	Unidad Residencial Psiquiátrica de referencia regional
CATALUÑA	SÍ	Hospital Monográfico
EUSKADI	SÍ	Hospital Psiquiátrico y/o Monográfico
EXTREMADURA	SÍ	Hospital Psiquiátrico
GALICIA	SÍ	Hospital Psiquiátrico
MADRID	SÍ	Hospital Psiquiátrico
MELILLA	NO	-
MURCIA	SÍ	Unidades de Agudos, Subaguados y Rehabilitación -Crónicos y Psicogeriatría
NAVARRA	NO	-
RIOJA	SÍ	Centro Asistencial Reina Sofía
VALENCIA	SÍ	Hospital Psiquiátrico y Sanatorio de Santa Fe

Volviendo a la asistencia psiquiátrica: han pasado cuarenta y un años en nuestra nación desde que se inició la psiquiatría comunitaria; bastantes más desde que comenzó el proceso de desinstitucionalización del enfermo mental. Esta desinstitucionalización consistía en un proceso de transformación de la atención psiquiátrica aplicada hasta el momento. El paciente debía ser atendido en la comunidad con los apoyos necesarios y mediante un nuevo modelo de atención a la salud mental, que tuviera una forma de vivir más digna, con mayor calidad de vida e integrado en la sociedad, en entornos abiertos y alejado del confinamiento en los hospitales psiquiátricos.

Con las competencias en sanidad transferidas, el proceso no se ha llevado a cabo por igual en todas las comunidades autónomas. Unas siguieron la pauta indicada más al pie de la letra, aunque otras no tanto, por lo que, en la actualidad, existe desigualdad entre ellas. Unas han tenido mayores recursos mientras que otras han tenido que bregar con mayores carencias. La prueba de ello es que aún hay hospitales psiquiátricos en la mayoría de comunidades autónomas, cuando la reforma y la filosofía de la Ley General de Sanidad (1986) trataban de cerrarlos e incorporar a los pacientes a la comunidad[32.] (véase Anexo II. Resumen del Proceso de Desinstitu-

---

32   Bernardo A, Álvarez del Vayo M, Tuñas O. 35 años después del cierre de los antiguos psiquiátricos: la reforma aún sin terminar. *Civio* [Internet]. 2021 Apr 22 [cited 2024 Jul 24]. Available from: https://civio.es/medicamentalia/2021/04/22/salud-men-

cionalización en cada CC AA) Tengamos en cuenta que las diversas comunidades se organizaron elaborando sus planes estratégicos de atención al enfermo contando con futuros recursos que apenas llegaron; la carencia de las partidas presupuestarias necesarias para acometer las reformas atendiendo a las demandas sociales comunitarias ha conducido a una diversidad de situaciones.

Pese a los esfuerzos de los profesionales sanitarios por dar a conocer las posibles vías de solución a la demanda existente, presentando planes de intervención para cubrir esa demanda —a su criterio necesarios—, la sorpresa fue grande, al constatar que el entorno social no se encontraba preparado para la desinstitucionalización, debido al estigma existente en relación con estas personas que padecían una enfermedad mental. Es decir, que la aceptación de su integración en sociedad no era real. (Entorno y estigma, problemas ambos que se mantienen con alguna mejoría en la actualidad, a pesar de lo que se ha avanzado.)

Esta corriente de psiquiatría comunitaria, de atención al enfermo mental en su medio social y no en los hospitales psiquiátricos, así como la creación de comunidades terapéuticas[33] para el tratamiento de las adicciones a sustancias, en espacios libres de drogas, se iniciaron en Estados Unidos sobre los años 60 y 70. Esto es, mucho antes que aquí. Sus inicios más destacados se deben a las investigaciones llevadas a cabo, entre 1952 y 1962, por el antropólogo Gregory Bateson y su equipo del Hospital de Palo Alto en California.

Como ejemplo de comunidades terapéuticas, tenemos Alcohólicos Anónimos. De hecho, tuvo su comienzo en Akron, en Estados Unidos, en 1935. Las comunidades terapéuticas, durante todos estos años de evolución, se han ido adaptando a los tiempos y han cambiado la estructura de su tratamiento. Tienen nuevas funciones, se ha reducido la duración de los tratamientos, adaptando y modificando el enfoque terapéutico en general, atendiendo a pacientes crónicos con deterioro cognitivo, a pacientes con patología dual y a pacientes con trastorno límite de personalidad.

En el Estado español la reforma y la desinstitucionalización se han realizado tardíamente: en el franquismo, por la falta de apertura al exterior y la escasez de libros nuevos sobre nuevas técnicas para los profesionales en salud mental (recuérdese que los libros de psiquiatría que llegaban a España estaban editados en La Argentina); ya en democracia, porque siempre cuesta asimilar nuevos métodos y por la diversidad de autonomías y recursos existentes.

Pero desde que se implantó la democracia, hubo innumerables intentos de apertura a la comunidad en diversas regiones e instituciones; muchos de aquellos intentos, fruto de la buena disposición y voluntad de los mismos profesionales, disponiendo de lo poco que se tenía. Fue una época de gran migración en la que un grupo de psicoanalistas que no estaban de acuerdo con las ideas de su gobierno vinieron a España, a Madrid, Bilbao y Barcelona, trayendo nuevas aportaciones.

Jaime Tomás Iruretagoyena (Irún, 16 de febrero de 1921-Madrid, 22 de junio de 1996), psiquiatra y psicoanalista especializado en supervisión de equipos terapéuticos

---

tal-esquizofrenia-reforma-psiquiatrica-atencion-comunitaria/
33 (Para quien le sea de interés). Comunidad terapéutica para adicciones, https://www. adictalia.es/comunidad-terapeutica-para-adicciones/

en Argentina, acudió al hospital psiquiátrico de Zamudio (Bizkaia) como conferenciante, invitado por el Dr. José Guimón, director del Psiquiátrico entre 1980 y 1982. Surgió una propuesta: que el médico, psiquiatra y psicoanalista argentino exiliado Valentín Barenblit implantase en el hospital de Zamudio un modelo sistémico (también llamado comunitario) como tutor supervisor, de la misma forma que había hecho en comunidades terapéuticas en adicciones de Cataluña, Murcia o Valencia.

El resultado fue que, en los 80 y en la segunda planta del Psiquiátrico de Zamudio, bajo la supervisión de Valentín Barenblit, se reunían los sábados psiquiatras, enfermeras y auxiliares; debates en los que podían participar profesionales de otras plantas. Téngase en cuenta que los sábados son días en los que "libran" un mayor número de profesionales. Se pretendía que las plantas de hospitalización funcionaran como una comunidad terapéutica.

Barenblit explicaba que un profesional ha de compartir la actividad del grupo, por lo que en aquellos seminarios sabatinos se trabajaba el modelo de compartir las experiencias del hospital entre todos los profesionales, aunque luego la responsabilidad, el marco legal, correspondiera al psiquiatra. Creó, además, una comisión de pacientes, encargada de recibir a los nuevos enfermos, lo que suponía un trauma menor para los nuevos ingresados.

Este modelo se aplicó a nivel ambulatorio en el Centro de Salud Mental de Uribe Kosta (Getxo, Bizkaia) por el Dr. Ayerra, hoy ya jubilado.

La venida de los psicoanalistas a España supuso un gran avance en diferentes áreas. Entre otros, y gracias a las aportaciones de todos, se definieron cuáles son los objetivos de un tratamiento:

1. Generar conciencia de enfermedad para el cambio.
2. Interpretación biográfica para dar un sentido o buscar un origen a la aparición de la enfermedad.
3. Prevención de recaídas y recuperación del paciente.

Otra aportación de Barenblit en aquellas reuniones fue la pregunta esencial sobre el papel del profesional en salud mental en el proceso de sanación: ¿Qué significa nuestra titulación? ¿Dónde está nuestra aportación? Se llegó a una conclusión novedosa en aquel debate: el profesional sanitario ha de ser admitido por el paciente no por el título, sino por ser referente curador y personal. Es decir, el paciente ha de reconocer al médico por su valía, por su trabajo: "usted es mi médico, va a ser mi médico, es quien me va a curar", pensará. Y esta afirmación expresa o tácita implica que él mismo se está reconociendo como paciente.

El mismo proceso metodológico que debería aplicarse a enfermeras y auxiliares. La enfermera debiera ser vista como la profesional que le aplica los cuidados, el seguimiento de su proceso y el acompañamiento durante el mismo.

Los auxiliares, a los que Barenblit llamaba "ayudadores" o "terapeutas de lo cotidiano", son importantes en este proceso frente a cada paciente, al ser los brazos que bañan, alimentan y acompañan allá donde no llegan los brazos del médico o de la enfermera.

Otra reflexión de Barenblit: ¿Por qué cuando las cosas no van como se quiere, la tendencia es a pensar peyorativamente del paciente en lugar de cuestionarnos a nosotros mismos sobre lo que hacemos? Si hacemos lo correcto o no; si debemos cambiar nuestros esquemas, si hemos de decirnos "hemos de estudiar más"; si la dificultad es un reto que nos impele hacia adelante para encontrar la solución.

La psiquiatría comunitaria puede definirse como una mejora y acercamiento de los servicios necesarios a las personas que precisan atención para su salud mental en el entorno comunitario.

En este marco de apertura a la comunidad, observamos que se contemplan las necesidades asistenciales sanitarias, así como los elementos necesarios para garantizar la cobertura y el apoyo de la comunidad a las personas afectadas por problemas de salud mental graves, más vulnerables y en riesgo de exclusión. Los elementos a contemplar especialmente, que van a garantizar la cobertura y el apoyo comunitario, son estos:

- Alojamiento.
- Acceso al trabajo y la ocupación.
- Protección de sus derechos.
- Cobertura de necesidades económicas básicas.

Pero la realidad se impuso y se impone hoy día, dado que los recursos fueron y siguen siendo insuficientes. Y aunque se debe reconocer que la atención psiquiátrica en España ha mejorado esencialmente, aún no se ha trabajado el entorno del paciente suficientemente, en cuanto al estigma y aceptación social del mismo, como se ha explicado.

Con todo, y actualmente, las diferentes comunidades autónomas han adoptado el modelo de salud biopsicosocial que dibujó la Ley General de Sanidad de 1986. Persiguen prestar una atención integral a personas que padecen un trastorno mental. Han cambiado el modelo asistencial, modificando los cuidados, el número, la calidad de los recursos y el tipo de custodia.

También se integraron los servicios de psiquiatría (llamados desde entonces "unidades de salud mental") como atención especializada en el sistema sanitario general, coordinándose con la atención primaria y servicios locales de atención social.

Además, se desarrollaron servicios de salud mental en cada área sanitaria, consolidando los recursos previamente dispersos en una sola red.

Este nuevo enfoque permitió un mayor acercamiento a la población, facilitando el trabajo comunitario y mejorando la atención centrada en el paciente.

Según texto de Desviat, en "La Reforma Psiquiátrica 25 años después de la Ley General de Sanidad"[34], los principios que caracterizaron a los procesos que se iban a llevar a cabo en las diferentes comunidades autónomas fueron:

1. "Romper la situación de marginación en la que se encontraba la asistencia al enfermo mental.

---

34 Desviat Manuel. La reforma psiquiátrica 25 años después de la Ley General de Sanidad. *Rev. Esp. Salud Pública* [Internet]. 2011 oct [citado 2024 Ago 04]; 85(5): 427-436. (Principios) Disponible en: http://scielo.isciii.es/scielo.php?script=sci_arttext&pid=S1135-57272011000500002&lng=es.

2. Integrar todos los servicios de salud mental en el sistema sanitario general como una atención especializada más.

3. Conectar la asistencia de las personas con trastorno mental con la atención primaria (puerta de entrada del sistema) y hacer que se coordine con los servicios locales de atención social.

4. Lograr la incorporación en una sola red de los recursos hasta entonces dispersos en las distintas administraciones con competencias en salud mental (estatal, provincial, municipal).

5. Integración y acercamiento a la población, de las personas que padecían trastorno mental. Algo que permitía y facilitaba el trabajo comunitario.

Los servicios de psiquiatría pasaron a llamarse servicios de salud mental, lo que supuso algo más que un cambio de nombre. La nueva organización prioriza la toma a cargo del paciente por los equipos ambulatorios y el desarrollo de unidades y programas de hospitalización parcial, atención ambulatoria, atención domiciliaria, rehabilitación psiquiátrica y alternativas residenciales a la larga estancia manicomial (pisos supervisados, mini residencias, residencias de salud mental). Se crearon unidades en el hospital general y se procuró la disminución de camas y el progresivo cierre de los hospitales psiquiátricos. A nivel legal se reformó la sanidad penitenciaria, con el cierre de los hospitales psiquiátricos penitenciarios y la creación de unidades de custodia en los hospitales generales".

Se modificó la formación de médicos residentes en psiquiatría y se crearon las especialidades de psicología clínica (PIR) y enfermería en salud mental (especialidad en 1987, EIR 1998), que se adaptaron al nuevo modelo asistencial, con rotaciones obligadas por todas las unidades asistenciales, desde los centros de salud mental a los programas de rehabilitación. En los servicios de salud mental de cada área sanitaria se crearon comisiones de docencia.

La Ley General de Sanidad (LGS) refería que: "La mayor debilidad de la reforma, se encuentra en las dificultades que tiene el modelo propuesto para integrarse en la conciencia colectiva, tanto en la consideración de la sociedad civil y de sus agentes (asociaciones ciudadanas, partidos, sindicatos) como en la de los colectivos profesionales, así como en el precario desarrollo de aspectos centrales de la propia LGS[35].

Atendiendo a esta debilidad, aplicar los cuidados necesarios de la salud mental a las personas que lo precisan por padecer una enfermedad o trastorno de este tipo, es muy complicado, porque además de todos los factores que anteriormente he nombrado son fundamentales el que la sociedad acepte su integración y el derecho de los enfermos mentales a pertenecer a una comunidad.

Al mismo tiempo se debería reflexionar sobre que "ese derecho" puede estar restringido por su propia situación de enfermedad, que no siempre les va a permitir

---

35 Fernández J, García M. Documento: La nueva estrategia de salud mental que planea sanidad completa [Internet]. Redacción Médica. Available from: https://www.redaccionmedica.com/secciones/psiquiatria/documento-la-nueva-estrategia-de-salud-mental-que-planea-sanidad-completa-2162

ejercer su libertad. Y esto es lo que puede ocasionar el miedo y que la sociedad sea refractaria a su integración real.

La libertad del paciente se encuentra amparada por la Ley de Autonomía del Paciente[36]. Pero esa libertad *per se*, debe restringirse, en los momentos en los que el enfermo ha perdido el juicio de la realidad o se desestabiliza, lo que suele ocurrir, por ejemplo, al negarse al tratamiento que se le ha prescrito. Me explico. Un paciente psicótico, que precisa un tratamiento, puede negarse a recibirlo, amparado por la ley. Pero en un brote psicótico, la persona no es dueña de sí misma ni es capaz de ejercer esa libertad. Todo lo ganado de integración social se pierde, cuando protagonizan determinados episodios o accidentes que resultan alarmantes para la población y que son producto, la mayoría de las veces, del abandono de la medicación, de la mezcla de alcohol con el tratamiento, o del abuso de sustancias; provocando diferentes situaciones de riesgo para ellos y para la sociedad.

Según Luis Jiménez, presidente de la Sociedad Asturiana de Psiquiatría, en estos casos, de pérdida de percepción de la realidad, los psiquiatras pueden solicitar medidas judiciales de apoyo, y es un juez el que, tras una valoración del enfermo por un forense, determina si este debe ser internado o se le puede obligar a tomar el tratamiento hasta recuperar la capacidad o juicio de realidad.

Hay comunidades autónomas en las que —si el paciente no está tratado por Salud Mental— no se le puede prestar atención en las residencias para tal efecto; ni darles plaza en hospital de día o piso tutelado.

Estas incongruencias no pueden darse si queremos avanzar hacia la VERDADERA INTEGRACIÓN SOCIAL de las personas que padecen una enfermedad mental.

Según la publicación *Civio*, organización periodística sin ánimo de lucro especializada en vigilar a la Administración y los poderes públicos, un 5% de la población tiene diagnóstico de depresión y hay otro porcentaje similar de personas con trastornos de ansiedad. Pese a la realidad de las cifras, "en muchos países europeos la cobertura psicológica en el sistema sanitario es inadecuada o incluso inexistente. En España, las largas listas de espera y la falta de recursos, entre otros, empujan a los pacientes con ansiedad o depresión al sistema privado (si lo pueden pagar)"[37].

En Estados Unidos existe la coordinación de recursos desde la administración, así como la integración de empresas y organismos públicos y privados, si son necesarios, para la desinstitucionalización de los enfermos mentales.

En la mayoría de países de la Unión Europea, para cuidar la salud mental se ha de pagar un extra, debido a que el sistema nacional de salud no lo contempla.

La desinstitucionalización avanza de diferentes formas, dependiendo del nivel de recursos de cada país y del interés que el tema suscite en sus administraciones públicas.

---

36 Ley 41/2002, de 14 de noviembre, básica reguladora de la autonomía del paciente y de derechos y obligaciones en materia de información y documentación clínica. BOE núm. 274, de 15 de noviembre de 2002, páginas 40126 a 40132 (7 págs.https://www.boe.es/eli/es/l/2002/11/14/41)

37 Acceso a la salud mental en Europa: España [Internet]. *Civio*; 2021 Mar 9 [cited 2024 Jul 24]. Available from: https://civio.es/medicamentalia/2021/03/09/acceso-a-la-salud-mental-en-europa-espana/

Otra preocupación es la evaluación de los planes hasta la fecha. No hay una evaluación del trabajo, de los resultados de los tratamientos.

Otro tema candente y que preocupa mucho aún hoy es la situación de la salud mental de la población tras la pandemia. Aun padeciendo los efectos de la postpandemia COVID, y pasados desde su inicio dieciséis meses, según *Redacción Médica* publicaba en julio de 2021, Sanidad había elaborado una nueva actualización de la Estrategia de Salud Mental para el quinquenio 2021-2026, con 10 líneas fundamentales[38].

Y en noviembre de 2021, el Pleno Ordinario del Consejo Interterritorial del Sistema Nacional de Salud (CISNS) celebrado en Córdoba, aprobó la Estrategia de Salud Mental del Sistema Nacional de Salud para el periodo 2022-2026.

La Estrategia está diseñada para mejorar la salud mental de la población, atendiendo integralmente a la gente con problemas en ese ámbito. Apoya a sus familias y busca la recuperación e inclusión social de la persona.

Lo novedoso de esta estrategia es que incide sobre los derechos de la ciudadanía, la integración social, la lucha contra el estigma y la promoción de la salud mental; y presenta un enfoque de mayor implicación y compromiso en la prevención de los trastornos mentales, la recuperación de la persona y la prevención de la conducta suicida.

Han tenido en cuenta la pandemia de covid-19, añadiendo un capítulo dedicado a la importancia de prestar especial atención a la salud mental de la población durante y tras una pandemia. Refieren los expertos que las mujeres manifiestan índices más elevados de depresión o ansiedad; los hombres, presentan mayores índices de consumo de sustancias y suicidios.

Sobre la perspectiva de género tan en boga, también escribió *Redacción Médica* en 2021 que iba a estar muy presente en la actual estrategia aprobada por el Gobierno de España "para garantizar la adecuación de los programas y servicios de salud mental a las características diferenciales de mujeres y hombres… En los menores de 14 años la prevalencia de los problemas de salud mental es mayor en los chicos, entre los 15 y 19 años, se equipara en ambos géneros y a partir de esa edad son las mujeres las que tienen una mayor prevalencia que los hombres. Las mujeres presentan índices más elevados de depresión, ansiedad, estrés, somatizaciones y trastornos de alimentación, mientras que los hombres presentan índices más elevados de consumo de sustancias, suicidios y trastornos antisociales".

Esta estrategia contará con una dotación económica de 100 millones de euros por parte del Gobierno de España para el periodo comprendido entre el 2022 y el 2026; se pondrá en marcha "atendiendo a la emergencia provocada por el impacto de la pandemia de COVID en Salud Mental y respondiendo al Dictamen de la Comisión de Reconstrucción". Sus acciones concretas "serán, como siempre, fruto del consenso del Comité Institucional y refrendadas por el Consejo Interterritorial", según ha explicado el presidente del Gobierno.

---

38 Sanidad presenta la nueva Estrategia de Salud Mental del Sistema Nacional de Salud para el periodo 2022-2026 https://www.sanidad.gob.es/gabinete/notasPrensa.do?id=5590

Al ser unos criterios o líneas estratégicas que nos están afectando hasta 2026, paso a transcribir la mayor parte de la filosofía que acompaña a cada una de las diez líneas estratégicas del Plan, que difícilmente va a contar con el adecuado presupuesto económico para la demanda actual:

1. *Autonomía y derechos. Atención centrada en la persona.* "Reduciendo al mínimo toda intervención o medida restrictiva que vaya contra la voluntad de la persona con trastorno mental, creando las condiciones que las hagan innecesarias, y poniendo en marcha protocolos de actuación y registro del uso de las contenciones y otras prácticas coercitivas, en todos los servicios, con seguimiento de su evolución."

2. *Promoción de la salud mental de la población y prevención de los trastornos mentales.* "Formando a los profesionales para identificar los malos tratos y abusos sexuales a las personas vulnerables, especialmente, infancia y adolescencia e implicando a los medios de comunicación en la promoción de la salud mental desde las administraciones sanitarias, a nivel nacional y de las comunidades autónomas."

3. *Prevención, detección precoz y atención a la conducta suicida.* "Promoviendo la formación y capacitación de profesionales de Atención primaria, de Medicina, Enfermería y Trabajo social en la identificación de grupos de riesgo y en técnicas de entrevista para la detección y el manejo de este riesgo. Fomentando a la par, una adecuada continuidad de cuidados de las personas que han realizado una tentativa de suicidio."

4. *Atención a las personas con problemas de salud mental basada en el modelo de recuperación en el ámbito comunitario.* Con los objetivos de "centrar la atención en la persona y sus necesidades. Realizando Planes Individualizados de Atención (PIA) con participación activa de la persona, y potenciando las intervenciones psicoterapéuticas individuales, familiares y grupales de cuya eficacia se tiene conocimiento."

5. *Salud mental en la infancia y en la adolescencia.* "La atención a la salud mental en la etapa de la infancia y la adolescencia representa una prioridad para todos los agentes sociales", asegura este apartado.
   Es objetivo específico en la infancia y la adolescencia fomentar la sensibilización con:

   • Proyectos compartidos en las personas con y sin problemas de salud mental.
   • Objetivos comunes, elaborando programas comunitarios con la participación de instituciones y asociaciones que contribuyan a la lucha contra el estigma social.
   • Una adecuada formación a los diferentes profesionales de Medicina Familiar y Comunitaria, Pediatría y Enfermeras de Atención Primaria, para evaluar a los niños y adolescentes con riesgo de depresión u otros problemas de salud mental, registrando el perfil de riesgo en su historia clínica.

6. *Atención e intervención familiar.* "Asegurando que durante la atención sociosanitaria se realice una valoración integral de las situaciones y necesidades de las familias y personas cuidadoras principales; potenciando Programas de Intervención y Apoyo Familiar y de tratamiento asertivo comunitario interdisciplinar (TAC) (psiquiatría, psicología clínica, enfermería y trabajo social), entre otros."

7. *Coordinación.* Siendo objetivos específicos:
   - Llevar a cabo programas transversales y específicos, con otros organismos, organizaciones y redes asociativas.
   - Incorporar y coordinar en los programas de salud mental los recursos públicos y los de las redes asociativas.
   - Promover desde las administraciones el asociacionismo de las personas con problemas de salud mental, facilitando la información desde los servicios de Atención Primaria.
   - Potenciar la presencia de las asociaciones de familiares de pacientes y personas allegadas en la toma de decisiones en los procesos de coordinación entre los distintos ámbitos implicados.
   - Establecer y evaluar intervenciones colaborativas entre los sistemas de salud mental infantiles y juveniles con los de personas adultas, protocolizando programas de transición de uno a otro.

8. *Participación de la ciudadanía.*
   - Facilitar la participación de los agentes sociales y representativos en las estrategias y planes de salud mental.
   - Establecer en cada comunidad autónoma mecanismos de participación de los movimientos asociativos, las sociedades científicas y profesionales relacionados con la salud mental en el diseño, planificación y evaluación de los servicios.
   - Establecer en cada uno de estos servicios mecanismos que estimulen la participación interdisciplinar desde una perspectiva de horizontalidad, son algunos de los objetivos específicos.

9. *Formación.*
   - Centrada en la persona y en el aumento de su autonomía y sus derechos.
   - Específica de los diferentes profesionales del ámbito de la salud mental.
   - De los cuidadores informales de las personas con problemas de salud mental.

10. *Investigación, innovación y conocimiento.* "Impulsar nuevas líneas de investigación referidas a la relación mujer y salud mental en diferentes ámbitos."

En este recorrido histórico sumario desde la época medieval hasta nuestros días, ha habido una constante a través de los tiempos en España: la falta continua de recursos y la integración social. Por el contrario, soy de quienes creen que una verdadera desinstitucionalización, esto es, una terapia que permita al enfermo vivir en entornos abiertos, con apoyos suficientes para una vida digna, solo avanzará cuando la sociedad esté concienciada de que la enfermedad mental es otra enfermedad más, acepte la integración social de quienes la padecen, y realmente se disponga de los recursos para su atención.

Desde el medievo a aquí, obviamente, ha habido mejoras, no cabe duda; se ha avanzado en cuanto a los cuidados, al tratamiento o al estigma. Y mucho más se ha avanzado con la llegada de los fármacos de última generación. Pero estos avances siguen sin ser suficientes. Planes hay; nuevas teorías, muchas. Los expertos y las autoridades sanitarias proponen y aconsejan, pero si no hay partidas presupuestarias para su experimentación o cumplimiento, preparación del entorno para la integración, la desinstitucionalización continuará en vías muertas: "No hay recursos". Hay, por consiguiente, que trabajar los entornos sociales del enfermo.

La cuestión se agrava aún más cuando no hay previos planes de contingencias o intervención en posibles crisis sociales, como ocurrió en los comienzos de la pandemia. Peor aún, si los hay o hubiera, y que fallen los recursos para llevarlos a cabo o satisfacer la demanda.

Por ello, es importante tener presente el criterio siguiente: elaborar nuevos planes o nuevas leyes con expectativas reales de cara a la concesión de partidas presupuestarias que permitan esa realidad. Trabajar el entorno social de la persona enferma para que este le preste la acogida necesaria para su integración en la sociedad. El resto es solo justificar un trabajo que no se pone en práctica o no llega a término.

Como protocolo normalizado de atención a la enfermedad mental, en la actualidad a los pacientes brotados o en sus fases agudas se les ingresa en los hospitales generales, en unidades específicas de psiquiatría, que se crearon para ello a finales del siglo pasado. Se procura tratar y compensar la fase aguda en 21 días; después del tratamiento internado se deriva al paciente, según evolución:

1. A su domicilio con seguimiento por el CSM.
2. A su medio habitual (piso tutelado, residencia si no tiene cobertura familiar...).
3. A su domicilio, con la indicación de asistencia a un hospital de día o a una unidad de rehabilitación o de media estancia, etc. según proceda (véase Anexo II).

A destacar que en España se han puesto en marcha diversas estrategias de actuación dirigidas a la atención temprana de primeros episodios psicóticos, en un intento de disminuir las secuelas y el déficit de la enfermedad; es decir, favoreciendo la prevención secundaria y terciaria de la enfermedad.

En el País Vasco se aprobó en el 2008 la creación de un nuevo dispositivo de atención temprana al paciente con primer episodio psicótico, que lo sigue de cerca: se llama *Lehenak* ("Primeros Episodios"). Este dispositivo trata de abordar la enfermedad desde un punto de vista individual, familiar y social que minimice sus consecuencias.

Otro recurso es el Programa de Atención a Pacientes sin Hogar en Bilbao (véase Anexo III, "Dispositivos actuales para la atención a la enfermedad mental". Territorio de Bizkaia, Red de Salud Mental de Bizkaia. "Equipo de TAC con cobertura a la comarca de Bilbao para personas sin hogar y en coordinación con el ayuntamiento de Bilbao").

2

ALGUNOS ANTECEDENTES EUROPEOS DE LOS HOSPITALES DE DÍA DE SALUD MENTAL[39]

Los hospitales de día nacieron en el primer cuarto del siglo XX, en un tiempo en el que los hospitales estaban sobresaturados por diversas causas y la demanda de asistencia psiquiátrica era muy superior a la que se podía atender. La psiquiatría había evolucionado tanto en sus tratamientos como en las técnicas de los recursos terapéuticos, así como en su concepción del cuidado y atención al enfermo mental. También había cambiado su relación con la sociedad del momento. Según la sociedad cambiaba, la psiquiatría también lo hacía, adaptándose a esos cambios y a esos tiempos.

El Hospital de Día busca la integración del paciente en la sociedad, evitando el aislamiento y la marginación de la persona. Ofrece las mismas técnicas terapéuticas que las utilizadas en una hospitalización total. Así, tenemos la psicoterapia individual y de grupo, terapias ambientales, terapia familiar, talleres ocupacionales, etc. Técnicas todas tendentes a una recuperación o a una readaptación o rehabilitación de la persona.

Históricamente, el primer hospital de día apareció en Moscú (1932). Por aquellos años se cita a dos psiquiatras que tuvieron la misma idea: en el Reino Unido, Boyle (Hospital Chichester de Howe); y en EE UU, Woodall en Boston. Apenas dejaron huella.

2.1. LA HOSPITALIZACIÓN SEMIPERMANENTE EN LA URSS

Detengámonos por un momento en la experiencia soviética:

El Primer Plan Quinquenal del V Congreso de Soviets (1929) de la extinta URSS que lideraba Stalin, llevó al llamado "milagro económico". Desarrolló la industria pesada y cuantiosos arsenales armamentistas, por lo que en los años 30 la población se concentró en las ciudades, con los consiguientes cambios de hábitos sociales. Aquellos cambios ocasionaron muchos problemas sanitarios. También en materia de salud mental, que saturó los hospitales de la misma forma que el resto

---

39 *Guía de Recursos para la Atención a Personas con Enfermedad Mental* [Internet]. Comisión de Coordinación Sociosanitaria de Salamanca. Available from: https://rehabilitacionsaludmental.blogia.com/2012/030201-recursos-asistenciales-en-salud-mental.-salamanca.php

de especialidades. Por ello las autoridades soviéticas decidieron realizar un gran esfuerzo en salud mental, reforzando el sistema extrahospitalario.

La idea inicial era descongestionar los hospitales y dar respuesta a la demanda social mientras se abarataba el gasto en personal y recursos. Pero pronto se vieron las ventajas del nuevo sistema: su utilidad para los tratamientos intensivos y para la resocialización de los pacientes; era una alternativa excelente a la hospitalización total porque permitía al paciente centrarse en su tratamiento, esforzarse tomando parte activa en el mismo, beneficiarse de los programas terapéuticos concentrándose en sus objetivos e implicándose en su proceso. Todo ello sin abandonar su medio familiar o residencial habitual.

La consecuencia fue que en 1932 se puso en funcionamiento el primer hospital diurno en Moscú, resultado de la gran industrialización y de la masiva emigración de la población rural a la capital, que había provocado una necesidad imperiosa de camas por la saturación de los hospitales. Anteriormente hubo servicios de convalecencia para neuróticos pobres, a iniciativa del neurofisiólogo, psicólogo y psiquiatra ruso Vladímir Bekhterev (Leningrado, 1857-1927), que murió quizá envenenado por orden de Stalin, de quien hizo comentarios negativos y a quien aplicó tratamientos contra la paranoia.

Dzhagarov (1937), director médico del primer hospital psiquiátrico de Moscú, indicó que los psiquiatras debían hacer frente a los problemas de los pacientes psicóticos. Propuso la llamada "hospitalización semipermanente", conocido hoy día como Hospital de Día (HD); es decir, la estancia del enfermo en el hospital durante la jornada de trabajo, para que regresara a la tarde al domicilio familiar. Dzhagarov afrontaba así "la necesidad extrema de camas y la sobrepoblación de nuestro hospital", en su propia argumentación.

"Realmente el Hospital de Día (que lideró Dzhagarov) presentaba varias ventajas:

- Un servicio médico más barato.
- Una reducción importante de personal cualificado.
- Una disminución de la crisis de aquel momento en personal de enfermería (enfermeros y auxiliares).

"Por otro lado, el Hospital de Día fue concebido y organizado para el trabajo como terapia y su misión médica consistía en ir más allá de los objetivos puramente terapéuticos resocializando a los enfermos y reintegrándolos a una vida cotidiana. Es decir, hacerlos trabajadores activos. Recibía a pacientes psicóticos calmados y cooperadores, que, en turnos de mañana y/o tarde, recibían tratamiento médico y trabajaban en talleres guiados por monitores, talleres que debían autosustentarse económicamente. El médico y la asistente social mantenían contacto regular con las familias, tendentes a ordenarlas en un sentido positivo"[40].

---

40 Documento de la nueva Estrategia de Salud Mental (redaccionmedica.com) https://www.redaccionmedica.com/secciones/psiquiatria/documento-la-nueva-estrategia-de-salud-mental-que-planea-sanidad-completa-2162.

2.2. PERÍODO 1932 A 1960. EXPERIENCIAS ANGLOSAJONAS

Después de la Segunda Guerra Mundial, Cameron en Montreal y Bierer en Londres, con unos meses de intervalo, inauguraron (1946) "una fórmula experimental de hospitalización para los enfermos mentales". Pero hasta comienzos de la década de los 60, la mayoría de los países industrializados no adoptaron una teoría de conjunto en relación con el cuidado de los enfermos mentales: la psiquiatría en la comunidad o —como se llamó en Francia— la política de sector.

En Rusia, en cambio, por aquellos mismos años, el modelo del HD mantenía las principales características del Hospital diseñado por Dzhagarov en Moscú.

Donald E. Cameron (1901-1967), psiquiatra escocés que trabajó en EE UU y Canadá —en el Servicio de Psiquiatría del Allan Memorial Institute, de Montreal— introdujo el primer Hospital de Día, en América del Norte en 1946. Este tipo de hospital permitía a los pacientes permanecer en casa mientras recibían tratamiento en el instituto durante el día, sin hospitalizaciones innecesarias; favoreciendo así que los pacientes mantuvieran vínculos con su comunidad y familia. Para Cameron, el Hospital de Día estaba integrado con el servicio de hospitalización a tiempo completo; era un sistema terapéutico eficaz y económico, destinado a todos los pacientes que no requerían internamiento, por un comportamiento perturbador, y que fueran capaces de acudir al Hospital de Día y de seguir viviendo en su casa.

Joshua Bierer (1901-1984) fue un psiquiatra austro-británico, estudioso de la psicología individual en la escuela de Alfred Adler. Nació en una familia de médicos. Abuelo cirujano, padre radiólogo, hermano ortopedista y, su gemelo, ginecólogo, también involucrado como él en la organización sionista Hashomer Hatzair. En 1920 marchó a Palestina, pero volvió a Viena en 1926.

Allí se formó en psicología individual con Adler y Alexander Neuer. Siempre se opuso a las teorías freudianas; más tarde criticó la teoría de Ronald D. Laing, antipsiquiátrica. De 1934 a 1936 trabajó como asistente en la Clínica Universitaria de Psiquiatría de Viena.

Tras la anexión austríaca en 1938, Bierer huyó a Inglaterra en donde trabajó como primer psicoterapeuta en el Runwell Mental Hospital de Essex. Fundó la primera comunidad terapéutica en Londres. Promovió (1941) la creación de un club social (dirigido y gestionado por pacientes del citado hospital) con el objetivo de proporcionarles una ocupación y favorecer las relaciones sociales.

En 1946 fundó el Instituto de Psiquiatría Social y en 1947 la primera Clínica de Día psiquiátrica social (también llamada Centro de Psicoterapia Social), en el Hospital de Día de Marlborough, que sería integrado en 1948 en el Servicio Nacional de Salud inglés.

En 1954 inauguró un nuevo HD en Marlborough, concebido como un "centro de tratamiento independiente, que ofreciera de manera concentrada todos los tratamientos y servicios psiquiátricos más económicos para todas las enfermedades mentales, salvo las pacientes dementes o muy violentos". Para ello, el Hospital contaba con un equipo multidisciplinar amplio, que permitía ofrecer una gran variedad de tratamientos biológicos, psicológicos y sociales.

En 1955 fue el fundador y, desde 1967, editor de la *Revista Internacional de Psiquiatría Social*. En 1973 cofundó la Asociación Internacional de Psicoterapia de Grupo y Procesos de Grupo.

Bierer intentó influir en la política sanitaria británica. Criticó el tratamiento excesivo con medicamentos en psiquiatría. Estaba a favor de desmantelar los grandes hospitales psiquiátricos tradicionales y reemplazarlos por comunidades terapéuticas autónomas. También criticó el sistema penitenciario, que creía tendía a fomentar el crimen[41].

Tras la Segunda Guerra, la insistencia en la utilidad de la creación de los Hospitales de Día respondía a diversos factores:

En primer lugar, por la saturación de camas de los hospitales psiquiátricos y el aumento de la demanda por tratamiento.

A diferencia de lo ocurrido en los países ocupados por Alemania, en los que muchos enfermos mentales murieron de inanición, los hospitales psiquiátricos de los países anglosajones estaban repletos. Había largas listas de espera, por lo que Cameron y luego Aron y Smith, en Bristol en 1953, propusieron el HD como una respuesta lógica a aquel problema urgente.

Para Cameron, el crecimiento de la demanda de tratamiento y cuidados psiquiátricos obedecía, entre otras causas, a:

- La pérdida progresiva de la capacidad de la familia para soportar la presencia permanente de uno de sus miembros enfermos.
- La disminución del tamaño de la unidad familiar.
- El aumento de las mujeres que se incorporaban al mundo laboral.

Tras el final de la guerra, se añadieron los problemas de readaptación de los prisioneros venidos de los campos de concentración, de las poblaciones (nuevas masas urbanas) o la de los sujetos con alteraciones de la personalidad. Un número mayor de neuróticos empezó a consultar; los hospitales psiquiátricos, que reforzaban la dependencia de los pacientes, no resultaban adecuados para tratarlos; y, por otro lado, la atención en los consultorios la mayoría de las veces resultaba insuficiente.

En segundo lugar, por el surgimiento de nuevas exigencias sociales y la sensibilización de la colectividad hacia las necesidades de tratamiento de las personas con desventajas físicas o mentales.

Esto hizo que surgiera en Gran Bretaña el Servicio Nacional de Salud (Welfare State, 1946), consecuencia de los postulados de William Beverige (1879-1963) con sus dos informes al Parlamento Británico (*Report to the Parliament on Social Insurance and Allied Services*, o "Informe al Parlamento acerca de la seguridad social y de las prestaciones que de ella se derivan", 1942, y *Full Employment in a Free Society*, "Trabajo para todos en una sociedad libre", 1944).

---

41   Joshua Bierer https://de.wikipedia.org/wiki/Joshua_Bierer

En Francia, la Seguridad Social se desarrolló durante la Resistencia a la ocupación de Hitler. Se propuso un programa universal de seguridad social para todos los ciudadanos, sin distinción de clases, si causasen baja laboral. La filosofía que impregnaba la Seguridad Social francesa estuvo en los "Informes Beveridge", por lo que las ordenanzas de 4 y 19 de abril de 1945 copiaron el sistema general de la seguridad social británico.

A la vez que aumentaban las demandas de tratamiento, el costo de este crecía por la mayor complejidad de los procedimientos —insulinoterapia, electroshock, psicoanálisis, psicoterapias de grupo...— que requerían mayor equipamiento y personal cualificado que trabajara en equipo.

Los psiquiatras empezaron a preocuparse por este coste. Tanto Cameron como Bierer insistieron sobre las ventajas económicas de los HD desde sus primeras publicaciones.

Las técnicas psiquiátricas

En la medida en que la segregación desaparecía, el éxito de los primeros HD estaba ligado a la posibilidad de modificar los comportamientos que resultaban intolerables para la familia, la sociedad y, a veces, para el enfermo mismo, al separarlo de su medio habitual. El HD se constituía así en el lugar de elección para el uso de nuevas terapias, como las psicoterapias individuales y de grupo.

El aporte de las ciencias sociales

Tanto Cameron como Bierer fueron conscientes de la importancia de los factores sociales en la enfermedad mental. Le dieron mucho protagonismo al trabajo en equipo. Fueron tomando en cuenta, cada vez más, el entorno social en que vivía el enfermo, hasta plantear ambos sus HD como "comunidades terapéuticas".

El interés por el entorno social en que vivían los enfermos en aquellos años y por los aspectos sociales y terapéuticos tomó tanta importancia que favoreció la aparición de nuevas profesiones, como la del terapeuta ocupacional.

El Hospital de Día como lugar de nuevas terapias

Cameron y Bierer encontraron, pues, la fórmula de crear una nueva unidad que ofreciera las mismas posibilidades terapéuticas que el hospital psiquiátrico, pero sin sus inconvenientes. Cameron, incluso, llegó a demostrar que, por el precio de un paciente hospitalizado, al menos dos podían ser tratados en la unidad del hospital de día.

Mientras tanto en Francia, Stanton y Schwartz optaron por intentar modificar el modelo hospitalario con el movimiento de la "psicoterapia institucional".

Cameron intentó conseguir que la práctica psiquiátrica alcanzara el nivel de eficacia del Hospital General, pero señaló también sus diferencias: "los pacientes mentales no deben encamarse, ni quedarse en el hospital hasta que estén bien. A la vez que el paciente recibe tratamiento, también se ha de tratar a la familia y a su círculo social".

2.3. LA EVOLUCIÓN DEL HOSPITAL DE DÍA A PARTIR DE 1960

Hemos visto que, desde su nacimiento, el HD tuvo algunas ventajas o características frente al sistema hospitalario tradicional; son estas:

- Desaparición de las camas.
- Trabajo en equipo.
- Utilización de los fenómenos psicodinámicos y de los factores sociales.

Características casi idénticas desde 1960, aunque, a partir de aquel año, la asistencia psiquiátrica comenzó a cambiar, integrándose los HD en la llamada Psiquiatría en la Comunidad, al menos en los países industrializados.

Esta política de Salud Mental fue acogida oficialmente por varios países y su puesta en marcha logró que se acelerara el desarrollo de los HD, que había sido lento fuera de Gran Bretaña. "Se inicia así una asistencia centrada en el sujeto y proyectada en la comunidad, intentando generar cambios positivos en sus instituciones: colegios, centros de trabajo, tejido social en general, a fin de modificar los factores predisponentes de la enfermedad y posibilitar más bienestar o, al menos, la información necesaria para ello"[42].

- En Francia, los dos primeros HD comenzaron en 1960, junto con la política de sector. El paso a la práctica de esta política y el desarrollo de los HD fue lento, pero a mediados de la década, el Ministerio de Salud francés no aprobó ningún programa de hospital o servicio de psiquiatría que no contara con un HD.
- El "espíritu del sector" consiste en responder a la demanda asistencial psiquiátrica, no como una demanda de exclusión o tutela y tratamiento impuesto, sino responder a ella, tratándola mediante la intervención tanto en la persona enferma como en su entorno.
- En Ginebra se crea una asistencia comunitaria en la que se establecen los hospitales de día.
- En Estados Unidos, en 1963, con la Community Mental Health Facilities Construction Act.

En EE UU se pasó de 114 Hospitales de Día en 1964 a 1.290 en 1973, y hoy día su número sobrepasa los 6.000. Su crecimiento puede deberse, además de por sus aportaciones específicas, a que disminuye la sobrecarga a las unidades de Hospitalización Breve. Diferentes estudios realizados señalan que podrían ser asumidos en tratamiento por los Hospitales de Día entre un 30 y un 40% de los pacientes que ingresan"[43].

---

42 Huertas, Rafael. Salud pública y salud mental: El nacimiento de la política de sector en psiquiatría Salud Pública y Salud mental. *Rev. Asoc. Esp Neuropsiq.* Vol. XI. N.º 37. 1991 Pág. 76 https://revistaaen.es/index.php/aen/article/download/15194/15059/0

43 Guinea, Ricardo. "El hospital de día psiquiátrico como dispositivo terapéutico, una revisión". Septiembre 2002. http://www.rguinea.info/Ricardo_Guinea/Publicaciones_

En España, en Cataluña con preferencia, se crearon los primeros Hospitales de Día a finales de los 70. Actualmente, hay un amplio abanico de equipamientos terapéuticos que, bajo la denominación de Hospital de Día, ofrecen modalidades asistenciales diversas y variadas con los objetivos y procedimientos terapéuticos que van desde la remisión de la sintomatología clínica más aguda hasta las técnicas de rehabilitación y reinserción sociolaboral.

En 1972 se lanzó un programa de creación de servicios en unidades normalizadas: cada conjunto de 100 camas tiene que adjuntar una unidad de 36 plazas que permitan la hospitalización de día y de noche.

Patricio Olivos, psiquiatra y psicopatólogo, miembro de la Sociedad Chilena de Salud Mental, da dos razones para comprender el desarrollo moderno de la psiquiatría comunitaria:

a. *En las sociedades industrializadas hay más interés por la salud de toda la población como factor de producción y, por lo tanto, interés en reintroducir a la producción la mano de obra potencial que significan los enfermos mentales y en una acción preventiva que evite la partida hacia el hospital psiquiátrico de miembros de la población activa. Esta consideración por el hombre como factor de producción se acompaña de valores culturales de los que forma parte una ideología humanitaria, y se suma a los beneficios de salud obtenidos bajo la presión de movimientos sociales.*

b. *Perspectivas terapéuticas. Las evoluciones de las técnicas psiquiátricas y la aparición de cuerpos de doctrina coherentes han favorecido una psiquiatría más terapéutica que segregativa, y la utilización de nuevas instituciones*[44].

Gracias a los neurolépticos, los síntomas perturbadores de las enfermedades psicóticas, como por ejemplo la esquizofrenia, se vieron atenuados o desaparecieron, lo que produjo un cambio espectacular en la práctica psiquiátrica.

Los profesionales que trabajan en HD siempre han tenido mucha preocupación por su responsabilidad legal, y los neurolépticos redujeron considerablemente el riesgo de conductas suicidas y agresivas.

Así, se puede afirmar que los neurolépticos favorecieron el desarrollo de los HD y de todas las actividades extrahospitalarias; crearon unas condiciones favorables para la práctica psicoterapéutica.

Los principios psicoanalíticos

El psicoanálisis ha contribuido a atenuar la barrera existente entre normal y patológico; por lo tanto, a una actitud menos segregativa.

files/El%20hospital%20de%20di%CC%81a%20psiquia%CC%81trico%20como%20dispositivo%20terape%CC%81utico.pdf

44 Olivos, Patricio. Historia de los Hospitales Diurnos. *Rev. Psiquiatría* (1985) II: 23-27, Chile https://schilesaludmental.cl/web/wp-content/uploads/2022/10/85-N%C2%B0-5-003-Historia-de-los-hospitales-diurnos.pdf

El ambiente creado y el funcionamiento de los HD —situados normalmente en medios urbanos— y, sobre todo, el contrato o acuerdo establecido entre paciente y terapeuta constituyeron condiciones favorables a las terapias inspiradas en el psicoanálisis.

Continuidad terapéutica. Como decía el Dr. Olivos, en *Historia de los Hospitales Diurnos*, "El psicoanálisis contribuyó a hacer admitir el principio de la continuidad en el hacerse cargo del paciente, con permanencia de la relación médico-paciente a través de todos los estados evolutivos de la enfermedad".

El HD, sobre todo en su forma evolucionada de Centro de Salud Mental, permite la organización de esta continuidad terapéutica a largo plazo.

La terapia de familia

Los HD, al acoger a las personas con una enfermedad mental viviendo en sus hogares con la familia, permiten llegar a esta con facilidad, y llevar a cabo encuentros con quienes a menudo piden ayuda y sienten la necesidad de participar más o menos en el tratamiento de su familiar enfermo. En la mayor parte de los HD se hace terapia familiar.

2.4. CONCLUSIONES

Llamamos Hospital de Día en Salud Mental a los diversos dispositivos asistenciales que tratan al paciente con trastornos mentales en régimen de día. Surgió para satisfacer la necesidad de estructuras de atención que utilicen óptimamente el tiempo terapéutico con economía de inversión y de funcionamiento, a pesar de la resistencia al cambio de los sistemas psiquiátricos; y se ha desarrollado porque evita la separación de los pacientes de su entorno social y familiar.

El Hospital de Día permite disponer de condiciones de trabajo difíciles de realizar en un servicio psiquiátrico de tiempo completo; facilita la aplicación de técnicas terapéuticas psicológicas, sociales y familiares. Contando, se entiende, con el compromiso de los pacientes, compromiso fundamental para aumentar las posibilidades de cambio.

Los pacientes atendidos por los Hospitales de Día no son los mismos que los de los hospitales a tiempo completo. El HD no viene a sustituirlos, sino que da continuidad de atención para enfrentar la terrible y enigmática realidad que hoy en día sigue siendo la locura, debiéndose contemplar como una estructura puente entre el tratamiento ambulatorio y la hospitalización total, que ofrece diversas y variadas modalidades asistenciales, cuyo objetivo va desde la remisión sintomatológica de la clínica más aguda, hasta las técnicas de rehabilitación y reinserción sociolaboral.

3

COMUNICACIÓN Y CUIDADOS EN TRASTORNOS MENTALES

Este capítulo aborda cómo ha de ser el acercamiento, el trato y los cuidados de una persona que padece un trastorno mental ya sea en la familia, en la comunidad, en su entorno o en un centro sanitario. Los criterios que voy a plantear fueron fruto de una experiencia profesional —la mía— y algunos quedaron plasmados en "Conocer la enfermedad mental"[45.]

Cuando una enfermera acude por primera vez a un hospital de día de salud mental y no conoce mucho o no ha tenido previo contacto con este tipo de pacientes, debe saber en qué consiste un trastorno mental y cuándo se considera este un trastorno mental crónico. Por ello, me ha parecido interesante presentar los diferentes tipos de abordaje que se pueden hacer ante distintos trastornos mentales.

Es comprensible que las personas afectadas por una enfermedad mental tiendan a dar vueltas constantemente en su cabeza a lo que les pasa. Y es importante mantenerles en la esperanza de su posible mejoría y motivarlos con lo que les haga sentirse bien, distraerse. Enseñarles, siempre que sea posible, a valorar y a disfrutar con lo bueno del momento y del día y con aquello que les haga sentirse felices. Entre otras cosas, para que no estén pensando solo en su patología. Porque los enfermos mentales, salvo los muy deteriorados, no manifiestan permanentemente su locura y hay que "saber leerlos entre líneas".

¿Qué es esto? Simplemente, hay que saber cuándo lo que nos dicen tiene un gran peso de verdad y realidad y cuándo no. Por supuesto, sin que ello nos arrastre, angustiándonos o deprimiéndonos ante las manifestaciones del enfermo o sus constantes cambios de ánimo.

¿Pero qué entendemos por un trastorno mental crónico? Es aquel de larga data, es decir, de larga evolución. ¿Cómo piensan las personas desde ese trastorno según cual fuere? Lo van a hacer condicionadas por el propio trastorno, por su propia biografía, experiencias vitales, entorno y cultura a la que pertenecen y por su genética.

¿Cómo sería el abordaje a llevar a cabo?

- Desde la observación y presencia.
- Desde el acompañamiento, ya sea activo o en silencio.
- Desde la escucha activa.

---

45 Rodríguez Seoane, Elena. *Conocer la enfermedad mental*. Editorial Díaz Santos, Madrid, 2012

3.1. OBSERVACIÓN

No hay que olvidar que muchos de estos enfermos son muy inteligentes y que la observación va a ser recíproca. Observan cómo reaccionamos ante lo que dicen, qué cara ponemos, cuál es la expresión de nuestros ojos. A veces, intentan desesperadamente salir de su situación buscando en su acompañante y en la institución algo sólido, inamovible, que les sirva de referencia frente a su caos interno. Es decir, precisan de un referente al que acudir tanto él como sus allegados y que va a ser quien le acompañe en todo el proceso de su enfermedad mental como referente y enfermera gestora de su caso, de la que se hablará más adelante.

El profesional sanitario, el familiar, estamos ahí y, a la vez que estamos, OBSERVAMOS. Esto es importante. Analizar el aspecto personal del enfermo, si se presenta desaliñado o sucio y despeinado, con barba de varios días o, por el contrario, limpio, arreglado, cuidado y con buen aspecto en general. Cómo es la expresión de su cara, su mirada, la contractura muscular, su forma de andar, de qué manera se relaciona con lo que le rodea y con los demás.

No es lo mismo una mirada perpleja o perdida que una recelosa, con odio, rabia, desdeñosa, alegre, triste, brillante, condescendiente o apagada. Ni tampoco quieren decir lo mismo unas manos, por ejemplo, apoyadas sobre la mesa de forma relajada, abiertas, que otras escondidas y con los puños cerrados y apretados.

Ni una expresión tranquila frente a otra con la mandíbula contracturada o algún tic que nos dé idea de la tensión emocional del enfermo; o un rictus serio frente a otro alegre, contraído, relajado o con expresión de amargura; ni tiene la misma lectura una forma de caminar ligera y suelta que otra torpe y pesada.

Estas observaciones, que en una persona con salud equilibrada nos dicen mucho, cobran más importancia aún en un enfermo mental, ya que pueden estar relacionadas con su delirio o trastorno y nos darán una idea de su estado emocional.

Conviene observar su necesidad de aislamiento o si admite un acercamiento emocional más o menos próximo. Su capacidad de moverse ante ciertas necesidades en diferentes situaciones y si es capaz de realizar sus gestiones.

A la hora de relacionarse con el paciente, a veces, un saludo acompañado de una sonrisa puede ser suficiente. Si el enfermo no colabora, es mejor no insistir y mantenerse presente, aunque con cierta distancia.

En el acompañamiento que se lleva a cabo mientras se observa debemos ser prudentes, pues nuestra insistencia puede ser vivida por el paciente como una invasión a su intimidad. El corazón y las ganas de ayudar no bastan. Hay que situarse frente a la persona que padece el trastorno, observándola desde su propio contexto, a vista de pájaro, sin entrar en su dinámica, percibiéndole sin vivir su "yo". Si nos dejamos arrastrar por su angustia o emociones no le serviremos de nada.

Otras veces, para el paciente —que no siempre busca nuestra ayuda— no somos más que un receptor; lo único que él desea es saber que alguien le escucha en silencio, acompañándolo sin manifestarse.

Deberemos ser ese receptor y escucharemos sin hablar (a menos que nos lo pida) o pasearemos a su lado en silencio, si procediera el paseo. Si el enfermo estuviese bloqueado, por lo menos, sentirá que no está solo; que hay alguien, afuera, deseando ayudarle. Importa que el enfermo sepa que estamos ahí con él, de forma incondicional por y para él.

En el supuesto de que no haya habido contacto, se comunicará al equipo (en el caso de que el acompañamiento se haga dentro de un dispositivo institucional) y también se hablará de todo aquello que se haya apreciado a través del monólogo, actitudes y expresiones del enfermo.

A veces, en lugar de abordar nosotros, nos abordan en un cacareo ininteligible. Son las menos. La actitud a seguir es intentar frenar al enfermo, traerlo a la realidad de algo en concreto, en el sentido de ubicarlo, ordenar la situación e imponerse, si fuera necesario.

Si el enfermo lo admite, la broma es muy saludable, una vez creada una confianza mutua; desdramatiza la situación, siempre que el enfermo no esté totalmente fuera de la realidad o invadido por una idea delirante. No se debe olvidar, en estos casos, que "su realidad" es la de su delirio y que sería inútil intentar traerlo a la nuestra, pudiendo agitarse más. Por ello, se observará si acepta la broma, si la continúa o su respuesta a la broma...

A la hora de trabajar con estos enfermos, hay que tener en cuenta que la mejor ayuda que se les puede prestar es enseñarles a valerse por sí mismos. Es decir, que aunque sean capaces de realizar sus tareas o actividades en nuestra presencia (al principio, aquellos que lo requieran, orientados o dirigidos e incluso ayudados), lo verdaderamente importante es que realicen sus tareas por iniciativa propia, ya en el medio en el que estén siendo tratados (HD), ya en el propio domicilio.

A recordar, como regla de oro, lo siguiente: "No hay que hacer nada por el enfermo que el enfermo pueda hacer por sí mismo".

La labor del cuidador o del acompañante terapéutico debe ser la de poner al enfermo en el camino de resolver sus conflictos más básicos; en actitud de encontrar sus propias soluciones. Orientando con preguntas que le ayuden a estructurar su mente, a ordenarse, a afirmarse en sí mismo. Por ejemplo:

- "¿Qué harías para solucionar esto que te molesta o disgusta?"
- "Realmente, ¿crees que sería lo mejor?"
- "¿Por qué lo crees?"
- "¿Qué pasos darías para solucionarlo?"
- "¿Por qué?"
- "¿Tienes alguna duda de que realmente sería lo mejor?"
- "¿Qué crees que puede pasar si actúas de esta o aquella manera?"
- "¿Estás dispuesto a hacerlo?"

Es importantísimo observar cómo se desenvuelve el enfermo en sus dificultades para resolver problemas, tomando buena nota de ellas, para buscar otros caminos que le lleven a los objetivos deseados y saber frenar y reconducir la situación si el enfermo se angustia.

Si se le dice todo, no se le deja pensar. Si se le hace todo, nunca se sabrá si es capaz de hacerlo él solo. Y mucho cuidado ante el sobreproteccionismo; o lo que es lo mismo, con aquello de "más vale hacerlo que mandarlo", ya que solo contribuye a invalidar aún más a la persona y a bajar su nivel de autoestima.

3.2. PRESENCIA

Se basa en la observación y reflexión de las conductas de los enfermos y en cómo se relacionan con su medio y se enfrentan a sus problemas. El profesional de la salud o el familiar más implicado acompaña al enfermo en el propio domicilio familiar o en la residencia o en el alojamiento institucional, en estrecho contacto con su centro de referencia y su familia si la hubiera.

Esta presencia puede ser activa o pasiva:

- *Activa*: en ella, deben estar presentes el acompañamiento y la escucha del enfermo, la orientación cuando lo requiera, la estimulación de sus logros y aptitudes, o su actitud positiva. Habrá ocasiones en las que será preciso colocarle en situaciones de cierta dificultad para ver cómo se maneja y cómo resuelve los problemas. Siempre junto a él de una manera prudente y moderada. Por ejemplo —y siempre que haya existido un previo aprendizaje—, enviándole a un recado; o al banco; o en la propia casa, pidiéndole que prepare un plato determinado para comer.

- *Pasiva*: en ella, se seguirá a distancia al enfermo, con una vigilancia discreta, que no le resulte angustiosa; manteniendo en todo momento una actitud de cercanía. Desde esa distancia, observaremos su manera de relacionarse, su grado de adaptación a los grupos terapéuticos o a las normas hospitalarias; su grado de interés por según qué cosas, para poder estimularle o distraerle en los momentos que sea necesario; y sin perder de vista, y aplicando lo ya comentado en el apartado 3.1. Es decir, la "observación".

3.3. ELEMENTOS A TENER EN CUENTA PARA MEJORAR LA COMUNICACIÓN CON LA PERSONA QUE PADECE UN TRASTORNO MENTAL

3.3.1. El lenguaje corporal

Si un enfermo se nos presenta diciéndonos que necesita hablar con nosotros, nuestro lenguaje corporal de acogida, nuestra mirada, nuestras manos, nuestra sonrisa, nuestro tono de voz al saludarlo, se están posicionando para la "escucha"; y esa actitud ante la petición de diálogo es percibido por la otra persona, en este caso el enfermo, de inmediato.

3.3.2. La escucha

Se realiza en silencio. Permite que vayamos registrando el contenido del lenguaje del enfermo mientras habla, además de su estado emocional, sus preocupaciones y su nivel de angustia, sus ilusiones, sus miedos, sus luchas y sus bloqueos. Nuestra escucha en silencio facilita que vayamos viendo por su discurso y por su historia (si la conocemos) aquellas parcelas sobre las que incidir, sea con una pregunta que le reoriente, sea con una afirmación que le refuerce, sea simplemente con una mirada cálida que le indique que le estamos comprendiendo. Cosa que, en realidad, nos gusta a todos.

Cuando un paciente plantea un problema, hemos de preguntarnos "por qué". No es bueno decir "no se preocupe" porque no sabemos si realmente ha de preocuparse o no. Ni tampoco, "no llore" —(si lo hiciera)—, porque estamos impidiendo que exteriorice su sentimiento y se comunique con nosotros.

Si el discurso estuviera teñido intensamente de contenidos delirantes, durante la escucha es importante entresacar aquellos posibles riesgos o amenazas de reagudización intensa, dentro del propio delirio del paciente, que lo pueda llevar a pasar a la acción. Esto, como medida de prevención de posibles actos que puedan poner en peligro su vida o la de otros.

3.4. TIPO DE ACOMPAÑAMIENTO BÁSICO, SEGÚN EDAD Y PATOLOGÍA

En los jóvenes encontramos como patología frecuente la esquizofrenia; más recientemente, la enfermedad conocida como Diagnóstico Dual, y el TLP o trastorno límite de personalidad, patologías de las que hablaremos más adelante y que provocan a quienes las sufren un gran sufrimiento o dolor psicológico insoportable.

3.4.1. Cuidados y acompañamiento en jóvenes esquizofrénicos

La esquizofrenia es una de las enfermedades más graves que puede aparecer en la juventud. Hoy día, con los nuevos medicamentos, se compensa bastante bien y muchos de ellos pueden hacer una vida "normalizada" siempre que no abandonen el tratamiento.

Se caracterizan estos enfermos porque, en estado psicótico, pierden el juicio de la realidad, entendiendo lo que piensan o perciben en su estado alucinatorio como algo real, lo que provoca serios y verdaderos conflictos tanto para ellos, como para los que conviven junto a ellos o están a su alrededor.

Los jóvenes enfermos mentales, por su problema con la enfermedad, tienden al abandono y a la dejadez. Su aseo e higiene personal deja en general bastante que desear, debiendo nosotros, el personal a su cuidado, vigilar estos aspectos e insistir en su buena presencia y aseo; haciendo hincapié en que lo exterior influye sobre lo interior. Y también se deberá valorar un empeoramiento de estos hábitos de higiene, que pueden indicar una reagudización de la enfermedad. En este caso, los cuidadores y acompañantes deben ayudarles en aquello que no puedan hacer.

Su impulso habrá que canalizarlo e incluso frenarlo hasta el punto adecuado, procurando que estén ocupados, que adquieran disciplina y orden, en un intento de reordenar su estructura mental para que puedan llevar en un futuro una vida más o menos normalizada. Es una labor de reeducación para la rehabilitación.

El enfermo joven nos plantea muchas preguntas, como, por ejemplo:

- "¿Qué va a ser de mi vida?",
- "¿De qué voy a vivir?".

O deseos:

- "Quiero tener una pareja",
- "Quiero divertirme",
- "Quiero tener un trabajo",
- "Tú tienes una familia",
- "Tú has estudiado" ...

Aunque tuvieran razón, nuestra actitud no ha de ser entrar en esas preguntas, sino traerlo a la realidad del "aquí y ahora", diciéndole: "No pienses ahora en eso" o "¿Pensar en esto, ahora te ayuda?" Habremos de proponer metas próximas y posibles, adaptadas a los pacientes e insistiéndoles en su constancia. Por ejemplo: "Lee el artículo de este periódico y lo comentamos", "¿Te parece hacer una tabla para el pan?", "¿Qué tal si haces en manualidades un marco para esta foto?"

Características propias de la esquizofrenia

1. Son enfermos con alucinaciones visuales: en su estado alucinatorio, ven cosas o personas que no existen.
2. Tienen alucinaciones acústicas: oyen voces que les mandan, que se burlan de ellos o les amenazan. Con alucinaciones cenestésicas: se refieren a las vísceras, "Me andan por dentro...", "Me roban los huesos...", "Tengo un bicho alojado en el pulmón".
3. Se sienten atacados otras veces, "Me comen los cerdos".
4. Huelen y paladean cosas que no son otra cosa que el producto de un delirio sensitivo del olfato y del gusto.
5. Falsean la realidad, creándose su propio mundo que nada o casi nada tiene que ver con el nuestro.
6. Algunos tienen un lenguaje descoordinado, sin hilazón, saltando de un tema a otro sin cohesión. Otros, sobre todo aquellos a los que no les llega la asistencia o los fármacos de última generación o habitan en zonas subdesarrolladas, emplean neologismos o palabras inventadas (ejemplos: "Voy a nodemar" ... "Me azamoras..." "Me cerdeñan" ... "Te voy a victoriar" ... ¡Vamos, neologismos que ni los más sesudos académicos de la Lengua son capaces de imaginar!).

Muchas de estas manifestaciones y delirios se dan "floridos" o en estado puro, con más frecuencia en culturas y sociedades a las que no llega la medicina occidental. Es el tratamiento farmacológico el que las estabiliza, teniendo presente siempre que hay un verdadero abanico de niveles de gravedad.

Presentan ideas y pensamientos delirantes. Pueden creer que tienen poderes especiales, relacionados con las más variopintas partes del cuerpo. A veces, con su cabello: "No me puedo cortar el pelo, porque se me van los poderes"; o con la higiene: "Si me ducho, se escapan los electrolitos y me quedo sin mi poder"; o las uñas: "no me las puedo cortar, pues son mi escudo, para evitar que me ataquen". Relatan todo esto con verdadera angustia y temor.

Lenguaje, pensamiento y sentimientos están totalmente separados en los esquizofrénicos cuando están en pleno brote o proceso agudo de la enfermedad. Es decir, cuando están "productivos".

Acompañamiento y cuidado de estos enfermos

Escucharlos siempre que lo deseen, con calma, lejos de estímulos ambientales y en silencio; sin corregirlos ni criticar lo que dicen, dándoles instrucciones simples, con frases cortas y claras. Las respuestas a sus preguntas —si las hubiere— serán directas, sin doble sentido ni ambigüedad. Nos ofreceremos como modelo de identificación hasta que se sientan con más autonomía. Respetaremos sus costumbres, sin intentar anular lo que tienen de "ritual". Ejemplos: antes de comer, balancearse tres veces delante del plato. Antes de acostarse, hacer gestos de purificar la cama como si tuvieran poderes mágicos que la protegieran de algún inexistente ser o mal.

No debemos discutir las alucinaciones ni las ideas delirantes cuando las expresan. Su lenguaje es simbólico y nada tiene que ver con el nuestro. Para ellos es REAL. Hay que averiguar si necesitan algo, mediante preguntas como: "¿Se siente mal?, ¿Necesita algo?"; "No le entiendo bien… ¿Me lo podría decir de otra forma?"; "¿Puedo hacer algo por usted?"… Es conveniente tranquilizarlos, haciéndoles entender que "sabemos" que escuchan voces, aunque estas no sean oídas por nosotros.

A veces, las personas que padecen una esquizofrenia interrumpen la conversación y se quedan como ausentes. Esto obedece a voces o pensamientos que se introducen en su mente, obligándoles a desviar su atención de lo que estaban hablando con nosotros y centrarla en estos nuevos pensamientos o voces, productos de su enfermedad. Este fenómeno recibe el nombre de interceptación del pensamiento.

En ocasiones, se nos quedan mirando fijamente y creen leernos el pensamiento o comunicarse con nosotros mediante la telepatía.

Si el paciente se mostrara receloso y hostil, es mejor mantener una relación sin excesiva confianza o cercanía, pues él puede sentir que intentamos ser invasivos con su intimidad. Debemos prestar atención a sus necesidades emocionales, aquellas que observemos tras la exposición de sus pensamientos y delirios. Mantener una actitud profesional con el enfermo es demostrar interés y apoyo por la persona, con la intención de ir poco a poco ganándonos su confianza.

Por último, estaremos atentos a síntomas como elevación de los ojos, rigidez excesiva, etc. Aunque con los fármacos actuales de última generación no suelen darse, pueden ser consecuencia de los efectos secundarios de la medicación que tomen. En este caso hay que avisar al médico con prontitud.

Estos enfermos tienen también etapas de descompensación aparatosa —fase aguda de la esquizofrenia, difícil de superar inicialmente con la simple medicación—; en estos casos, el riesgo de agresión y/o suicidio están latentes; por ello, nunca dejaremos de lado estas posibilidades y sus posibles soluciones.

3.4.2. Cuidado y acompañamiento en jóvenes con *patología dual* (antiguamente llamada *diagnóstico dual*)

La definición de diagnóstico dual en medicina se utiliza en aquellos pacientes que presentan más de una patología. En psiquiatría, donde los pacientes mentales presentan con bastante frecuencia varias patologías, lo que se conocía como "diagnóstico dual", recibe el nombre de "patología dual" y hace referencia a los pacientes que padecen una patología o un trastorno adictivo, y otras patologías psiquiátricas. Es decir, presentan una comorbilidad (esto es, cuando en una misma persona se presentan dos o más trastornos, al mismo tiempo o uno detrás de otro).

Como ya escribí en su día[46], el agente sanitario —en este caso, la enfermera especialista en salud mental, que prestará asistencia a jóvenes con patología dual tanto en la vertiente asistencial como en la educativa y de prevención— debe tener una sólida formación en adicciones y en los trastornos de la salud mental. Solo con esa fuerte y consistente formación (además de comprender que una persona que tiene una adicción es una persona enferma, sin ser por ello falto de voluntad, vicioso o delincuente y que, además, sufre muchísimo por ello) la relación entre enfermera y paciente tendrá éxito.

Son enfermos con trastornos severos de la conducta y la personalidad. Unas veces, enfermos psiquiátricos y consumidores habituales de drogas. Otras, consumidores que acaban desarrollando una patología psiquiátrica no adictiva. Todo esto es la expresión de una patología psiquiátrica muy severa que les hace sufrir intensamente y que a la vez hacen sufrir a las personas de su entorno.

Su tratamiento supone uno de los retos actuales de la psiquiatría, ya que necesitan tanto el tratamiento farmacológico específico para sus trastornos psicóticos como el tratamiento para la adicción. Al seguir consumiendo drogas o tóxicos, se hace muy difícil el citado tratamiento; y, por tanto, su recuperación.

Características propias de la patología dual

Los pacientes con patología dual tienen escasa y fluctuante capacidad de frustración. Entran con frecuencia en accesos coléricos ante cualquier negativa. Si su conducta es agresiva, se comunicará al enfermo que se le acepta como persona, pero no así su conducta; y que se le pondrán los límites necesarios para conseguir que

---

46 Rodríguez Seoane, Elena. *Manual de Enfermería en Adicciones a Sustancias y Patología Dual*. Editorial Díaz Santos, Madrid, 2018

esta sea la adecuada. Son enfermos a los que les cuesta someterse a cualquier tipo de norma, haciendo muy dificultosa la convivencia en general y restando eficacia al trabajo del personal terapeuta.

Consecuencias de la patología dual

La persona que padece una patología dual sufre una interacción entre el trastorno mental y el adictivo. Esta interacción puede hacer que la evolución de cada uno de ellos empeore y tengan un mal pronóstico. Pueden darse trastornos a la vez, o uno primero y otro después.

No se quiere decir que una enfermedad sea causante de la otra. Puede suceder que el componente ansioso de la enfermedad mental lleve al individuo a consumir ciertas sustancias, en busca de sensaciones de bienestar que eliminen o mitiguen su ansiedad. O, por el contrario, puede suceder que el consumo de la droga sea el detonante de la aparición de la enfermedad mental en la persona que tenga una vulnerabilidad biológica (o predisposición a enfermar).

Así, vemos que aquellos que padecen un trastorno de la personalidad empeoran del trastorno cuando consumen; si son psicóticos, se psicotizan más, de igual forma que aumentan su adicción.

Frecuentes trastornos mentales asociados a la adicción

- Trastornos mentales por ansiedad.
- Trastornos depresivos.
- Trastornos del sueño.
- Trastornos psicóticos esquizofrénicos o paranoides.
- Trastornos de personalidad límite.
- Trastorno antisocial.
- Trastornos psicopáticos.
- Trastorno afectivo bipolar.
- Otros.

Entre los problemas específicamente asociados al consumo de drogas se incluyen:

- Psicosis, inducidas por drogas alucinógenas o anfetaminas.
- Síndromes confusionales.
- Desarrollos depresivos.
- Alteraciones del sueño.
- Trastornos de ansiedad.

Por otro lado, toda conducta adictiva tiene factores troncales, tales como:

- Inseguridad.
- Baja autoestima.
- Personalidad dependiente.

- Elevado nivel de ansiedad.
- Conflictos emocionales no resueltos y sensación de incapacidad para enfrentarse a ellos.

Dificultades para el tratamiento de la patología dual

1. Que el personal que los asiste —que debiera estar altamente cualificado— suele estar formado en adicciones o en psiquiatría, pero no en ambas disciplinas a la vez. Es un asunto de concepto. El profesional, por desgracia, hasta hace poco tiempo, no tenía integrado que la adicción fuera un problema mental. La propia estructura asistencial ya favorecía esta falta de integración derivando a quien consume a adicciones y viceversa. Aún hoy día, hay comunidades en las que se sigue haciendo.
2. A veces los síntomas psiquiátricos se confunden con los síntomas del consumo de sustancias, y viceversa.
3. Hay ocasiones en las que una intoxicación o los síntomas de la abstinencia se malinterpretan y se consideran enfermedades psiquiátricas.
4. Los profesionales de la salud mental tienden con frecuencia a enviar a las personas que sufren patología dual a los centros de tratamiento de adicciones y el personal de estos centros los envía a su vez con frecuencia de vuelta, obviando que la adicción es un problema mental.
5. Otras veces, los mismos servicios psiquiátricos —como hospitales de día, etc.— no admiten a personas que consuman o tengan historia de consumos, aunque en ese momento se mantengan estables.
6. Servicios que tratan adicciones también niegan la atención a pacientes con problemas mentales.

Tratamientos posibles a la patología Dual

Aunque toda persona con patología dual debería ser tratada de ambos trastornos a la vez, los estudios internacionales describen tres modelos de tratamiento en la actualidad:

1. Tratamiento secuencial o en serie. Primero se trataría un trastorno (bien el psiquiátrico o el de adicción) y después el otro. En estos casos suele haber poca comunicación entre los diferentes servicios que los asisten. El problema que puede darse con este tipo de tratamiento es que al final el paciente pueda encontrarse en una situación en la que ninguno de los servicios que le trata sea capaz de atender sus necesidades.
2. Tratamiento paralelo. Los servicios especializados en drogodependencia y los servicios de salud mental se ponen de acuerdo para prestar sus servicios de forma paralela. Aquí el problema que puede darse es que, al cubrirse las necesidades del paciente con enfoques terapéuticos distintos, el modelo médico de psiquiatría podría entrar en conflicto con la orientación psicosocial de los servicios especializados en drogodependencia.

3. Tratamiento integrado. El tratamiento se sigue en un servicio psiquiátrico o de tratamiento contra la droga, o en un programa o servicio específico para la patología dual. También se puede llevar a cabo en una unidad de rehabilitación de un hospital psiquiátrico que contemple este tipo de tratamiento. Se evita la remisión a otros organismos. Los tratamientos incluyen intervenciones de información, educación, reflexión, concienciación, motivación y de comportamiento; por ejemplo, en los grupos de patología dual, prevención de las recaídas, farmacoterapia y enfoques sociales. Esto hace que se entienda lógicamente que el tratamiento, para que sea eficaz, ha de ser integrado.

Muy importante: aunque hubiera sido exitoso el tratamiento contra la patología dual en hospital es trascendental que el entorno social al que ha de regresar el paciente colabore en la inserción para estabilizarlo e impedir su recaída. Si la persona vuelve al entorno en el que estaba cuando consumía, es casi seguro que vuelva a caer en la conducta adictiva. De ahí la importancia de preparar la salida hacia un entorno acogedor y saludable, a ser posible, hacia un entorno "organizado y preparado" que le resulte integrador y no desestabilizador. En este aspecto de desestigmatización de la persona que padece un trastorno mental y una adicción tienen mucho que ver los poderes públicos, los agentes sociales y los medios de comunicación, como he comentado en el anterior capítulo. Es decir, quienes tienen el poder y los medios para ello, y aquellos otros responsables de la transmisión de las normas, valores y modelos de comportamiento; entre otros, y muy importantes: la familia, por ser el nexo entre el individuo y la sociedad; y los medios de comunicación y sus responsables, por su influencia en el pensamiento de la ciudadanía.

Cuidado de los enfermos de patología dual

- Cuando la persona esté preparada, consensuar el plan de cuidados y la fecha para dejarlo.
- Informar y educar sobre el daño y los riesgos y explicar los beneficios de dejarlo.
- Buscar motivaciones para ello.
- Fortalecer su voluntad y asertividad.
- Detectar los estados de ansiedad por si fuera necesario aplicar tratamiento.
- Procurar un ambiente tranquilo.
- Organizar actividades de ocio.
- Potenciar de forma positiva los logros.
- Es importante que el tratamiento sea individualizado.
- Ser muy pacientes, ya que la irritabilidad, agresividad, confusión, entre otros síntomas, hace difícil la convivencia.
- Analizar con la persona la necesidad de ayuda para afrontar la situación conflictiva.
- Vigilar sueño, alimentación, cambios de ánimo y frecuencia de infecciones si las hubiera.

Hay que intentar llegar a contratos o acuerdos con ellos; ponerles límites firmes, a pesar de sus momentos de agresividad, intentando dialogar diariamente con ellos para que no se olviden del contrato pactado; seguir muy de cerca sus actuaciones y cumplimiento de normas. Lo fundamental será evitarles —en la medida de lo posible— el consumo de drogas y tóxicos. Aconsejable también que acudan a los grupos terapéuticos psicoeducativos indicados especialmente para ellos.

3.4.3 Cuidado y acompañamiento de personas con Trastorno Límite de Personalidad (TLP)

Tradicionalmente, se situaba este trastorno entre las neurosis y las psicosis, pero actualmente se incluye dentro de los trastornos de la personalidad.

Al ser el TLP una de las patologías más difíciles de abordar desde la psiquiatría, requiere una atención especial:

Las personas con TLP presentan conductas muy complicadas y estresantes, lo que obliga a estar más pendientes de ellas, ocasionando con frecuencia más cansancio y respuestas impacientes que con otros diagnósticos. Los pacientes con TLP se caracterizan por la inestabilidad afectiva, la impulsividad y accesos de cólera difíciles de controlar, lo que puede llevar a situaciones de extrema gravedad para sí mismos y para otros. Muchos consumen sustancias tóxicas, lo que dificulta su evolución positiva y pone a prueba la paciencia de profesionales y familiares.

Según el DSM-V, las personas con TLP presentan una desregulación emocional, un pensamiento extremadamente polarizado (todo es blanco o negro) y relaciones interpersonales caóticas. Se caracterizan por una inestabilidad generalizada del estado de ánimo, la autoimagen, la conducta y el sentido de identidad.

Estos individuos son percibidos como manipuladores, con grandes dificultades para controlar sus conductas. Sus sentimientos de vacío y soledad los llevan a hacer grandes esfuerzos para evitar el abandono, ya que la soledad les resulta insoportable.

El TLP afecta a aproximadamente el 1-2% de la población, representando el 11% de los pacientes psiquiátricos. Afecta el doble a mujeres que a hombres. Entre el 70-75% han tenido episodios autolesivos, y el 8-10% consuman el suicidio.

Características del TLP

Las personas con TLP pueden presentar las siguientes características:

1. **Cambios bruscos en opiniones y percepciones**: varían entre considerar situaciones como desastrosas o ideales, a los demás como amigos o enemigos, y su conducta como despreciable o perfecta.
2. **Dificultades para admitir errores**: pueden oscilar entre no reconocer sus errores o creer que todo lo hacen mal.
3. **Creencias basadas en sensaciones**: sus creencias se basan más en sensaciones que en hechos objetivos.

4. **Incapacidad para reconocer el impacto de sus actos en los demás**: cuando no culpan a otros de sus acciones, se sienten responsables de las acciones de los demás.
5. **Temor al abandono**: ante la menor provocación, creen que los abandonarán, lo que les genera ansiedad, irritabilidad, desconfianza y suspicacia.
6. **Cambios de humor extremos**: experimentan cambios de humor en cuestión de minutos u horas, y les cuesta recuperar su estado emocional inicial.
7. **Proyección de comportamientos y sentimientos**: acusan a otros de comportamientos o sentimientos que no tienen relación con ellos.
8. **Dificultad para manejar la ira**: expresan la furia de forma inapropiada o no saben cómo demostrarla.
9. **Problemas con los límites**: les cuesta respetar los límites de los demás y definir los propios.
10. **Conductas autolesivas o intentos de suicidio**.
11. **Expectativas vitales cambiantes**.
12. **Maltrato verbal a familiares**: pueden maltratar verbalmente a personas cercanas y ser extremadamente agradables con desconocidos.
13. **Estilo de vida desorganizado**: actúan impulsiva e impredeciblemente ante peligros, con conductas de abuso (drogas, alcohol, juego, etc.).

Suelen tener asociados otros trastornos como:

- Estrés postraumático.
- Trastorno de ansiedad.
- Trastorno de la identidad disociativa.
- Trastorno de déficit de la atención con hiperactividad.
- Depresión mayor.

Síntomas del TLP

Las personas con TLP pueden presentar determinados síntomas relacionados con los siguientes aspectos:

- **En el aspecto emocional y conductual:**
  - Periodos de intenso estado de ánimo depresivo, irritabilidad o ansiedad que pueden durar pocas horas o días.
  - Gran impulsividad que puede ocasionar resultados peligrosos.
  - Repetidos comportamientos suicidas y automutilaciones.
  - Conciencia de su malestar y de tener comportamientos extraños que no pueden controlar.
  - Ira inapropiada, intensa o incontrolable, a menudo seguida de vergüenza y culpa.
  - Sentimientos crónicos de aburrimiento o vacío.
  - Miedo a la soledad y al abandono.
  - Euforia alternada con tristeza, que puede llevar a la autolesión como forma de pedir ayuda.

- En la esfera cognitiva (aquellos procesos mentales relacionados con el conocimiento, el pensamiento, la percepción, la comprensión, el aprendizaje y la memoria):

  - Percepción y cognición alteradas.
  - Síntomas disociativos, como desconectarse de los pensamientos o sensación de estar "fuera del cuerpo".
  - Ideación paranoide transitoria relacionada con el estrés, que en casos graves puede provocar episodios psicóticos breves.
  - Autoimagen distorsionada e inestable, afectando el estado de ánimo, valores, opiniones, metas y relaciones.
  - Comorbilidad: concurrencia de dos o más trastornos en la misma persona.

- En el modo de relacionarse con otras personas:

  - Esfuerzos frenéticos por evitar el abandono de allegados y familiares.
  - Relaciones intensas e inestables que alternan entre la idealización y la devaluación.
  - Problemas con la gestión de la culpa y las relaciones interpersonales.
  - Tendencia a la manipulación y necesidad de llamar la atención.

Síntomas propios

En relación consigo mismos, encontramos:

1. **Autoengaño:** niegan o no reconocen la realidad de su situación, convencidos de que lo que viven es verdadero y beneficioso.
2. **Miedo a sí mismos:** temen sus propias emociones y comportamientos.
3. **Toma de decisiones erróneas.**
4. **Mecanismos de defensa:** utilizan estrategias psicológicas para evitar enfrentar la realidad.
5. **Incapacidad para escuchar:** dificultad para aceptar consejos o críticas.
6. **Herida narcisista:** viven la más mínima frustración como una intensa afrenta a su Yo.
7. **Remordimiento y culpa:** experimentan sentimientos de culpa, aunque a veces los niegan.
8. **Síndrome de arrogancia:** adopción de una actitud defensiva de superioridad para justificar su situación.
9. **Somatización:** expresan su malestar emocional a través de síntomas físicos.

Síntomas en relación con los demás

En su relación con los demás podemos observar:

- **Discusión del pequeño detalle:** tienden a centrarse en detalles menores en las discusiones.
- **Percepción del otro como manipulable.**

- **Seducción y encanto superficial:** utilizan el encanto para manipular a otros.
- **Miedo al compromiso.**
- **Sensación de que nadie les entiende.**
- **Idealización del mundo:** crean una imagen idealizada de la realidad, que puede ser difícil de sostener.

El paciente debe:

1. Respetar su propia persona, a las otras personas, entorno y objetos. De lo contrario, las consecuencias serán claras e inmediatas.
2. Saber el funcionamiento del síndrome ira-hostilidad-agresividad, como elementos progresivos de una conducta en cascada o en escala.
3. Conocer y comprender la curva de hostilidad para mantenerla controlada, así como identificar la de las demás personas.
4. Aprender a identificar la relación entre emoción, pensamiento y conducta, así como las emociones que determinan los pensamientos que derivan en conductas agresivas.

Los profesionales deben:

- Utilizar la contención verbal para evitar llegar a la contención química o mecánica; y siempre en este orden.
- Importante y aconsejable considerar las escalas que identifican conductas agresivas (SOAS, OAS), que están dando resultados demostrados en el mundo anglosajón.
- Contenerse o saber controlarse en las situaciones de dificultad.
- Es decir, el aprendizaje consiste en "sentarse a sufrir", o a tolerar la frustración a la que no suelen estar acostumbradas estas personas.
- Evitar paternalismos, enseñando al paciente a que aprenda a asumir las consecuencias de su conducta.
- Funcionar con asertividad y modelar las habilidades sociales, de las que carecen estas personas.
- Modelar y moldear las críticas con "mensajes yo".
- Recordando que:
  - Modelar: es servir de modelo o mostrar un modelo de referencia.
  - Moldear: consiste en lograr que el paciente modifique su conducta, mediante la observación e imitación del comportamiento de la enfermera, que actúa ante él, mediante la técnica del moldeado, ofreciendo respuestas adecuadas y diferentes a las conductas problemáticas.

Problemas más comunes

Entre los problemas más comunes en personas con TLP, se encuentran:

- Manipulación.

- Ira-pérdida de control de impulsos.
- Ambivalencia afectiva.
- Percepción y cognición alteradas.
- Necesidad constante de atención.
- Amenaza suicida.
- Dificultad para manejar la culpa.
- Comorbilidad con otros trastornos.
- Dificultad para la autogestión personal.

Cuidados de Enfermería

Ante la amenaza suicida:

- Tomar siempre en serio las amenazas y abordarlas con el paciente.
- Evaluar el riesgo.
- Ofrecerle los medios a nuestro alcance para obtener ayuda.
- Observar el lenguaje no verbal.
- Estrecha colaboración y comunicación con el grupo.
- Dejar constancia escrita.

Ante los comportamientos potencialmente conflictivos:

- No entrar en discusiones.
- Potenciar su autoestima.
- Fijar límites.
- Hacer acompañamiento y favorecer que hablen y expresen cómo se sienten.
- Comunicar al paciente que estamos para protegerlo y que le vamos a proporcionar una cobertura adecuada.

Ante la ira y pérdida del control de impulsos:

- Alejarlo del foco de la situación y disminuir la estimulación sensorial.
- Canalizar la agresividad hacia otros objetos (almohadas, otros…).
- Si el paciente amenaza a otras personas: tomar medidas (acudir a Salud Mental, si fuera preciso). En caso de estar hospitalizado, utilizar —si fracasan otras medidas y solo si fuera necesario— la contención física.
- Se mantendrá la observación o vigilancia continuada.
- Recordar siempre la importancia de reconocer el sufrimiento como parte de la vida.

Ante la ambivalencia afectiva:

- Explicar que hay un término medio (ni todo es blanco ni todo es negro).
- Ayudarles a que acepten su situación.
- Evitar las actitudes reprobatorias, utilizando métodos más sutiles, pues en caso contrario reforzaríamos su tendencia a la negatividad.
- Mantener distancia emocional.
- Practicar el acompañamiento necesario.
- Explicar que la actuación es en su beneficio.

- Asertividad ante respuestas.
- No desaprobar (reforzaríamos su tendencia a la negatividad).
- Si la actitud persiste, retirada de la atención.

Ante las llamadas de atención:

- Observar y reconocer si son auténticas.
- Valorar el lenguaje no verbal.
- Atenderlos y abordar conjuntamente la situación.
- Enseñarles a pedir ayuda (verbalizando su necesidad).

Ante la culpa:

- Escuchar sin juzgar.
- Reforzar las conductas positivas.
- Reprender una acción como un hecho objetivo sin culpabilizar: "Tú sabes hacer esto mucho mejor", "Esto no es propio de ti".

Los que consumen "sustancias":

- Tienen peor evolución.
- Mayor riesgo de suicidio y lesiones.
- Poca sinceridad ante el consumo.
- Deben iniciar a la vez la desintoxicación y el tratamiento psiquiátrico que precise.
- Aplicar el protocolo de tóxicos, si estuviera ingresado.
- Impedir el tráfico en la unidad hospitalaria.
- Al ingreso, información escrita sobre normativa hospital.

Ante la inadecuada conducta alimentaria:

- Vigilar la ingesta en cuanto a cantidad, calidad, horarios y frecuencia.
- Favorecer la alimentación adecuada.
- Aplicar los cuidados personalizados correspondientes, según el trastorno que padezca.

Cómo establecer límites:

- Desde el primer contacto, los límites han de ser establecidos de forma clara y concisa.
- La comunicación ha de ser fluida y adaptada a su ritmo.
- Cuidar el manejo de los sentimientos que la actuación del paciente produce en el personal a su cuidado o a su familia si no estuviera ingresado (se llama "manejo de la contratransferencia"), tales como frustración, impotencia, rechazo, culpa, miedo…, manteniendo la distancia emocional.
- Mantener una cierta flexibilidad dentro de las normas generales (en caso de estar hospitalizado, las que decida el equipo, teniendo en cuenta que el equipo no siempre está al 100%.)
- Ante todo, profesionalidad. Tanto en el contacto con el paciente, como en el lenguaje no verbal y en la realización de funciones.

- Ante la persistencia de "ciertas" actitudes, retirada de la atención (que no es lo mismo que "ignorar").
- No entrar en discusiones.

Las normas de actuación serán:

- Hacer una buena acogida, creando un vínculo con empatía.
- Dejar claras las normas de la casa —si vive con la familia— o de la unidad o servicio —si estuviera ingresado—.
- Recordar límites siempre que sea necesario.

Indicaciones para el cuidador:

- No frustrarse por la falta de progreso terapéutico.
- No desanimarse; recordar que forma parte del trabajo cotidiano.
- Evitar discutir con el paciente.
- Mantener la distancia emocional.
- Apoyarse en el equipo.
- Practicar la asertividad.
- Evitar juicios.
- No estigmatizar.

Aunque el consumo es un factor de empeoramiento de la sintomatología y de la evolución del paciente, el abordaje integral de la adicción y de la patología psiquiátrica mejora notablemente el pronóstico en ambos campos: el de la adicción y el de la patología psiquiátrica.

Debemos entender que parcelar áreas de intervención es nefasto; y que los prejuicios no ayudan nada. La adicción no es un vicio. Es un trastorno mental.

3.4.4. Cuidado y acompañamiento en adultos con depresión

La tristeza persistente, la dificultad para disfrutar del placer, el cansancio y la falta de interés por la vida son las características principales de la depresión como enfermedad. Nada motiva al depresivo. Nada le alegra. Los adultos, menos moldeables que los jóvenes y más afirmados en sus trastornos, son el grupo de edad donde la depresión es la patología mental más frecuente.

Características de la depresión

La persona cae en un estado de ánimo depresivo, que se caracteriza por la pérdida de interés vital, el enfermo no quiere hacer nada, buscando como refugio la cama y entrando en inactividad, sin causa externa que lo justifique.

Hay alteraciones en el ritmo vigilia-sueño, con predominio del insomnio y un enorme cansancio.

También se produce un aplanamiento afectivo o dificultad para sentirse bien con lo que uno hace; para sentir alegría, dolor o tristeza (anhedonia).

El humor es triste, sufriendo fluctuaciones que van desde el enojo a la desesperación profunda (modificación disfórica del humor).

Según la gravedad de la depresión, se produce una inhibición de las funciones del yo. La ansiedad es constante.

Padecen síntomas somáticos tales como insomnio inicial, sueño profundo acortado y despertar precoz; trastornos digestivos, bajada de la libido, pérdida del apetito, ausencia de reglas en las mujeres...

Presentan enlentecimiento ideativo conductual. Va desde la ligera dificultad de pensamiento hasta inhibición total o estupor. La atención y la concentración se ven alteradas.

Se suele dar pérdida del impulso sexual, sobre todo en mujeres.

Sin proyecto vital, su sentimiento se tiñe de culpa, inferioridad, desesperanza y vacío interior, no siendo raro que aparezcan ideas de suicidio o intentos del mismo. Está presente el deseo de morir, para no soportar tanto sufrimiento. El enfermo siente un gran dolor moral, que puede ir desde la simple autodepreciación hasta un alto grado de culpabilidad delirante.

Hay muchas clases de depresión. Unas son más graves que otras. En general, las más graves, las de los enfermos hospitalizados, se caracterizan por una apatía general ante la vida, desinterés por lo que rodea al enfermo, vacío intenso, ansiedad, sentimiento de culpa, amargura y una gran incomunicación. A veces, dejan de comer; o no pueden dormir. Es frecuente verlos aislados, tumbados o sentados, con una expresión teñida de tristeza y sufrimiento moral, y la mirada en el vacío. En los casos graves, les cuesta moverse y hasta vestirse.

Por ejemplo, en la fase de depresión del trastorno bipolar podemos observar:

Síntomas emocionales	Síntomas psicológicos
Tristeza	Culpa
Anhedonia	Desesperanza
Ansiedad	Desvalorización
Irritabilidad	Ideación suicida
	Delirio

FASE DEPRESIVA

Síntomas vegetativos	Síntomas cognitivos
Alteración del sueño	Disminución de la concentración
Alteración del apetito	Disminución de la memoria
Cansancio físico	Pensamientos obsesivos
Disminución de la libido	Retardo o agitación

Las personas con depresión tenderán al abandono personal, por lo que habrá que aplicar los cuidados que se verán a continuación, procurando que adquieran una rutina, disciplina e independencia. Son los enfermos que mayor riesgo de suicidio tienen, siendo este mucho más acentuado en las fases de ligera mejoría de ánimo, por ser en estas en las que se sienten con más fuerzas para pasar a la acción, al haber cedido la inhibición característica del cuadro agudo (la inhibición les impide pasar al acto para llevar a cabo una acción).

Su estado anímico va de mayor a menor intensidad, y viceversa, caracterizado por la baja autoestima, negativismo, pesimismo, etc. La persona con depresión sufre intensamente, con constante sensación de pérdida, sin noción de futuro. Tiene gran dependencia de los demás, hasta resultar cargantes y asfixiantes, siendo conscientes de ello, sin poder evitarlo y aumentando de esta manera su culpabilidad y sensación de no valer para nada y ser un estorbo.

Acompañamiento y atención a enfermos depresivos

Es muy importante entender que la persona con una depresión no es un sujeto "vago". Cuando alguien tiene una depresión que le impide trabajar, se escuchan con frecuencia comentarios populares terriblemente injustos como: "¿Depresión? ¡Ese es un vago!", o "Ese lo que no quiere es trabajar".

La depresión es una enfermedad terrible que impide a la persona ser feliz, a pesar incluso de tenerlo "todo". Y son precisamente comentarios como los descritos antes —u otros de similar tenor— los que hacen que el enfermo sufra, se repliegue y aísle más, al sentirse rechazado y ser tan mal entendido.

Es muy importante saber escuchar y captar las posibles y veladas ideas de suicidio que el enfermo expresará con frases como: "Necesito descansar". Este "descansar" puede ser simplemente una llamada de atención o también el significado de acabar y dejarse llevar hasta la muerte. Ante una buena o agradable noticia, el enfermo verbaliza que está contento, pero su tono y su cara demuestran lo contrario. Ahí también puede haber una situación de riesgo. Por ello, sin caer en alarmismos, estaremos atentos a los cambios de humor, sin perder de vista esta posibilidad.

Además de escucharlos y observarles, procuraremos alabar y potenciar todo aquello que de bueno tengan o hagan, con lo que —poco a poco— se potenciará su autoestima.

Evitaremos todo lo que les suponga frustración en relación con horarios, tareas, encuentros... Lo viven como abandonos intolerables. El "Superyó" de las personas con depresión es tan cruel y exigente que creen que nunca dan la talla, que nunca llegan a la perfección a la que aspiran.

Es necesario convencerles de que están en un proceso. Detectando y estimulando aquellos intereses en relación con un proyecto de vida; dándoles perspectivas alcanzables para su situación; prestarles nuestra ayuda como un modelo de identificación capaz de vivir con conflictos, sin amilanarnos por ello y estableciendo vínculos gratificantes con los demás.

Evitarles la abulia, la pasividad (a la que tienden en exceso), planificando actividades de ocio, haciéndoles entender, a la vez, que el tiempo tiene un sentido. Las tareas que les demos serán sencillas, exigentes y cortas de duración, ya que el acabar una actividad aumenta el aprecio por sí mismos. Por último, inculcarles la noción de futuro mediante actividades que les ayuden a proyectarse en él. Por ejemplo, llevando una agenda, preparando unas vacaciones, etc.

Los cuidados de enfermería

Se le debe escuchar sin dar sensación de prisa.

Es muy importante evitar las respuestas mecánicas, carentes de afectividad o reacciones espontáneas al oír gemir al enfermo deprimido.

Emplear el refuerzo positivo y darle acompañamiento, si es preciso, silencioso.

Los intentos de explicación y de réplica resultan estériles y refuerzan o agravan la oposición del enfermo.

En la mejoría, empezar a darles tareas cortas y sencillas, reconociendo y ensalzando sus logros para reforzar su autoestima.

No confundir esa mejoría con el cese del estado de inhibición, pues como se ha dicho anteriormente, tiene el riesgo considerable de pasar a una actuación autolítica o intento de suicidio.

Si se muestra indiferente, no desanimarse: seguir con los intentos de movilización, sin forzar, hasta descubrir aquello que pueda interesarle. Si se oponen por sistema no enfrentarse a la oposición: seguir intentando, de forma sutil, interesarles por alguna actividad, ya lúdica, ya de otro tipo.

Saber tener paciencia y esperar a que los fármacos y terapia, si la tuviera, hagan su efecto.

Si estuviera hospitalizado, cuando el paciente se encuentra en la fase aguda debemos ofrecerle un entorno de silencio y tranquilidad.

Las visitas, si no están prohibidas, deben restringirse al máximo. Si estas no fueran positivas para él, se deberán suspender.

Cómo tratar a las personas que padecen una depresión.

Por su baja autoestima e inmovilismo, inventarán todo tipo de excusas. Como son enfermos que habitualmente están cansados, se les darán trabajos cortos, entre diez o quince minutos. Esto se hace para que no comprueben el deterioro sufrido por los brotes de la enfermedad, y se desmotiven sufriendo un empeoramiento de su cuadro. Suelen ser muy negativos. Como ejemplo de actividades cortas, se les puede encargar tareas como poner los platos en la mesa para comer o sacar la basura.

Cómo tratar a aquellos que se caracterizan por su inestabilidad

Nunca terminan el trabajo, por lo que se simultaneará con alguna actividad lúdica. Habrá que tener una enorme paciencia con estos pacientes y ayudarles a frenarse, pues empiezan algo y —sin acabarlo— ya quieren cambiar de actividad. También hará falta una buena imaginación para atraerlos mediante aquellas cosas que les estimulen o puedan ser de su interés.

Cómo tratar a los indiferentes

Aparentemente, no quieren nada ni muestran ningún interés. Se seguirá intentando entrar en contacto con ellos, hasta descubrir lo que les pueda motivar. Hay que darse tiempo, tener paciencia y aprovechar las oportunidades.

Cómo tratar a los que se oponen por sistema

Nunca luchar de frente con esta oposición y procurar interesarles en alguna actividad. Recordar que la oposición era una forma de agresividad, de rechazo hacia el ambiente.

Cómo tratar a los violentos o agresivos

Efectuar "tanteos" y darles trabajos que permitan descargar su agresividad o alternarlos con juegos deportivos.

3.4.5. Cuidado y acompañamiento a personas con deterioro neurológico o algún tipo de demencia

Además de los trastornos propios de su edad, estos enfermos van a tener un progresivo deterioro cerebral, debido a patologías específicas, tales como el alzhéimer, el párkinson en sus etapas finales, la atrofia de zonas cerebrales, el envejecimiento propio de los esquizofrénicos tras años de tratamiento, los ictus, la polimedicación, etc.

Características

Los trastornos de la conducta y de la personalidad afloran al principio de la enfermedad, produciéndose situaciones de especial dificultad para la familia, que normalmente no sabe cómo hacer para tranquilizarlos. Se pueden dar accesos de cólera, paranoias, actuaciones inadecuadas o de pérdida de comportamientos aceptables; en algunos casos, un aumento exagerado de los impulsos sexuales, que les ponen a ellos y a sus familias o cuidadores en situaciones embarazosas.

Se hará patente la tendencia al abandono según avanza el proceso degenerativo cerebral, porque el propio proceso hace que pierdan cada vez más sus facultades de todo tipo: para desplazarse, de memoria, estructura, cálculo, ubicación en tiempo y en espacio, etc. Tendencia al abandono que deberán cuidar la familia o sus cuidadores, teniendo siempre en cuenta sus limitaciones.

En el caso de que se olviden de algo o se confundan al realizar alguna actividad, no se les debe resituar o se evitará recordárselo, pues aumentaría su confusión y frustración; a la hora de vestirse, se les pondrán ropas de fácil colocación, con velcros en lugar de botones, cuidando siempre el aspecto elegante, etc.

Padecen dificultades para caminar, confusión y desorientación; se pierden con facilidad. No saben dónde están ni a dónde van. Todo ello obligará a una actuación más intensa del acompañante y una mayor atención y vigilancia.

Por otro lado, lo mismo lloran que ríen, sin causa aparente (labilidad afectiva).

También presentan problemas de pérdida de memoria, sobre todo de la reciente: "¿Qué iba a hacer ahora...?". Regresan a otras épocas o se estancan en un tiempo determinado. Pueden tener dificultad para hablar y expresarse con corrección; para iniciar un movimiento determinado; para decidir o tomar una iniciativa. Presentan trastornos de personalidad, por lo que podremos ver cómo los rasgos de personalidad que los enfermos tenían en la etapa anterior a la enfermedad se acentúan exageradamente, haciendo la convivencia familiar muy difícil.

Cuidados integrales de enfermería

Para establecer un plan de cuidados, hay que analizar antes las necesidades que tiene el enfermo del plan y los problemas que le van a acarrear; en segundo lugar, dónde se van a aplicar estos cuidados: si en una institución o en un entorno familiar.

Hay, además, que diferenciar los cuidados en la fase aguda de los continuados y de los domiciliarios.

Habrán de tenerse en cuenta los aspectos siguientes, cuando el paciente necesita ser hospitalizado (fase aguda) para la compensación de un cuadro, bien sea de agitación o confusional:

- Aislar al paciente, si lo precisa, aportándole un ambiente seguro y tranquilo.
- Aplicar la medicación pautada por el especialista.
- Observar los resultados de esa medicación.
- Controlar constantes como frecuencia cardiaca, tensión arterial y temperatura.
- Valorar el estado de hidratación.
- Valorar el estado de nutrición. Si padeciera dificultad para tragar, añadir a los alimentos espesantes, ya que suelen atragantarse más fácilmente con las sustancias líquidas. También tener cuidado con que no se metan en la boca alimentos de grandes proporciones.
- Valorar el estado de eliminación y evitar posibles complicaciones como estreñimiento.
- Según el estado del paciente, eliminar de la habitación todo aquello que pueda suponer un peligro para él, como cinturones, objetos pesados o de material cortante o contundente, anillos o pulseras, mecheros si los tuviera, etc.
- Dependiendo de su estado, mantenerlo bajo control visual constante.
- Abrir hoja del proceso evolutivo desde el ingreso, y gráfica de constantes, hasta el alta.

Cuidados continuados y domiciliarios

Hay que informar a la familia en los aspectos a tener en cuenta y riesgos a prevenir. Para ello, se les debe "acompañar" durante el proceso degenerativo, con contactos periódicos, según avanza el proceso; e impartir formación a las familias sobre los diferentes aspectos de la enfermedad, sobre sus cuidados y detalles más relevantes que el familiar debe tener en cuenta a lo largo de las diferentes fases de la enfermedad. Ya que la información permite:

- Controlar el proceso.
- Prepararse para los cambios que van a producirse.

- Tomar decisiones.
- Actuar con criterio y acertadamente.
- Identificar necesidades.
- Buscar ayuda y orientaciones.

Elegir de mutuo acuerdo con la familia un cuidador principal, que ha de ser apoyado para que no fracase por agotamiento.

Atendiendo al perfil del enfermo, enseñar cómo alimentarlo, nutrirlo e hidratarlo, teniendo en cuenta otras patologías orgánicas que pudiera padecer, como la diabetes, hipertensión, etc.

Establecer —previo acuerdo con la familia— una rutina diaria para el paciente. Esta rutina comprenderá un horario para determinadas cosas como comer, pasear, hacer ejercicio…

Las rutinas ayudan a evitar la dispersión del enfermo; ayudan contra la desorientación, favoreciendo que el proceso de la enfermedad se retarde, al aportar un plan de estimulación cognitiva a base de puzles, lecturas acompañados o ejercicios de rememoración, bajo la supervisión de su cuidador o cuidadora.

Se eliminarán las barreras arquitectónicas —en la medida de lo posible— en el domicilio; se señalizarán los lugares donde el enfermo debe acudir cuando quiera comer, dormir o ir al baño.

No es mal sistema colocar flechas o carteles indicadores si fuera necesario; o quitar alfombras, si fueran un impedimento o riesgo de caídas a la hora de caminar el enfermo por la casa; o sustituir el gas por la electricidad, o poner suelos antideslizantes en los baños, alejando de su alcance los objetos cortantes, como cuchillos, o peligrosos, como los cáusticos.

Ayudar a detectar los riesgos, según surjan, en los diferentes estadios de la enfermedad, dándoles pautas para saber cómo actuar en situaciones de crisis en las que el enfermo no pueda ser controlado. Por ejemplo, dónde llamar, cómo solicitar ayuda, etc.

Valorar la necesidad de ingresarlo en un centro residencial antes de que el proceso lo requiera (suele haber lista de espera), teniendo en cuenta situaciones como:

- La edad del cuidador y del enfermo.
- El estado civil del cuidador y del enfermo.
- La intensidad de la demencia.
- La presencia de alteraciones de conducta.
- La capacidad funcional.
- La ausencia del cuidador.
- La distancia geográfica de la familia del enfermo respecto de este.
- La escasa oferta de recursos sanitarios (si la hubiere).
- Los medios económicos disponibles.
- El ambiente social.
- Padecer una demencia severa, vivir solo, no tener familia.

Cuando a uno le dicen que tiene una enfermedad invalidante es terrible. Es espantoso pensar que va a depender de los demás, de lo que quieran hacerle. Pero igual de espantoso es dejar de disfrutar el presente, lo bello de cada día, pensando en un futuro incierto, quizá desgarrador, que tal vez ni siquiera llegue. Porque solo tenemos de cierto esto, nuestro presente. Nadie sabe con seguridad si mañana va a sufrir un infarto o contraer una enfermedad que lo paralice; o ser atropellado y morir en un accidente. El futuro no existe más que en nuestro pensamiento. Por ello, ante una noticia de este tipo, una vez pasado el primer "impacto", hay que controlar la ansiedad anticipatoria.

"Normalizar" es fundamental; "vivir el ahora", también. ¿Pero qué es normalizar? ¿Qué es vivir el ahora? "Normalizar" es llevar, en la medida de lo posible, la misma vida que se llevaba hasta el momento de saber la noticia. Es decir, hacer todo aquello que se estaba haciendo hasta que realmente no se pueda hacer. "Vivir" es disfrutar de aquellas cosas que —por tenerlas— nos parecían normales, como son: degustar una buena comida, alegrarse ante la sonrisa de alguien que nos quiere o queremos, disfrutar de una caricia, del olor de un perfume, de una charla con los amigos, de una música que nos agrade, de la belleza de un amanecer o un crepúsculo…

Poder desplazarnos donde queramos y disfrutar cuando todavía se puede, sin pensar que más adelante podemos dejar de hacerlo.

Todo ser humano está expuesto a enfermedades y todos tendremos que morir. Si hemos vivido dos tercios de nuestra vida con plenitud, ya es mucho. Hay quienes apenas viven; y si lo hacen, su experiencia vital también es terrible; y los hay cuya vida es muy corta.

No pretendo decir que es una suerte padecer una enfermedad como la demencia. Lo que pretendo decir es que, si hay un diagnóstico como este, hay que aceptarlo. Es inamovible. No es inteligente resistirse a lo inevitable, porque resistirse agota y solo conduce a la desesperación, añadiendo mucho más dolor a lo que se sabe que se avecina. Es importante vivir con dignidad, pero igual de importante es saber morir con ella.

Acompañamiento y cuidado de estas personas. Actitudes a adoptar

Dada la frecuente aparición de reacciones depresivas y estados de confusión y/o alucinatorios que se unen a la demencia agravando esta enfermedad, se deberá prestar atención al inicio de estos síntomas, para tratarlos tempranamente. Lo fundamental es tener mucha paciencia y vigilancia, porque debido a sus características, les va a costar mucho cumplir con la rutina y lo mismo empiezan una tarea y la dejan de repente porque se niegan tozudamente a cumplirla.

El hecho de disciplinarlos en la rutina les hará realizar un aprendizaje muy útil a la hora de funcionar en sus casas y beneficiará su propio sentido personal.

El acompañante deberá insistir en el cumplimiento de estas actividades con enérgica suavidad, dándoles trabajos fáciles, de corta duración, que les haga sentirse válidos. No dará importancia a las lagunas u olvidos, pues frente a estos, el enfermo se culpabiliza y se siente mal. No es bueno cortarles en su expresión verbal, porque se pueden bloquear, aunque su cerebro entienda y quiera comunicarse. Se trabajará mucho sobre las partes más sanas, alabando las tareas y los logros que sean capaces de hacer.

Muchos de estos enfermos presentan urgencia miccional o incontinencia; se podrá paliar y, a veces, reeducar, llevándolos con frecuencia al servicio. Por su tendencia al inmovilismo y a la sequedad de la piel (propia de la edad), se pueden producir escaras o costras; se evitarán manteniéndolos secos, movilizándolos, hidratándoles la piel y cambiándolos a menudo en el caso de que padeciesen incontinencia urinaria o fecal.

Actitud ante el desinterés

Intentar hablarle de cosas y situaciones que puedan ser de su interés. Establecer actividades que le motiven en relación con aquellas. Si esto no es posible, utilizar elementos que impidan el aislamiento, como el acompañamiento, la música que sea de su agrado, leerle un libro, hablarle, mirar unas fotos o un vídeo. Y siempre observando sus reacciones si son de agrado o disgusto.

Actitud ante la pérdida del tacto social y conciencia del yo

Mientras el estado del paciente lo permita, tratar de reforzar las conductas positivas mediante "premios" que signifiquen algo estimulante o alegre para él. Cuando saludamos a alguien, habremos de hacerle ver si la otra persona se alegra o el interés que demuestra ese alguien si se acerca con una sonrisa.

Unas veces, nuestros esfuerzos darán resultado: responderán a nuestros cuidados y realizarán las actividades. En otras ocasiones, nada se podrá hacer, según el día e incluso el momento del enfermo. El secreto para llevarlo mejor está en aceptar la situación tal como se presenta; ante nuevos problemas buscar nuevas soluciones y adoptar medidas que prevengan situaciones no deseables o de riesgo.

Actitud ante la personalidad completamente alterada

Si se agita, evitar en esos momentos las visitas, rodeándolo de un ambiente de calma y evitando que el enfermo se angustie. Hay que intentar adaptarse a los nuevos cambios de personalidad si estos no alteran en exceso la convivencia.

Las reacciones inusitadas pueden llevar a la confusión, al no saber qué hacer y tener enfrente a una persona que empieza a ser desconocida para nosotros.

Por ello, se aconseja esperar y observar respuestas del enfermo en estos cambios, utilizando distintos tipos de acercamientos y actividades encaminadas a la mayor normalización o equilibrio dentro del desequilibrio. Puesto que no hay reglas exactas, tendremos que optar por la "imaginación al poder"

Actitud ante el proceder irresponsable y desorganizado

Procurar acompañar o nombrar una persona que pueda hacerlo y que sea aceptada por el enfermo, para que pueda prevenir o incluso abortar posibles complicaciones derivadas de la alteración del comportamiento.

Actitud ante la indiferencia ante fallos

Una buena medida es la estimulación en la alegría cuando aciertan e ignorar los fallos (aislamiento, pero sin dejar de prestarle atención). Por ejemplo: si pinta un cuadro, acercarse a preguntarle cómo va; o decirle qué bonitos colores está utilizando; si se viste adecuadamente, alabarlo. Recriminarle los fallos equivaldrá a potenciar su baja autoestima y el riesgo de depresión, si lo tuviera.

Actitud ante la desinhibición, sexualidad incontrolada o violencia

En estos casos, lo más conveniente es aislar al enfermo de inútiles espectadores; incluso contenerlo, bien con ayuda de los familiares o solicitando la intervención de los servicios sanitarios y/o sociales.

Actitud en caso de jocosidad fatua o bromas inapropiadas

No es conveniente reírle las "gracias". Conviene, más bien, ignorar o mostrar desagrado ante ellas, según en qué casos. Hay que procurar estar rodeados de las personas que conocen la enfermedad para que no se creen situaciones molestas.

Si apareciera vagabundeo

Una de las alteraciones que más agota y desespera a las familias: cuando el paciente se despierta en la noche y vaga por la casa, intentando salir de la misma, abriendo y cerrando puertas, comiendo o poniendo la televisión o la radio sin dejar descansar a nadie.

Esto, sin contar con posibles periodos de agitación porque cree que es hora de levantarse o quiere salir a la calle. Hay que informar al neurólogo, por si fuera necesario administrarle alguna medicación que le ayude a dormir o en caso de agitación intensa que pudiera provocar un mal mayor, practicar la sujeción mecánica, supervisada y siempre que la indique el médico.

Actitud en caso de inhibición desproporcionada

Ante una inhibición desproporcionada, habrá que descartar que no se deba a una posible depresión asociada a la enfermedad. Al consultar al médico, este verá si es necesario medicar al paciente o rectificar el tratamiento que estuviera tomando. En todo caso, hay que seguir intentando la estimulación, hablándole, acariciándole, poniéndole música e intentando con acompañamiento que el aislamiento sea el menor posible. Cierto es que exige creatividad por parte de todos los cuidadores; probablemente, además, no surta el efecto deseado o que queremos, pero le hará bien, aunque no pueda expresarse.

Actitud cuando hubiera conductas estereotipadas y compulsivas

Poco se puede hacer ante los tics y movimientos repetitivos sin control, salvo distraerlos con otras actividades o intentar que los ignoren.

Actitud en caso de amimia

Ya sea incapacidad para expresarse mediante la mímica o los gestos (amimia motriz), o bien para comprender el significado de la mímica o los gestos de los demás (amimia sensorial), según definición clínica de la universidad de Navarra.

En inercia, falta de espontaneidad

Debemos de entender que la falta de expresividad no significa que el paciente no sienta; por lo que nuestra conducta debe ser natural y expresiva como siempre, aun sin esperar respuesta. Si no, el aislamiento al que se ve abocado el enfermo le puede hacer más daño.

Actitud si hubiera comportamiento dependiente del estímulo

Aprovechar las actividades de la vida diaria para esta estimulación sensorial, siempre que mantengan intactos sus sentidos Son enfermos que pueden acabar en mutismo, pero que, si son debidamente estimulados, su calidad de vida puede mejorar sustancialmente hasta que mueren. Habrá que aprovechar las actividades de la vida diaria para esta estimulación sensorial, como el momento del lavado personal para estimular el tacto con la esponja, el olor del jabón, el sabor de la pasta de dientes… El tacto, al vestirse, de los diferentes tipos de tejidos… Al comer, el olor de los alimentos, su sabor, su temperatura, siempre que mantengan intactos sus sentidos.

3.5. RELACIÓN DE AYUDA

Lo que se conoce hoy con el nombre de "comunicación terapéutica", se llamaba antiguamente "relación de ayuda" en salud mental. Ayudar a salir con éxito de una situación difícil es un proceso. Por ello, la ayuda o el acompañamiento se describe también en los siguientes pasos o criterios:

¿Qué se entiende por "relación de ayuda"? Es aquella relación en la que, por lo menos, uno de los protagonistas —el familiar, el enfermero o acompañante—, busca favorecer al otro en el crecimiento, desarrollo, madurez, mejor funcionamiento y mayor capacidad de afrontar la vida.

RELACIÓN DE AYUDA PROPIAMENTE DICHA. ANÁLISIS Y REFLEXIÓN

La relación con los enfermos exige una reflexión constante sobre lo que se hace y la manera de hacerlo. Es importante dejar bien claro al inicio de la relación que esta va a tener un final y que ello significará "algo bueno".

Se ha de intentar buscar en el enfermo aquellos recursos internos, latentes, desconocidos a veces incluso para él, como son: otras capacidades, sentimientos, autocontrol, habilidades que le van a permitir mejorar su situación; además se va a procurar que haga un buen uso de estos recursos.

3.5.1. Criterios de la relación de ayuda

La "observación", ya descrita anteriormente, es el primer paso del proceso.

La "empatía". ¿Qué es esto? Es la actitud que nos predispone a captar los sentimientos, emociones y deseos de la otra persona, viviendo en un cierto sentido "su" experiencia, pero sin identificarla con la nuestra y sin confundir sus sentimientos y preocupaciones con los nuestros. Así, se valorarán sus emociones (sin vivirlas nosotros) lo cual requerirá objetividad, honestidad y estar dispuestos a recibir el mensaje que el otro quiere comunicar o está comunicando.

El "hacerse cercano". Se debe conseguir que la persona que vive con esta enfermedad sepa que estamos ahí con él, que nos importa y deseamos ayudarle.

Ante una relación de ayuda, el acompañante deberá hacerse las siguientes preguntas, revisándolas de vez en cuando:

- ¿Soy lo suficientemente autónomo, independiente o fuerte para no dejarme arrastrar por la depresión o angustia del enfermo?
- ¿Soy capaz de ver al enfermo como una persona en desarrollo o me dejo influenciar por su pasado o por el mío propio?
- ¿Soy consciente de que el hecho de comprender a otras personas va a producir en mí un enriquecimiento?

3.5.2. Fases de la relación de ayuda

Como en todo proceso, es de destacar que puede haber estancamientos y bloqueos. El enfermero y/o cuidador deberá estar preparado para solucionarlos.

Fase de orientación

Sondeo

Es muy importante para el enfermo saber si el cuidador le va a aceptar tal como es o lo va a rechazar. Por ello, es frecuente que el enfermo ponga a prueba al cuidador. Puede hacerlo con actitudes inadecuadas, para ver hasta qué punto le soportan o bien aparentando ser aquello que en su mente cree, se espera de él.

Identificación

El enfermo se identifica o imita a su cuidador. El cuidador se identifica con el enfermo, esencialmente a nivel de sentimientos.

Dependencia

Esta etapa resulta difícil para el cuidador, ya que es necesaria una dependencia en el sentido de seguridad y fiabilidad por parte del enfermo, para utilizar a su cuidador y confiarse a él.

Fase de trabajo

Es el momento donde se examina la relación, descubriéndose las necesidades; pero también —lo que es mucho más importante— las posibilidades del enfermo.

Fase de resolución o fin de la relación

El enfermo —cuando llega el final de la relación terapéutica o de ayuda— puede reaccionar de varias formas:

- Negándose: el enfermo puede negar que se le ha advertido de este final en un afán de no terminar la relación, ya sea por inseguridad, temor a enfrentarse sin ayuda a los problemas, sensación de soledad, miedo a no ser capaz de mantenerse estable, etc.
- Con agresividad u hostilidad: es frecuente que reaccione de este modo, dirigiendo la hostilidad hacia sí mismo, hacia su cuidador o hacia otros. Habrá que retomar la relación hasta donde la situación nos deje, para paliar y buscar el origen de la hostilidad.
- Utilizando la proyección: es decir, desplazando o poniendo sus propios sentimientos de agresividad u hostilidad sobre su cuidador o cualquier otra persona. Ejemplo: "Ya no les intereso. Este médico quiere echarme."
- Aislándose: acompañado o no de agravamiento de síntomas para llamar la atención. Tras el aislamiento puede aparecer tristeza, apatía e indiferencia; estaremos atentos ante una posible depresión y trataremos de evitarla retomando la relación.
- Retornando a fases ya superadas: con la reaparición de las perturbaciones desaparecidas. Bien porque no se trató adecuadamente y esto ocasionó en el enfermo un sentimiento de fracaso en su proceso o bien por la asociación de nueva patología originada o desencadenada por acontecimientos externos; en ambas opciones, habrá que reconsiderar el fin de la relación, para retomarla —si es posible— de nuevo.
- Se aconseja también cambiar de enfermero o cuidador; presentarle otro con quien el enfermo tenga una relación empática siempre que la relación anterior haya sido rechazada frontalmente por el enfermo.
- El cuidador o enfermero no se molestará por el rechazo. Se sabe que estas cosas suceden en la enfermedad mental por la propia evolución de los trastornos del paciente. Además, un buen profesional de los cuidados debe detectar si el enfermo ha perdido la confianza en él, esto es, si no hay empatía o durante el tratamiento esta se ha perdido. En este caso, él mismo informará de la conveniencia de ser suplido.
- Comprendiéndolo de forma racional: el enfermo, que ha evolucionado satisfactoriamente, entiende que la relación debe acabar. Se sabe en condiciones de caminar sin tanto apoyo. Eso es bueno; significa que ha superado la etapa, indistintamente a que siga recibiendo otros apoyos diferentes, como los de mantenimiento del proceso rehabilitador.

Recordar que estas fases de la relación de ayuda constituyen la base de toda la relación psicoterapéutica que se inicie con los enfermos.

3.6. EN RELACIÓN CON LA TOMA DE MEDICACIÓN

La administración de los medicamentos no se debe hacer de manera indiferente e impersonal. Muchos enfermos son reacios a tomarlos.

El saludo de buenos días o de buenas tardes, con una cara amable, el preguntar cómo han pasado el día o cómo han descansado, es importante, pues crea un ambiente cálido, de confianza, cercanía y de aproximación.

Se debe evitar imponer la medicación (salvo casos extremos) y se procurará convencer al enfermo de la necesidad de tomarla. Esto no es difícil si antes hemos establecido una relación cordial y satisfactoria, ya que, si somos aceptados como "alguien fiable", lo que les demos será aceptado como "algo bueno".

3.6.1. Cómo administrar la medicación

La administración de los comprimidos se hará colocándolos en pequeños vasos con el nombre del paciente; las gotas, vertiéndose directamente en la cuchara o vaso del enfermo. Si se hace con una sonrisa o palabra reconfortante, puede servir de estímulo para una mejor aceptación de la medicación. Por ejemplo, pueden servir frases como las siguientes: "Buenos días, Paloma. ¿Cómo has dormido hoy?"; o si fuera a la noche, "¿Qué tal has pasado el día?". Si Paloma contestase con mirada recelosa: "Esa pastilla no la quiero. ¿Para qué es?" Según la contestación de Paloma, se podrá decir: "Es para que descanses mejor" o "Es para pensar mejor" o "Es para que el nerviosismo que tienes ceda y te sientas bien"; o "Es para que esas voces que oyes, no te molesten tanto".

3.6.2. Actitud del profesional o cuidador a la hora de administrar un fármaco

Si el enfermo se niega a tomar la medicación, intentaremos que la acepte sin dejarle sentir una actitud agresiva o amenazante hacia su persona. Le recordaremos que el comedor no es sitio ni lugar para discutir si se toma la medicación o no, o si "esa pastilla" le sienta mal. Que deberá hablar con su médico, si nota molestias.

Tampoco le diremos (salvo indicación contraria) qué medicación toma; ni su nombre, alegando que no estamos autorizados a darle esa información. Le recordaremos que todas las dudas al respecto se las debe comentar a su médico durante las entrevistas; o, en su defecto, a la enfermera especialista.

Es frecuente que utilicen estas demandas en el comedor, manipulando al personal, para salirse con la suya; es sabido que, en la práctica médica, el médico especialista está obligado a informar a su paciente del tratamiento que va a seguir. Es la enfermera quien informa por orden del médico de los cambios posteriores a la entrevista.

Con más frecuencia de la deseada, el enfermo rechaza la medicación cuando se siente bien y cree estar curado; o porque la asocia a estar enfermo; o por sus efectos adversos o secundarios (como son la sequedad de boca o el exceso de salivación según el fármaco a tomar); o por problemas de erección, según el medicamento que tome, si se trata de un varón.

Por ello, es conveniente que el enfermo se comprometa a tomar el fármaco en la consulta de salud mental, supervisado por un familiar determinado, elegido para tal menester en la misma consulta; tampoco es mal método que le dé alguien de la familia la pastilla, alguien aceptado por el enfermo.

En algunos casos resistentes, los pacientes acuden a tomar sus fármacos al centro de salud o al hospital de día; se sigue este sistema en aquellas personas que no son capaces de tomarla ellos mismos.

Si el rechazo a la pastilla sucede en el domicilio del paciente y se pone agresivo, es mejor no insistir e informar inmediatamente a su médico, ya que es probable que si la negativa a tomar medicación oral fuera de continuo, podría estar indicado un cambio de tratamiento; o pasar a medicación intramuscular.

Al poner un tratamiento, pueden surgir los siguientes efectos secundarios que normalmente ceden a los pocos días de su aplicación. Veamos algunos ejemplos:

- Los antidepresivos —que van a ayudar a que desaparezca la tristeza, sensación de vacío y la apatía, mejorando el ánimo del enfermo— pueden tener síntomas secundarios como mareos al incorporarse o levantarse de la cama, (hipotensión ortostática), sequedad de boca, dolor de cabeza (cefalea), dificultad para tragar (disfagia), estreñimiento, náuseas, vómitos, o aumento de peso.
- Los neurolépticos pueden originar también, entre otros, disminución de la capacidad para sentir los afectos, dificultad para hablar, elevación irreducible de los ojos, rigidez en las articulaciones, dificultad para permanecer quieto (acatisia) o para acomodar la vista, visión borrosa, fotofobia, salivación excesiva.
- Los ansiolíticos e hipnóticos pueden causar somnolencia, sedación, irregularidad en la coordinación de los movimientos musculares, dolor de cabeza, mareo, desorientación.

De todas formas, con la aparición de fármacos de última generación, estos síntomas apenas se producen. Solo en casos muy aislados. Hay que insistirle al paciente que estos síntomas molestos son un mal menor de cara a los beneficios de tomar la medicación. Para esto, es bueno recordarle cómo desde que tome la medicación se sentirá mejor, se controlará más e incluso se cuidará más y estará más guapo. También es preciso convencerle de que no debe abandonar la medicación de golpe, sin consultar con el médico, ya que podría descompensarse aparatosamente en su cuadro psiquiátrico.

3.6.3. Pacientes bajo sospecha de ingesta incorrecta

¿Qué puede hacer el cuidador en estas circunstancias? Es necesaria la vigilancia de las tomas de cualquier comprimido y verificar que la ingesta ha sido la adecuada, ya que a veces los propios enfermos deciden cuál de los varios comprimidos que tienen toman y cuál no, escondiéndolos en la boca, entre la comida o entre la ropa para luego tirar aquella pastilla que piensan les hace mal. Esta vigilancia evitará una reducción clandestina de las dosis o una acumulación de medicamentos que puedan provocar un intento de suicidio.

Habrá que vigilar que el enfermo acuda a las consultas médicas, que solicite sus recetas y —según en qué casos— se contarán las pastillas que le quedan; sobre todo, si se sospecha que puede estar tomando incorrectamente la medicación. En estos casos, se deberá restringir el acceso a la misma y nombrar a alguien que se las dé, hasta que esté en condiciones de tomarlas adecuadamente por sí mismo.

Para cerciorarse de la toma, se ofrecerá al enfermo un vaso de agua y se le pedirá que tome los comprimidos en nuestra presencia. Si persistiera la duda, será necesaria la exploración bucal, utilizando para ello un depresor de lengua, como el que utilizan los médicos para ver la garganta, siendo los lugares de elección: debajo de la lengua, a los lados de los molares, o a ambos lados del frenillo del labio superior. No se pasará a esta exploración (y siempre informando a la enfermera) a menos que haya un verdadero clima de confianza entre el enfermo y el cuidador. Por último, estaremos atentos sobre aquellos enfermos que tras tomar la medicación sufran intensas ganas de ir al servicio, ya que puede ser una estratagema para vomitar o echar la medicación.

3.7. SITUACIONES DE AGRESIVIDAD O AGITACIÓN

La agresividad es una de las situaciones en la enfermedad mental más difíciles de manejar. Puede ir enmascarada a través del sarcasmo o comentarios hirientes, a través de la ironía y ridiculización de los demás.

No siempre la agresividad va dirigida contra el autor de la frustración (cuidador). Se puede transformar en indiferencia o volverse contra el propio sujeto (el enfermo en este caso). Pasa cuando el paciente tiene miedo de enfadar al cuidador o personas próximas, al manifestar su propia agresividad; hay veces en que el enfermo vuelve la agresividad contra él, llegando a justificar ideas autolíticas o suicidas.

Es importante saber que la agresividad puede ir unida a un sentimiento de culpa; también es frecuente que —tras la agresión— el enfermo entre en depresión, ya sea como autocastigo o como un intento de evitar el castigo de los demás; o sus represalias.

3.7.1. Clases de agresividad

*   *Agitación psicomotriz o violencia física:*
    Se manifiesta en forma de comportamientos agresivos o destructivos: golpes, rotura de objetos, agresión corporal a sí mismo o a otros…; pueden aparecer en cualquier enfermedad psiquiátrica.

*   *Violencia verbal:*
    Insultos, amenazas, palabras agresivas. Puede ir o no acompañada de violencia física.

- *Actitudes oposicionistas o de menosprecio:*
  Entre otras, negarse a los cuidados a los que toda persona tiene derecho, como son el alimento, la atención sanitaria o de ayuda, negativa a hablar, etc. También manifestar una actitud de menosprecio hacia los demás, con sarcasmo y comentarios irónicos sobre sus opiniones; o manifestar indiferencia etc.

3.7.2. Cuidados básicos

En el momento en que un paciente pase a la acción (por ejemplo, rompa algo), lo primero que tenemos que discernir rápidamente para tomar decisiones es si consiste en una actitud explosiva puntual o si es el principio de una serie de actitudes de violencia. Si es algo puntual, el enfermo se puede quedar parado y como expectante, observando la reacción del entorno. El enfermero repasará mentalmente la historia del paciente, buscando la forma más adecuada de expresarse con él y de que su actuación con el enfermo sea la más apropiada posible. Analizará las posibles causas de la conducta agresiva, buscando el posible origen de la misma.

Se le recriminará su actitud con firmeza y autoridad. Es más, en el caso de rotura de algún objeto, se le debe indicar que recoja los trozos de lo que haya roto y se le hará saber que no se le tolerará ese tipo de actuaciones.

3.7.3. Situaciones que aportan calma y reducen la agitación

Cometeremos un grave error que nos haría retroceder en los beneficios terapéuticos adquiridos si replicáramos a la agresividad con una contra agresividad, que con frecuencia se realiza de forma involuntaria e inconsciente por el cuidador. Esto indica el control que debemos tener sobre nuestra persona. Se deben evitar las actitudes sobreprotectoras o paternalistas. Aunque el enfermo nos falte el respeto, nosotros nunca lo haremos.

Una relación tranquila, serena y firme frente al paciente agitado, es SUFICIEN-TE la mayoría de las veces para acabar con la agitación. La actitud contraria reforzará su agitación. No se demostrará miedo; si el paciente eleva la voz, nosotros no la elevaremos. Se procurará tranquilizarlo, aportándole un ambiente de calma y adoptando una actitud de firmeza y seguridad.

3.7.4. En el caso de que el enfermo siga con su actitud violenta

Si el enfermo está ingresado en un centro hospitalario, tras advertirlo de que se va a proceder a su sujeción, hay que pensar en reducirlo cuanto antes, por lo que se avisará al médico. Se contará con el suficiente personal disponible para poder contenerlo, no debiendo pasar a la acción sin pedir la ayuda necesaria o estar seguros de poder hacerlo. Una vez seguido el protocolo de contención y reducido el enfermo, se retirará de su alcance todo objeto potencialmente peligroso y se le aplicará la pauta médica indicada.

Si el enfermo está en casa, por ejemplo, de permiso de fin de semana, los familiares evitarán el enfrentamiento frontal; es mejor llamar al centro de referencia donde se le está tratando, para pedir ayuda; la ayuda más inminente será el envío de una ambulancia psiquiátrica para retornarlo al centro; habrá casos en los que sea necesario llamar a la policía, advirtiendo que es un enfermo psiquiátrico, para que se gestione la ambulancia adecuada que lleve al enfermo a urgencias psiquiátricas de un hospital donde pueda ser tratado.

En el caso de que la explosión agresiva suceda en la calle y resulte imposible calmarlo o contenerlo, suponiendo esto un riesgo para él o aquellos que se encuentren cerca, se avisará a las autoridades competentes o teléfono de emergencias (112 en España) pidiendo ayuda.

3.8. EL SUICIDIO

El suicidio se define como la muerte provocada por una acción personal y voluntaria contra uno mismo. Es la mayor causa de mortalidad en psiquiatría y representa el principal riesgo en la evolución de las enfermedades mentales, especialmente en contextos de descompensación psicótica, ya sea en primeros episodios o en pacientes que abandonan el tratamiento o rechazan recibir ayuda.

El suicidio no es algo normal ni debe ser tratado como tal, aunque hoy en día los medios de comunicación lo abordan de manera que parece trivializarlo. Hablar de este tema como si fuera un asunto más, es irresponsable, ya que puede llevar a personas con pensamientos autodestructivos a ocultarlos por temor a ser etiquetadas con un trastorno mental. A pesar de ello, parece que el tema del suicidio se ha vuelto común en el discurso público, tratándose de manera superficial sin distinguir entre diferentes circunstancias, como aquellas relacionadas con trastornos mentales graves, una depresión profunda o una sensación de desesperanza ante una pérdida o situación sin salida.

En los medios, no se diferencian situaciones tan diversas como el suicidio de un adulto, el de un adolescente que atraviesa una crisis emocional o el de alguien que, además de su autoestima, ha perdido todo y no encuentra fuerzas para seguir adelante. Esta falta de precisión en el tratamiento de los casos es problemática y puede contribuir a una visión distorsionada del suicidio.

El simple hecho de ser escuchado por un profesional puede proporcionar un alivio temporal a una persona en riesgo, pero una vez que termina la consulta, la realidad a la que esa persona regresa sigue siendo igual de difícil. ¿Y qué ocurre cuando es una madre, agotada por enfrentar a un hijo con problemas delictivos, que no sabe cómo seguir? Es crucial identificar a aquellos en verdadero riesgo de suicidio diferenciando entre quienes padecen un trastorno mental grave y aquellos otros que, sin llegar a ese nivel, también se encuentran en situaciones de extrema vulnerabilidad. Una persona puede decidir quitarse la vida de manera consciente, porque el sufrimiento que conlleva seguir viviendo ya no le resulta soportable, expresando una decisión clara: "No quiero seguir viviendo así".

Debemos centrarnos en encontrar soluciones efectivas para quienes están en riesgo vital, entendiendo las causas de dicho riesgo. Estas soluciones deben basarse en políticas sanitarias bien estructuradas, apoyadas por los gobiernos, que promuevan el bienestar y ofrezcan un sentido a la vida. Mientras no existan medidas claras, surgen oportunistas que prometen salvar vidas, pero sin ofrecer respuestas concretas sobre cómo hacerlo.

El tratamiento del suicidio en los medios debe manejarse con especial cuidado. Hablar del tema de manera excesiva y sin la delicadeza que requiere puede llevar a su normalización. A veces, algunos medios emiten opiniones sin la formación necesaria, lo que trivializa el problema, como si fuera una noticia social más o parte de una revista de entretenimiento. Esta banalización puede incitar a personas en situaciones de fragilidad, sin llegar a un trastorno mental, pero en desequilibrio, a seguir adelante con pensamientos autodestructivos.

Como establece el *Libro de estilo* de *El País*[47] (citado por la FAPE en 2017), los suicidios deben ser publicados solo cuando involucren a personas de relevancia o constituyan hechos de interés general, evitando la normalización de un acto que, en ningún caso, debe ser tratado de forma ligera.

3.8.1. ¿Quiénes pueden hacer un intento de suicidio? Hablemos de los que padecen un trastorno

Principalmente, aquellos que padecen depresión; también lo pueden intentar como estado pasajero los esquizofrénicos, los alcohólicos, personalidades desequilibradas, etc.

3.8.2. Dependiendo de la enfermedad que se padezca, su riesgo varía

En relación con los trastornos graves de personalidad, se da principalmente en aquellos trastornos de las personalidades inmaduras, con sentimiento de fracaso y abandono de la infancia; también en desequilibrados psicópatas. En estos últimos, suele ser la última actuación (facilitada muchas veces por el alcohol) de una vida cargada de conductas impulsivas y antisociales.

También hay un importante riesgo en las personalidades histriónicas, como llamada de atención.

En relación con la esquizofrenia: se da en la fase de extinción del delirio de un contexto depresivo, pero cuando los pacientes —por una aparente mejoría— salen del hospital y se enfrentan a su realidad cotidiana familiar y social.

En relación con la depresión, el suicidio se da con mayor frecuencia en la fase depresiva de los trastornos bipolares. Precisamente cuando empiezan a experimentar una ligera mejoría con el tratamiento recibido. Es el momento más peligroso

---

47 *Recomendaciones para el tratamiento del suicidio por los medios de comunicación. Manual de apoyo para sus profesionales.* Ministerio de Sanidad Gobierno de España. https://www.sanidad.gob.es/areas/calidadAsistencial/estrategias/saludMental/docs/MANUAL_APOYO_MMCC_SUICIDIO_03.pdf

dado que cede la inhibición que les provoca la enfermedad y pueden pasar con más facilidad a la acción. El acto suicida se da dentro de un enorme dolor moral y sentimiento de culpa. El enfermo lo vive como la única salida a la insoportable tortura psicológica que padece.

En otros casos puede ser el resultado de un impulso imprevisible (acto en cortocircuito) o de un pánico ansioso, unido a la vivencia de desintegración de la personalidad.

El suicidio y sus intentos son las situaciones más temidas y de mayor peligro en el enfermo mental. Será la actitud del personal cuidador la que lo prevenga en mayor medida, cuando esté a su cargo. En la familia, los cambios de humor y de conducta sin causa aparente en el enfermo pueden resultar indicios o "pistas" de que algo "extraño" está pasando, por lo que deberán consultar al médico. De todas formas, no siempre se puede evitar un desenlace fatal, por muy alerta que se esté, pues no se puede poner un vigilante día y noche y de continuo a una persona; quien realmente quiere quitarse la vida, si no lo consigue a la primera, lo conseguirá en futuros intentos sucesivos.

Hay casos claros en los que el intento de suicidio es una forma de llamar la atención, según en qué personalidades.

Como *regla de oro* no olvidaremos que "toda persona con depresión es susceptible de ideas de suicidio y de realizar un intento". Sobre todo, insisto, en la fase de desinhibición, en la que las personas en tratamiento experimentan una cierta mejoría. Pero, en general, la idea no es persistente en el enfermo, aunque nunca perderá de vista esta posibilidad ni la familia ni el profesional sanitario.

3.8.3. Actitudes del enfermo suicida que nos pueden poner en guardia

El intento puede ser impulsivo e inesperado, pero muy frecuentemente el enfermo suele prepararlo de una manera premeditada, minuciosa e inteligente.

Por ello, pondremos especial atención en

- Preparativos sospechosos:
  - Acumulación de medicamentos, posesión de cuerdas u objetos cortantes y manipulación de objetos peligrosos en general.

- Cambios en el estado de ánimo y conducta habitual tales como:
  - Aumento de la depresión.
  - Excitación anormal. El inactivo que de pronto deja de serlo. Por ejemplo: pasear cuando nunca pasea (puede ser una forma de escapar a nuestra vigilancia).
  - Se tendrá en cuenta las verbalizaciones que hagan referencia al posible asentamiento de una idea de suicidio: 'Pronto, todo acabará", "Así no merece la pena vivir"...
  - También estaremos atentos a las expresiones faciales y/o al tono de la voz que no concuerdan con las que se supone que debería tener el enfermo frente a noticias como: alta, vacaciones, ingreso en residencia, etc.

- No menospreciaremos las amenazas de suicidio chantajistas o histéricas; aunque la causa sea la manipulación y llamar la atención en su entorno, desgraciadamente, con más frecuencia de la deseada, estos pacientes intentan -y en algún momento, consiguen- suicidarse.

3.8.4. Actitud y cuidados a seguir ante situaciones suicidas

En el caso de que se produjera un suicidio en un centro hospitalario o hubiera un intento, tener presente que el suicidio y otros actos violentos suelen ser contagiosos; es decir, los enfermos -tras un suceso de esta índole- suelen reaccionar en cadena, por lo que se recomienda prudencia y mucho cuidado con lo que se habla entre pasillos y cerca de los pacientes.

¿Qué es esto? Simplemente, se quiere decir que enfermos que acarician la idea de morir, cuando ven que otros son capaces de llevar a cabo el acto suicida se animan a intentarlo. Por eso, no es bueno comentar la noticia. La discreción es el mejor cortafuegos. Otro asunto es lo que se hable en la consulta con cada paciente si es susceptible de cometer el acto suicida.

Un enfermo que ha intentado quitarse la vida debe ser aislado de los demás. Se les debe aplicar cuidados de especial observación, así como la farmacología que indique el médico. Un acto de estas características es motivo de internamiento, ya que el enfermo demuestra que no sabe cuidar de su vida. Su estado psicopatológico es grave. Normalmente, se le pone bajo control visual constante. Se extrema el cuidado en las tomas de medicación y se le somete a un régimen cerrado, sin salidas ni visitas hasta que ceda la ideación suicida.

Se deberán retirar de su alcance los objetos que puedan resultar peligrosos y se reforzará el apoyo psicoterapéutico.

4

HOSPITALES DE DÍA

Antes de entrar en materia sobre los Hospitales de Día de salud mental (HD) de la Red Pública, sería necesario distinguir dos modelos de HD existentes en la actualidad, como iremos viendo más adelante. Son, por un lado, aquellos hospitales de día que se han creado al abrigo del hospital psiquiátrico (en comunidades autónomas donde la reforma psiquiátrica aún no ha concluido) y aquellos otros HD digamos de barrio o de distrito o en comunidades donde los hospitales psiquiátricos ya no existen.

Todo ello, según el modelo OSI (o modelo de interconexión de sistemas abiertos), por ejemplo, en Euskadi, puesto en marcha por el Servicio Vasco de Salud-Osakidetza que fundamenta la Atención Primaria y la Especializada. Se busca con este modelo que se implantó en el 2011 garantizar la continuidad de los cuidados, trabajando médicos especialistas y generales en una misma organización sanitaria, con objetivos comunes.

Con las OSI, hospitales y centros de salud comparten historias clínicas y sus profesionales cooperan con objetivos comunes.

4.1. QUÉ ES EL HOSPITAL DE DÍA

El hospital de día es un recurso intermedio, parcial y alternativo a la hospitalización total; se encuentra a medio camino entre el hospital psiquiátrico y el centro de salud mental. Este dispositivo atiende durante el día a personas con algún tipo de enfermedad mental severa.

Recordemos que hace casi un siglo, en 1946, Cameron, en el Allan Memorial Institute, Servicio de Psiquiatría del hospital general de Montreal, concibió el HD desde dos puntos de vista:

*   Estrechamente relacionado con el servicio de hospitalización completo.
*   Como sistema terapéutico eficaz y económico para aquellos pacientes que no precisaban un ingreso forzoso y podían acudir al HD y seguir viviendo en sus casas con un tratamiento. Este recurso abrevia el tiempo de ruptura del enfermo con su entorno familiar y permite la participación de la familia en el proceso terapéutico. Por otro lado, potencia la vida social, familiar y comunitaria de la persona; dicho de otra manera, ayuda a la rehabilitación y la reinserción social, evitando la institucionalización, ya que la necesidad de cada ingreso en hospitales psiquiátricos normalmente conlleva un detrimento en la autonomía del usuario.

Qué ofrece el HD	• Hospitalización parcial. • Atención psiquiátrica. • Tratamiento farmacológico. • Tratamiento psicoterapéutico, dependiendo de recursos: grupal o individual • Cuidados e intervenciones de enfermería. • Programas terapéuticos. • Atención rehabilitadora para normalizar la vida.

El enfermo, más o menos estabilizado en su proceso crónico, toma parte activa en su proceso terapéutico en el hospital de día al cobrar conciencia de su inadaptación y se esfuerza por **conseguir** su autonomía. En la actualidad, y en según qué autonomías, los hospitales psiquiátricos están en contacto con la atención primaria, existiendo una coordinación fluida en ambas direcciones en un intento de normalización y de aprovechamiento de recursos.

Horario	Lunes	Martes	Miércoles	Jueves	Viernes	
10:00	Reunión Buenos días	Reunión Buenos días	Reunión Buenos días	Reunión Buenos días	Reunión Buenos días	E X C U R S I Ó N
11:00	Hábitos saludables 1 Prensa y puesta en común del FS	Prensa y debate	Hábitos saludables 2 Prensa	Prensa y debate	Prensa y preparación del fin de semana (FS)	
11:45	Reunión de equipo	Juegos	Reunión de equipo	Juegos	Reunión de equipo	
12:15	Gimnasia y relajación	Gimnasia y relajación	Gimnasia y relajación	Gimnasia y relajación	Gimnasia y relajación	
13:30	Comida	Comida	Comida	Comida	Comida	
15:00	Paseos, juegos, informática y pintura	Paseos, juegos, informática y pintura	Paseos, juegos, informática y pintura	Paseos, juegos, informática y pintura	Paseos, juegos, informática y pintura	
16:30	Salida	Salida	Salida	Salida	Salida	

El personal asistencial generalmente está formado por personal de enfermería, monitores, un trabajador social y auxiliares. El médico psiquiatra puede estar de manera permanente o a tiempo parcial.

En la tabla adjunta, como ejemplo, se muestra un plan de actividades de un hospital de día de barrio. Los martes y los jueves de 11:00 a.m. a 12:15 a.m. también tienen opción de piscina.

Con todo, según señala Gudeman[48] (1983), en lo concerniente a otros tipos de trastornos, un 6% de la población psiquiátrica requiere una asistencia diferencial;

1º. Grupo: demencias, psicosis y enfermedades médicas concomitantes. Este primer grupo precisaría de 3 camas por 100.000 habitantes.

2º. Grupo: retraso mental asociado a una enfermedad psiquiátrica. Este grupo, precisaría de 3 camas por 100.000 habitantes.

3º. Grupo: Pacientes afectados de lesión cerebral a los que corresponderían 1,5 camas por 100.000 habitantes.

4º y 5º, Grupos: Pacientes esquizofrénicos con conducta extravagante a los que corresponderían 2,5 camas por 100.000 habitantes.

Quiero destacar, dentro de los hospitales de día, la existencia del hospital de día infantojuvenil. Acoge a niños y adolescentes con diferentes problemáticas relacionadas con la salud mental: inestabilidad emocional, trastornos afectivos, del aprendizaje y desarrollo, alteraciones de conducta, trastornos de conducta alimentaria y/o signos de estados mentales de alto riesgo que requieren atención y cuidados intensivos y especializados.

Existen diferentes modelos de funcionamiento de hospitales de día en el país. En la Comunidad de Madrid se denominan además Centros Educativos Terapéuticos (CET), dado que la atención clínica del equipo multidisciplinar de salud mental se complementa con aulas hospitalarias y profesores que se encargan de dar continuidad al aprendizaje y la educación, con el objetivo de que los niños y jóvenes sigan el curso lectivo y no lo pierdan.

Niños, niñas y adolescentes y sus familias se benefician de psicoterapia, educación para la salud, terapia ocupacional y otras actividades para afrontar sus problemas, recuperarse y reanudar su vida. A la tarde se van para casa.

Como ejemplo, el hospital de día "Centro Educativo Terapéutico Puerta de Madrid"; atiende a adolescentes, está situado en Alcalá de Henares y pertenece al SERMAS.

Es de justicia nombrar a las diferentes enfermeras que desde su inauguración en el año 2004 han contribuido a la promoción de la salud y la recuperación de los y las adolescentes que han recibido tratamiento. Entre ellas, Montserrat García Sastre, enfermera especialista en salud mental; se incorporó en los inicios del hospital de día y ha estado durante diferentes etapas hasta finales del año 2017, cuando se incorporó como profesora del Departamento de Enfermería y Fisioterapia de la Universidad de Alcalá. Apostó por una atención de Enfermería centrada en las necesidades de los y las adolescentes y sus familias más allá de sus patologías, para ofrecer cuidados integrales que potenciaran el autocuidado y la recuperación, así como los requerimientos específicos propios de la etapa adolescente. Incidió en la importancia de la relación terapéutica y los factores terapéuticos de la dinámica

---

48 GUDEMAN J.E., SHORE M.F., DICKLEY B. Day Hospitalizaron and an INn Instead Inpatient Care for Psychiatric Patients. *The New England J. of Medicine* 308. 13: 749-752. 1983.

grupal, desde un enfoque sistémico y considerando los determinantes sociales de la salud. Intentó aportar desde la disciplina enfermera y la gestión de cuidados para que el plan individualizado de tratamiento desarrollado a nivel del equipo interdisciplinar avanzara en resultados de salud positivos. Toda su contribución fue fruto del aprendizaje y la experiencia acumulada del trabajo en la red de atención a la Salud Mental de Alcalá de Henares, la Unidad Docente de Lleida donde realizó su formación especializada, la Escuela de Enfermería de la Universidad de Alcalá y la Asociación Española de Enfermería de Salud Mental.

Su supervisora, Elena Redondo Vaquero, es enfermera especialista de Salud Mental. Inició su andadura allá en los años 90/91 junto con otros compañeros y actualmente ejerce el papel de gestora de casos dentro de la especialidad de salud mental, constituyéndose así en otra precursora de esta figura.

Coincido con otras profesionales del Estado en que, por la gravedad de los casos y necesidades de los pacientes, son muchas las enfermeras (sin que conste en ningún sitio) que ejercen como auténticas "gestoras de casos" (llámese también enfermeras de enlace) por su gran profesionalidad y "buena voluntad", a pesar de que muchos cuidados y atenciones a las personas con enfermedades crónicas no están protocolizadas ni reconocidas oficialmente como intervenciones propias de tal figura.

Sobre todo, las intervenciones son llevadas a cabo en pacientes polimedicados, mayores, con varias patologías crónicas (no solo la mental) que precisan determinados recursos sanitarios y sociales.

Como ejemplos de intervenciones tenemos el coordinarse con:

- La trabajadora social en caso de soledad del paciente y recaída de enfermedad, por lo que no debe estar solo, para buscar una atención domiciliaria, etc.
- Con la familia (si la tuviera) o amistades para implicarla.
- Con Atención Primaria, y especialistas.

Con todo, a pesar de no estar reconocida la figura de "gestora de casos" oficialmente, las intervenciones y acciones de quienes las llevan a cabo se reflejan en el proceso evolutivo de pacientes y en los buenos resultados de los que se habla en este libro. Su labor y eficacia hoy en día es un hecho incuestionable.

El hospital de día propone un proyecto terapéutico, con un plan individualizado y personalizado para cada uno de los enfermos que acuden a él cada día. Hace pocos años, se atendía, principalmente, a pacientes con psicosis crónicas que no disponían de una buena cobertura familiar; o a otras psicosis que debutaban y no precisaban de ingreso en una unidad hospitalaria a tiempo total para garantizar la adherencia al tratamiento farmacológico y/o apoyo social, presentando alguna incapacidad para vivir de forma independiente en la comunidad.

Pero en la actualidad, las esquizofrenias, por ejemplo y como ya se dijo anteriormente, responden bien a los nuevos fármacos de última generación y las personas que la padecen pueden llevar una vida más normalizada; por lo que los objetivos de los hospitales de día son (además de tratar aquella psicosis que lo precisan) tratar los trastornos en general de la personalidad que dificultan el día de las personas, como son los trastornos límite de la personalidad (TLP), la patología dual y otros trastornos de la personalidad que entorpecen la vida diaria.

4.2. FUNCIONES DEL HOSPITAL DE DÍA

El hospital de día cumple funciones de gran ayuda para la externalización y para inserción de pacientes graves; si no se dispusiera de este recurso, estos pacientes no serían tratados adecuadamente para su reinserción en la sociedad y su autonomía e independencia en sus actividades diarias.

Se elaboran planes personalizados (PIR), teniendo en cuenta la o las patologías que presenta el paciente, sus necesidades, su familia y su entorno social.

También se tiene en cuenta el entorno laboral, si la persona trabaja. Su finalidad es la inserción e integración psicosocial de los pacientes, su rehabilitación y el logro de una mayor autonomía para vivir de forma independiente a través de la terapia ocupacional y programas específicos en los que también se incluyen actividades de ocio que potencien la convivencia.

El hospital de día realiza diagnósticos y tratamientos médicos de enfermería y psicosociales, constituyendo un muy buen recurso para los enfermos mentales crónicos o severos de duración prolongada.

Refiere el doctor Francisco J. Ortega Beviá (Málaga, 1943)[49], médico, profesor universitario y académico, que "el enfoque que se le da a un hospital de día representa una llamada a la dignidad del paciente.

El loco de la filosofía nosocomial es ahora reconocido como *enfermo*; o más bien como persona que padece un trastorno mental, en honor a la desestigmatización".

4.3. "REFERENCIAS CLAVE"

Una cita obligada: Chelo Carballal Balsa

Entre otros autores, Consuelo (Chelo) Carballal Balsa, enfermera miembro de la Asociación Española de Enfermería en Salud Mental y profesora en las Escuelas de Enfermería de la Universidad de Santiago de Compostela y de La Coruña desde 1989, ha sido una gran divulgadora de los beneficios de los Hospitales de Día, de los que escribe:

> *Los Hospitales de Día Psiquiátricos son recursos terapéuticos a corto o medio plazo, diferenciados de los programas de rehabilitación. Son características propias de estos dispositivos el trabajo en equipo y el incluir distintos tratamientos psico-terapéuticos (individuales, familiares y grupales) y psicofarmacológicos, ofreciendo tratamientos intensivos y con tiempo limitado. Hay una tendencia en los hospitales de día a integrar distintos modelos y actividades terapéuticas. Los objetivos de*

---

49 Ortega Beviá, Francisco J. *Hospital de día psiquiátrico.* Edita: Visto Bueno Equipo Creativo Astra Zeneca neurociencias 2009. 134 Páginas.

tratamiento van desde la contención en crisis al cambio en profundidad variable. Los pacientes que se atienden padecen trastornos mentales graves, predominando trastornos psicóticos y trastornos de la personalidad en sujetos que en ese momento pueden mantenerse en el medio socio-familiar. Se considera necesario para asegurar la continuidad de tratamiento que estos hospitales de día estén inmersos en una red de servicios coordinados en la que se realicen tratamientos a largo plazo.[50]

Fue un trabajo de mucha importancia por lo actual en nuestros días. Abrió el camino para que otros pudiéramos avanzar en esa dirección.

Chelo Carballal describió desde los distintos patrones de salud los programas de enfermería que se pueden desarrollar en un hospital de día en salud mental.

En el patrón de valores y creencias se adelantó a su tiempo, siendo precursora, al tocar temas de gran actualidad como la diversidad, el racismo, la xenofobia, el antisemitismo y la intolerancia.

Ella lo describe así:

"1.11. PROGRAMAS DESDE EL PATRÓN DE VALORES Y CREENCIAS

Incluye la percepción de lo que una persona considera importante en la vida y cualquier conflicto de valores, creencias o expectativas relacionadas con la salud.
OBJETIVO*: estimular el interés de la persona para que analice sus sistemas de valores y creencias.*

1-11-1.-PROGRAMA DE TOMA DE CONCIENCIA EN TOLERANCIA Y VALORES

DEFINICIÓN: *es una actividad que agrupa distintas intervenciones destinadas a ofrecer una educación en valores que posibiliten adoptar conductas de tolerancia hacia realidades personales (discapacidades físicas), culturales y sociales diferentes a la propia, o modificar comportamientos de intolerancia y promover hábitos que conduzcan al respeto del medio ambiente.*

Objetivo específico para la persona:

- Conocer *el significado del término valores.*
- Aprender *a valorar la diversidad cultural.*
- Conocer *el significado de conceptos como antisemitismo, racismo, xenofobia y la intolerancia.*
- Reconocer *o identificar conductas intolerantes.*
- Fomentar *una educación integral que dé importancia a todos los aspectos de la vida de las personas y en especial la convivencia.*
- Reconocer, *aceptar y valorar las diferencias rechazando la discriminación.*

---

50   CARBALLAL, Chelo. *El papel de la enfermería en un hospital de día de salud mental.* 10-02-03
http://hdl.handle.net/2183/7103   https://ruc.udc.es/dspace/handle/2183/7103
https://studylib.es/doc/529186/papel-de-enfermer%C3%ADa-en-un-hospi-
tal-de-d%C3%ADa

- Desarrollar *principios de respeto y solidaridad entre ambos sexos.*
- Desarrollar *actitudes críticas hacia el androcentrismo cultural.*
- Alcanzar *el autoconcepto positivo y la capacidad de interrelación.*
- Experimentar *las distintas actitudes en una situación colectiva.*
- Analizar *y comprender los mecanismos de actuación de los prejuicios.*
- Aprender *a respetar el derecho de los demás a expresar sus opiniones.*
- Debatir *con respeto.*

Contenidos:

- *Valores, interculturalidad, empatía, carta de derechos fundamentales europeos, intolerancia, discriminación.*

Temporalización:
- Una hora, según se trate la actividad en función del estado de los pacientes, ubicación y recursos disponibles.

Recursos:

- Materiales*: cuestionarios adjuntos, material gráfico, carta de derechos humanos, televisor y reproductor de video, películas destinadas para el taller, periódicos, re-vistas.*
- Espacio *físico donde ubicar a los participantes.*
- *Humanos: enfermera formada en dinámica de grupo y personal auxiliar.*

Método:

- *Exposición verbal, individual y grupal y ejercicios prácticos adaptados a cada una de las sesiones en función de los objetivos y de cada tema en concreto.*
- *Revisión de material gráfico, aplicación de cuestionarios, proyección de películas y/o documentales, puesta en común grupal.*

Actividades:

1. *Taller contra la intolerancia y discriminación por razones de sexo.*
2. *Taller contra la intolerancia y discriminación por razones de raza o religión. Xenofobia. Racismo.*
3. *Taller para la solidaridad.*
4. *Taller para el medio ambiente.*

Carballal describe la relación de actividades a realizar diariamente por el personal de enfermería, con sus objetivos, medios y metodología. Y termina diciendo: "El objetivo de todas las actividades es crear un ambiente terapéutico, donde la persona se sienta aceptada; que entienda que está allí para aprender algo más de sí mismo, intentar cambiar cosas con la ayuda de todo el grupo y perciba que su salud es principalmente responsabilidad de él".

Hay hospitales de día que se encuentran en el mismo hospital psiquiátrico; como indicaba Cameron en 1946, además de beneficiarse el HD del apoyo del hospital psiquiátrico, puede realizar "experimentos al alta" (o prueba o simulación de alta del hospital psiquiátrico) sin constituir un obstáculo excesivo las posibles recaídas y sin tener que cambiar de equipo interdisciplinar en todo el proceso. En este caso, se propicia un mayor seguimiento, control y alianza terapéutica, sin perder el contacto ni los objetivos establecidos inicialmente; y favorece una mayor posibilidad de éxito de cara a la externalización.

Por ejemplo, si en una unidad de Rehabilitación se tuvieran pacientes ingresados susceptibles de iniciar un "proceso de ensayo al alta" (como se verá más adelante), tras un tratamiento rehabilitador en la unidad y una evolución favorable dentro de sus capacidades, el hospital de día es el paso previo facilitador para el alta del paciente.

Hay que considerar que se trata de pacientes vulnerables a pesar de presentar estabilización psicopatológica, y que el paso al Hospital de Día supone un periodo de riesgo por la situación de cambio que implica y por la necesidad de adaptación que precisa, dado que los pacientes inician un proceso de reintegración en la comunidad, tras un periodo de hospitalización de duración variable.

A pesar del tiempo transcurrido, Chelo Carballal —recordando a M. Herz (1982)—, defiende que los Hospitales de Día cumplieron **diversas funciones**, y las siguen cumpliendo en la actualidad como necesarias:

- Alternativa a la hospitalización de tiempo completo.
- Transición entre el régimen de hospitalización y los cuidados ambulatorios.
- Y en la actualidad, como instancia de rehabilitación para enfermos psicóticos crónicos y para personas con trastornos mentales varios y de cierta gravedad.

Los HD han cambiado sus objetivos iniciales en lo que va de siglo XXI. Según sus recursos, actualmente cumplen las funciones citadas arriba, las técnicas propias de enfermería y las siguientes:

- Coordinación de los recursos a utilizar por los pacientes con otros profesionales.
- Seguimiento del paciente tras el alta hospitalaria.
- Función de apoyo, con consultas individuales, en conjunto con otros profesionales, seguimiento en domicilio bien con visitas al mismo y/o consultas semanales telefónicas…
- Actividades grupales (cada vez más importantes y necesarias).
- Nexo de unión entre la comunidad y el Centro de Salud Mental (CSM) o Atención Primaria.
- Unidad específica de acogida para pacientes vulnerables de una unidad de rehabilitación intensiva (ejemplo del "proceso de ensayo al alta" que se ha citado antes).
- Unidad específica de acogida para pacientes de alta complejidad para mantenerse en la comunidad, que precisan de periodos de hospitalización y ensayos de alta frecuentes.

- Unidad específica de acogida para el tratamiento de tipos particulares de enfermos: ancianos, niños, alcohólicos, drogadictos, etc.
- Y en general, prestación de asistencia para aquellos otros tratamientos que no pueden hacerse en la consulta externa y que no justifican el ingreso o la estancia completa en hospital.

Es un hecho sin discusión que las familias que cuidan a personas con trastorno mental y acuden al HD se interesan más, se implican más y se incorporan a las actividades del hospital. Así, el hospital cuenta con la cooperación de los familiares y estos se benefician de las terapias. Cuando la mirada del profesional se vuelve hacia la comunidad que alberga al paciente, hacia sus relaciones interpersonales y hacia su red social, puede ser mucho más eficaz en su intervención psicosocial y en los procedimientos grupales[51].

La administración realizó un gran esfuerzo protocolizando los procedimientos terapéuticos. Esfuerzo dirigido a asegurar una respuesta eficaz y constante a la demanda social. Pero, aunque ello asegura la constancia en la aplicación de recursos, no tiene en cuenta los rasgos personales ni circunstanciales *de los pacientes*. Puesto que cada individuo es único e irrepetible, se entenderá que los protocolos están para seguirlos; pero el profesional ha de valorar si puede ser o no eficaz la sola aplicación de los mismos, según caso y circunstancia individual; o ser necesaria también la aplicación, puntual, de otras medidas a nuestro alcance.

Encontraremos pacientes que acuden al Centro de Salud Mental (CSM) pero necesitan "algo más" que lo que les ofrece el centro; no necesitan ingresar o continuar ingresados en un hospital psiquiátrico, por lo que el hospital de día es la solución.

Las situaciones clínicas de los pacientes que acuden a él pueden ser diferentes.

Hay pacientes que acuden derivados al Hospital de Día tras el alta del hospital psiquiátrico:

1. Como alternativa inmediata al tratamiento hospitalario.
2. Para continuar la estabilización tras un breve ingreso hospitalario.
3. Porque no se encuentran lo suficientemente preparados como para ir directamente a sus hogares.

Habrá casos en los que enfermos que llevan muchos años en el HD reciben el alta y lo solicitan porque son enfermos que prefieren el control del HD que ser controlados por el centro de salud mental, ante el miedo a una recaída. Se les debe atender hasta que adquieran una mayor seguridad.

Otros pacientes son enviados por el psiquiatra de su CSM. Se les remite para conseguir los siguientes objetivos:

1. Proporcionarles el tratamiento que requieren para su recuperación.
2. Lograr la adherencia al tratamiento.

---

51 RODRÍGUEZ SEOANE, Elena. *Atención y Cuidados de Enfermería en la Rehabilitación de la Enfermedad Mental Severa*. Editorial Díaz de Santos. Madrid 2015.

3. Aplicar los tratamientos biológicos pertinentes para cada caso.
4. Aplicar terapias físicas.
5. Psicoterapia individual.
6. Psicoterapia de grupo.
7. Fomentar la realización de alguna actividad y contacto social para evitar el deterioro.
8. Mejorar su nivel ocupacional.
9. Realizar un seguimiento estrecho del tratamiento farmacológico y médico.
10. Retomar una vida más normalizada.
11. Estructurar la actividad diaria.
12. Paliar el déficit ocasionado por la enfermedad.

Resumiendo: se les envía al HD para aplicar los tratamientos adecuados; para lograr la reinserción, resocialización y reintegración; y para mantener al paciente en su medio habitual en la mejor medida de sus posibilidades y capacidades.

Una característica muy favorecedora es que el paciente combina su estancia entre este ambiente terapéutico y su medio familiar o habitual.

Hay pacientes que acuden dos o tres días por semana como pauta de asistencia descendente hasta el alta definitiva del hospital de día.

Al hospital de día se puede acudir de forma flexible durante la semana laboral, de lunes a viernes. Desde unas horas a algunos días; o todos los días de la semana para recibir el tratamiento que la persona tenga pautado para recuperarse. Lo ideal sería recibir tratamientos que intervengan en diversos aspectos de la enfermedad, de la personalidad del paciente y de sus relaciones con su familia, entorno y red social.

En el caso de que pacientes ingresados acudan al HD (como ensayo de cara al alta), se incorporarán a este dispositivo en el mismo horario que los demás y volverán a su unidad a la hora de comer, reincorporándose a las actividades de su planta. También pueden continuar en el hospital de día hasta finalizar el horario del mismo.

A continuación, vamos a ver un modelo de hospital de día para pacientes de especial dificultad, que se llevó a cabo, como estudio piloto para evaluar su viabilidad.

Leyre Aldeano Merchán, enfermera supervisora de la unidad de Rehabilitación Intensiva (refractarios) en el Hospital Psiquiátrico de Álava colabora en este capítulo 4, con estos dos apartados: "Ensayo al alta con pacientes de especial dificultad", y "Pacientes del ensayo al alta, dados definitivamente de alta del hospital psiquiátrico y con seguimiento en el hospital de día"

4.4. ENSAYO AL ALTA EN PACIENTES DE ESPECIAL DIFICULTAD O REFRACTARIOS

*Se trata de pacientes que tras llevar a cabo tratamiento rehabilitador en la unidad y **evolucionar favorablemente** dentro de sus capacidades, inician proceso de reintegración en la comunidad, tras un periodo de hospitalización de duración variable.*

__Son pacientes vulnerables__ a pesar de presentar estabilización psicopatológica y este es un periodo de riesgo por la situación de cambio que supone y la necesidad de *adaptación. Es un "**periodo de transición**" y por esta razón, durante este tiempo y mientras sea posible, se mantiene la cama reservada en la unidad hasta que su psiquiatra referente decida plantear el alta administrativa. La duración de este proceso es variable y depende de cada paciente y de su evolución. La atención desde Hospital de Día, favorece la adherencia al tratamiento y la adaptación del paciente a su nueva situación, mediante el **trabajo multidisciplinar** de diferentes aspectos que ayudan al paciente a mantenerse en la comunidad y evitar los reingresos.*

En ocasiones el proceso se acompaña de recaídas que precisan de reingresos puntuales en la unidad, pero al ser abordados de forma precoz por el mismo equipo, tienden a ser ingresos de corta duración, que se resuelven con rapidez y que permiten continuar el proceso de externalización sin grandes interrupciones y manteniendo siempre el contacto con su entorno.

La frecuencia de asistencia al hospital de día por parte de los pacientes en ensayo de alta varía dependiendo de sus necesidades, evolución, riesgo existente y recursos de los que dispone. Mientras que algunos pacientes acuden quincenal o semanalmente al centro, otros necesitan hacerlo diariamente (supervisión de la toma de medicación, administración de la misma, control de tóxicos, estimulación-rehabilitación cognitiva, enlace al ocio, apoyo en la búsqueda de empleo, o apoyo durante el desempeño del mismo, apoyo emocional, psicoeducación, estructuración del tiempo…).

Existe también "un número determinado de pacientes de alta complejidad para mantenerse en la comunidad, con fracasos continuados en los intentos de externalización, debido a una sintomatología refractaria que impacta significativamente en su conducta, falta de conciencia de enfermedad y tendencia al abandono terapéutico, consumo de tóxicos, características de personalidad y falta de apoyo social o recurso adecuado que ofrezca la contención necesaria… entre otros…).

Este perfil en concreto oscila entre periodos de hospitalización y ensayos de alta frecuentes en la comunidad (puerta giratoria) que se abordan desde el hospital de día. Es esencial en la "rehabilitación psicosocial" seguir trabajando en esta línea con este tipo de pacientes, a pesar de todas las dificultades.

4.5. PACIENTES DEL ENSAYO AL ALTA, DADOS DEFINITIVAMENTE DE ALTA DEL HOSPITAL PSIQUIÁTRICO CON SEGUIMIENTO EN EL HOSPITAL DE DÍA

Son pacientes en situación de alta administrativa (es decir, ya no tienen cama reservada en la unidad donde estaban ingresados), pero continúan bajo seguimiento principalmente por parte del equipo multidisciplinar de dicha unidad. Esto se debe a varias razones:

- Se trata de pacientes complejos, con dificultades para vincularse a otros servicios extrahospitalarios.

- Requieren un enfoque más intensivo del que los servicios extrahospitalarios pueden ofrecer para poder mantenerse de forma autónoma en la comunidad.

La frecuencia de asistencia de estos pacientes al hospital de día va a depender de su plan individualizado de rehabilitación, pero todos ellos precisan realizar actividad terapéutica con enfermería y/o terapia ocupacional, al menos una vez por semana, coordinada, por supuesto, con la actividad que puedan realizar en otros recursos de salud mental. Gracias a este seguimiento estrecho, y al mantenimiento del vínculo terapéutico generado durante el ingreso, apenas han precisado hospitalizaciones.

El Hospital de Día ofrece actividad asistencial presencial diariamente en turno de mañana de lunes a viernes. Debido a la pandemia ha sido necesario reforzar la asistencia los lunes por la tarde, ya que los grupos y aforos deben ser reducidos. En turnos de tarde y fines de semana, el enlace con los pacientes y alojamientos, en caso de necesidad o urgencia, se realiza a través del personal de hospitalización de la unidad que se encuentre trabajando en el momento.

El equipo referente del Hospital de Día está formado por Psiquiatra, Trabajadora Social, Terapia ocupacional y Enfermería (1 Enfermera Especialista y 1 TCAE)".

4.5.1. El papel de la enfermera gestora de casos en el hospital de día de Salud Mental

Consiste en lo siguiente:

El papel de la enfermera especialista en dicho servicio, al igual que en los CSM como se verá en su momento, resulta imprescindible, actuando como GESTORA DE CASO, figura estable de referencia para el paciente y su entorno, favoreciendo la adherencia terapéutica y garantizando la continuidad de cuidados.

Entre otras funciones, encontramos principalmente las de:

- Coordinación y enlace con diferentes profesionales y recursos para garantizar la continuidad de cuidados, como alojamientos supervisados, tutores legales y familiares, profesionales de recursos intermedios de salud mental y otros centros Esto se realiza mediante entrevistas presenciales, coordinaciones telefónicas y/o visitas domiciliarias.
- Valoración continuada y conjunta con el paciente y otros miembros del equipo (psiquiatra, terapeuta ocupacional y trabajadora social) del plan de rehabilitación del paciente. La enfermera realiza los ajustes necesarios y lleva a cabo las intervenciones específicas de enfermería que requiera el paciente, tanto a nivel grupal como individual (actividades de corte cognitivo, psicoeducación y prevención de recaídas, habilidades sociales, educación para la salud y ejercicio físico, como el "paseo saludable").

A destacar que las actividades del hospital de día para pacientes refractarios (entendiendo "refractario" como la dificultad para mantenerse en la comunidad) no pueden ser las habituales ni al uso de otros hospitales de día, cuyos pacientes no presentan dificultades de adaptación, ni son tan frágiles, ni presentan tanta dificultad como los provenientes de una unidad de refractarios. Por ello, es necesario actualizar con frecuencia las actividades, teniendo en cuenta las necesidades de los pacientes que se tienen o se van acogiendo en el hospital de día.

No es tarea fácil; en ocasiones hay que reinventarse, actualizarse y ofrecerles un abanico variado para que no todo sea psicoeducación, prevención de recaídas y enfermedad, aspectos ya trabajados durante el ingreso. Hay también que prestar atención a la salud, los intereses, la competencia y, por supuesto, la motivación.

En este caso de hospital de día para pacientes de especial dificultad, estos no comían en el hospital; la actividad asistencial era mayoritariamente de mañana; y tampoco toda la mañana. Lo esencial era mantener el vínculo y que se les pudiera valorar al menos una vez por semana.

En la siguiente tabla observamos las actividades del citado HD:

Actividades Hospital de Día

Horario	Lunes	Martes	Miércoles	Jueves	Viernes
9,15			HUERTA		
10 -10,30	Reunión Buenos días	Reunión Buenos días	Reunión Buenos días	Reunión Buenos días	Reunión Buenos días COCINA en C.Cívico Judizmendi 10.30H – 13h
10,30 - 11,30	Educación para la Salud/ ACTIVIDAD FÍSICA PINTURA COGNITIVA	Enlace al ocio COCINA	Fotografía	Educación para la Salud ACTIVIDAD FÍSICA	TALLER OCUPACIONAL MANUALIDADES
15,30 - 16,45	PASEO				

Las actividades a desarrollar eran grupales, y no participaban todos los días los mismos pacientes en la "reunión de buenos días", por ejemplo, porque no todos acudían diariamente.

Había dos grupos de cocina, con diferentes objetivos. En el grupo de la comunidad, para pacientes que vivían solos, el objetivo de aprendizaje era el fomento de su autonomía; en el grupo de hospital, el objetivo era más lúdico o de ocio, ya que estos pacientes tenían la autonomía cubierta en su alojamiento protegido.

Se llegó a organizar una actividad los lunes por la tarde, porque había pacientes que trabajaban por la mañana y no podían acudir; también para homogeneizar los grupos.

En cuanto a los diferentes orígenes del ingreso, si un paciente recién dado de alta del hospital psiquiátrico acudiera al hospital de día por indicación de su psiquiatra, se le conservaría unos días la cama hospitalaria por si no se adaptara y tuviera que volver a ingresar.

El horario en este modelo de hospital de día para pacientes de especial fragilidad y dificultad es de una gran flexibilidad.

A resaltar, por su importancia, que, aunque en su momento este modelo obtuvo muy buenos resultados, favoreciendo la adherencia al tratamiento, reduciendo recaídas y reingresos hospitalarios y manteniendo al paciente mayores periodos de tiempo en la comunidad, su viabilidad no pudo llevarse finalmente a cabo como estructura intrahospitalaria, ya que los recursos humanos tuvieron que destinarse a otros objetivos, que, en ese momento, eran prioritarios.

Volviendo a los hospitales de día en general, y no tan específicos para determinados pacientes como los que acabamos de describir, se puede ajustar inicialmente el horario según sus necesidades, evolución, dificultades y capacidades. Hay quien yendo a otro dispositivo acude al hospital de día a comer. Incluidos los festivos, si el hospital de día está integrado en un hospital psiquiátrico y depende de una unidad del mismo.

Recordemos que los objetivos a lograr cuando se remite a este dispositivo a un paciente, son entre otros y ya citados con anterioridad:

- Fomentar la realización de alguna actividad y contacto social para evitar el deterioro.
- Mejorar su nivel ocupacional.
- Realizar un seguimiento estrecho del tratamiento farmacológico y médico.
- Retomar una vida más normalizada.
- Estructurar la actividad diaria.

Al hospital de día, y según las normativas de cada cual, puede acudir el paciente durante todo el día, de 9 h a 17 h; o en tiempo parcial. El horario es flexible, sobre todo para personas que están integradas en la sociedad y compaginan la asistencia a este tipo de dispositivo con las tareas domésticas efectivas y con algún trabajo, por lo que no pueden acudir de continuo.

El hecho de respetar espacios de descanso, de ocio, de ofrecerles tiempos libres para ellos mismos (dar una vuelta, hacer amigos…) dentro de un orden, favorece la participación activa en el centro, lo que será de gran ayuda en la evolución positiva del usuario.

Este recurso evita la institucionalización, ya que la necesidad de cada ingreso en hospitales psiquiátricos normalmente conlleva un detrimento en la autonomía del usuario.

El enfermo más o menos estabilizado en su proceso crónico toma parte activa en su proceso terapéutico en el hospital de día al cobrar conciencia de su inadaptación y se esfuerza por conseguir su autonomía.

Cada uno de ellos tiene también un PIR (Plan Individualizado de Rehabilitación), específico de hospital de día. La primera evaluación se realiza al mes del ingreso y después cada tres o cuatro meses.

El objetivo es lograr su permanencia en el programa, evitar nuevos ingresos y en los casos posibles lograr el alta y derivarlo a otros recursos, entre los que puede estar

Capítulo 4. Hospitales de día

la inserción laboral. Dicho de otra manera, se intenta buscar la independencia y la integración del paciente en la sociedad.

El personal asistencial está formado por personal de enfermería, monitores, un trabajador social y auxiliares. El médico psiquiatra puede estar tanto de manera permanente como a tiempo parcial.

La tabla siguiente es otro ejemplo de actividades en un hospital de día:

PLAN DE ACTIVIDADES DE UN HOSPITAL DE DÍA

Horario	Lunes	Martes	Miércoles	Jueves	Viernes	Alternativa a las actividades del Viernes:
10:00	REUNIÓN DE BUENOS DÍAS					E
11:00	Hábitos Saludables Prensa	Prensa	Hábitos Saludables Prensa	Prensa	Prensa	X C U
11:45	Reunión de Equipo	Juegos	Reunión de Equipo	Juegos	Reunión de Equipo	R S
12:15	GIMNASIA Y RELAJACIÓN					I Ó
13:30	Comida	Comida	Comida	Comida	Comida	N
15:00	PASEOS, JUEGOS, INFORMÁTICA Y PINTURA					

Los martes y los jueves de 11:00 a.m. a 12:15 a.m. también tienen opción de piscina.

4.5.2. Plan de cuidados individualizado (PIR)

A partir de la entrevista inicial se recoge información y se valoran las necesidades del paciente. Estudiadas las necesidades que haya, estas se priorizan, se formulan diagnósticos y se plantean los objetivos que se quieran conseguir tanto a corto como a medio plazo. Todo ello consensuado con el usuario. A partir de ahí, se deciden las actividades que se realizarán. Se preparan para ello y se llevan a cabo. Tras la realización de dichas tareas se valoran los resultados obtenidos para ver si han sido efectivas, si se precisa de más tiempo y/o se ha de realizar otras actividades. Estas actividades pueden basarse en la participación de actividades grupales, psicoeducativas, de tiempo libre, talleres ocupacionales y talleres productivos.

4.5.3. Diversos programas, grupos y ejercicios en un hospital de día

Ejemplos de algunos de los programas que se pueden aplicar, según los recursos de los que disponga el hospital de día

- Autocuidados.
- Musicoterapia.

- Estimulación cognitiva.
- Habilidades sociales.

Programa de estimulación cognitiva

Con este programa se pueden trabajar numerosas áreas:

- La memoria.
- Atención, concentración.
- Percepción.
- Orientación a la realidad.
- Capacidad ejecutiva.
- Área del lenguaje.
- Área de cálculo.
- Etc.

El tratamiento de las diversas áreas se llevará a cabo a través de estrategias específicas para cada actividad, teniendo en cuenta las capacidades de los sujetos y las metas establecidas, siendo estas alcanzables para ellos. Para mantener la atención en los usuarios es interesante que se alternen en las actividades, evitando caer en la monotonía.

La estimulación cognitiva se va a desarrollar con cualquiera de los recursos que se han nombrado anteriormente o a través de la Educación Permanente de Adultos (EPA).

Para poder desarrollar estas actividades es imprescindible que el paciente tenga un nivel cognitivo básico, no deteriorado, ya que de manera contraria no podría llevarlas a cabo. Por ejemplo, si la persona tiene problemas con la capacidad de atención-concentración, le será complicado aprender, recordar y ejecutar las actividades.

La manera de trabajar puede ser bien individual o grupal; si se trabajase en grupos, lo ideal es entre 8 a 10 personas. Los medios de apoyo pueden ser informáticos, visuales o escritos; dependerá del profesional que los imparta y de las características y disponibilidad del centro y también de los individuos. Suele dirigirlo un médico psiquiatra, un psicólogo o una enfermera especialista en salud mental. Solos o con un técnico auxiliar de cuidados de enfermería.

Programa de habilidades sociales

Objetivos fundamentales:

- Mejorar las relaciones interpersonales y crear una red socio-afectiva mínima.
- Facilitar la permanencia en grupo.
- Promover una red de apoyo social o fortalecer la existente.
- Fomentar el establecimiento de redes de ayuda mutua.
- Ayudar a resolver los problemas, propios de las relaciones sociales.

Por la propia patología y por el estigma social que las personas con enfermedad mental padecen desde que comienza la enfermedad, van perdiendo paulatinamente la forma de relacionarse satisfactoriamente con el entorno. Por ello, se busca dotarles de las habilidades y recursos necesarios para que puedan mantener unas relaciones lo más satisfactorias y sanas posibles, en las que puedan comentar de manera asertiva los aspectos y/o actuaciones que les hayan molestado siempre desde el respeto mutuo. De esta manera, se potencia la integración social, una vez estabilizado el cuadro y sabiendo de antemano que habrá habilidades que no podrán recuperar, pero sí compensar con otras y/o mantener y reforzar las que aún poseen.

Se trabajará tanto la comunicación verbal como la no verbal. Dentro de la comunicación verbal, se les entrenará en cómo iniciar conversaciones con desconocidos, cómo mantenerlas y despedirse.

Esta actividad es llevada a cabo por una enfermera especialista en salud mental o por un monitor o un técnico auxiliar en cuidados de enfermería en salud mental, entrenado especialmente para ello.

Nuestro trabajo es ayudarles a recuperar esa socialización perdida y enseñarles formas de acercamiento y comportamiento aceptadas socialmente, además de posibilitar el conocimiento de los recursos sociales que disponen en su entorno, para conseguir una vida lo más normalizada posible.

Ejemplo de sesión: resolución de conflictos interpersonales

En estos programas se trabajan los problemas que puedan derivar de las relaciones sociales. El número de participantes será entre 8 y 10; la duración de la actividad, entre 30 a 45 minutos. Se trabaja la asertividad, las consecuencias de tener una actitud pasiva o agresiva, el lenguaje verbal y no verbal, la resolución de conflictos y aprender a defender nuestros derechos y los de los demás, así como a valorar los deberes de cada uno.

Metodología para la resolución de estos conflictos:

- El profesional expone el problema (leído en voz alta) para que el grupo lo escuche.
- Entre todos se analiza, razona y pone en común cuál es el problema concreto, así como los protagonistas del mismo.
- Se buscan soluciones posibles al problema. Todos deben aportar ideas. Se escriben para analizar después las ventajas e inconvenientes de cada una de ellas.
- Se selecciona la alternativa más adecuada.
- Se lleva a la práctica y se comprueba su eficacia.
- *Role playing*: es una técnica que consiste en simular una situación que se presenta en la vida real. Se puede escenificar con voluntarios/as el problema tratado, para observar desde fuera cuál es el conflicto y para entrenarlos en las habilidades de la vida diaria. Además, es conveniente que los participantes del *role playing* estén abiertos a las críticas —siempre constructivas— que les hagan, ya que lo que se va a comentar es su manera de actuar.

Pasos para resolver problemas interpersonales

El profesional guía la metodología y el desarrollo de todas las actividades.

1º. Definir el problema:

- Qué es exactamente lo que molesta.
- Personas implicadas.
- Establecer qué es lo que se quiere conseguir para resolverlo.

2º. Pensar en las posibles soluciones:

- No importa que sean disparatadas, se apuntan y se analiza cuál es mejor para resolver el problema.

3º. Toma de una decisión:

- Valorando las posibles consecuencias de cada solución pensada anteriormente, y teniendo en cuenta las ventajas e inconvenientes de cada una de ellas.

4º. Verificar:

- Llevar a cabo la decisión que se ha considerado más adecuada para la resolución del conflicto.

Estos programas se realizan a través de la terapia ocupacional, cuyo objetivo principal es conseguir la rehabilitación de los enfermos mediante diferentes actividades o talleres, cada uno de ellos con objetivos específicos.

Grupos

- De medicación.
- De patología dual.
- De habilidades sociales.
- Psicoeducativo.
- De reconocimiento de síntomas de la enfermedad.
- De relajación.

He aquí algunos ejemplos de los ejercicios a realizar

1. Ejercicios de atención y concentración

Tabla ejemplo de lámina de números.

A realizar mediante láminas de números señalando alguno de estos como el 2 con un círculo, el 3 con un cuadrado, y el 5 con una cruz. O bien con un texto en el que tienen que indicar y contar todos los "0" y "1" que haya en él.

4	2	5	4	7	4	2	4	5	8	9	3	4	2	3	7	5	6	9	2
7	4	6	3	5	3	1	7	5	2	2	9	2	5	7	3	9	5	0	2
3	9	9	7	6	4	2	9	1	1	3	5	2	5	2	8	5	3	8	9
4	1	7	2	0	7	6	2	6	1	6	1	4	3	7	3	2	6	2	6
2	6	3	5	8	2	8	5	3	0	6	8	4	2	7	3	2	7	4	6
4	2	2	5	7	9	0	8	4	7	3	6	4	5	2	3	7	1	4	2
3	3	3	5	9	0	7	4	2	3	5	5	3	8	9	9	3	2	6	2
7	2	3	5	4	5	3	2	7	3	8	4	9	8	0	2	2	5	7	5
3	2	9	6	8	1	9	0												

2. Ejercicios de memoria

Presentaciones.

Estas actividades se realizan por parejas. Cada uno se presenta a su compañero y le relata aspectos de su vida. Relatan información que después ellos deben recordar con todos los detalles posibles, para poder exponerla al grupo. Esta actividad tiene un tiempo determinado; es necesario que los participantes pongan todos sus sentidos para recoger e interiorizar la información que reciben.

3. Láminas de imágenes

Se realiza por grupos de entre tres y cuatro personas. Se les proporciona un tiempo determinado para que vayan observando los diferentes detalles y los comenten entre ellos. El objetivo principal es que recuerden todos los detalles posibles. El profesional que lleve a cabo este ejercicio les retirará las láminas, recordando a quiénes pertenecían y después, por orden y respetando el turno de palabra, así como prestando atención a lo que relata cada grupo (ya que tras las exposiciones se podría pedir que cada uno diga un detalle de los datos expuestos), se procede a la descripción del material trabajado.

4. Recuerdo de pares de palabras

En este caso no se les da material alguno. El profesional encargado de llevar a cabo la actividad leerá una lista de palabras, en la cual cada una tendrá su pareja. Deben prestar atención e intentar recordar el compañero de la primera palabra leída, a pesar de no tener relación aparente con esta. De ahí que en este tipo de ejercicios sea tan importante la técnica de la asociación.

Familia - Cobijo	**Queso - Blando**
Anillo - Amarillo	**Elefante - Cabeza**
Bizcocho - Delantal	**Sol - Murciélago**
Arca - Piedad	**Aprender - Atención**
Alegría - Compañeros	**Ejercicio - Calidad**

5. Adivinanzas y refranes

Actividades de lectoescritura. En ellas que se trabaja la escritura, la coordinación y la praxis fina.

6. Estimulación del cálculo

Este tipo de actividades se puede realizar individualmente, mediante programas específicos en ordenador o con ejercicios escritos; también cabe realizarlos mentalmente. La dificultad de estos dependerá de las características de los participantes; será siempre de manera gradual.

4.6. FUNCIONES DE LA ENFERMERA DE SALUD MENTAL EN LOS HOSPITALES DE DÍA

Recordemos:

- **Además de verificar el control asistencial,** la toma de medicación (de quienes la toman en el hospital de día), la observación de la respuesta al tratamiento farmacológico, la realización de las analíticas pertinentes, la aplicación de la medicación depot, los cuidados en la hipertensión, los cuidados del sueño…
- **Y llevar a cabo aquellas otras intervenciones** de educación para la salud, como son los talleres y/o grupos sobre dietética y nutrición (en la diabetes y en la obesidad, la alimentación pertinente y saludable), el ejercicio físico o gimnasia, grupo de reconocimiento de síntomas de la enfermedad, grupo de relajación, grupos de patología dual, grupo de autocuidados para las AVD (Actividades de la Vida Diaria), ya sean básicas o instrumentales.
- **Las labores y competencias que definen en la actualidad a la enfermería en salud mental** son los grupos terapéuticos, la prescripción, la intervención en la promoción y prevención en materias de Salud Mental, la de intervención en actividades docentes, la realización de proyectos, coordinación con otros recursos, actividades de investigación e innovación y la de participar de manera activa en materias de gestión.

- **Que, además, los cuidados directos que presta** comprenden la administración de medicación pautada y adherencia terapéutica y la intervención grupal, sin olvidar las entrevistas familiares programadas. La primera entrevista se lleva a cabo al ingreso del paciente con la historia clínica, antecedentes personales y familiares. Fundamental es que se establezcan los objetivos y la situación actual, además del contacto telefónico semanal con la familia (si la tuviera) con el objetivo de:

  - Lograr información sobre la evolución del paciente en medio familiar.
  - Lograr su participación activa en el proceso terapéutico.
  - Lograr una mayor autonomía para el acontecer diario del paciente.

En el hospital de día se aplican tratamientos que en otros recursos resultan difíciles de aplicar por falta de tiempo, de material y de personal cualificado. Por ello, las funciones de la enfermera especializada, a pesar de ser las mismas, se verán recortadas según los diferentes dispositivos en los que trabaje, al variar los recursos que tenga a su disposición. En otros, se repetirán aun a riesgo de parecer redundante, en un intento de confirmar esas determinadas funciones e intervenciones.

Es por esto y para esto que la enfermería dispone de una herramienta que registra y delimita las labores y competencias de la profesión, una taxonomía que reúne tanto los diagnósticos de enfermería o respuestas del ser humano que se pueden abordar desde la misma (NANDA) como los resultados que se esperan obtener (NOC) y las intervenciones que se van a realizar (NIC) para ello; regulando así, mediante la evidencia clínica, los quehaceres y metas y dando valor a los cuidados administrados de esta manera. Es importante resaltar que, en el caso del alta del hospital de día, el paciente ha de llevar su Plan de Cuidados de Enfermería al Alta.

También son funciones de la Enfermera de Salud Mental en el Hospital de Día:

- Estar al día de las enfermedades o estado de salud del paciente,; la mental y la física, manteniéndose en contacto con el médico de Atención Primaria y con los especialistas de rigor, si fuere necesario (por dificultades del paciente). En el caso de tener a su cargo algún paciente mental con una determinada enfermedad como pudiera ser una EPOC, lupus eritematoso, hipertensión, diabetes, etc., y siempre que este no disponga de autonomía para gestionar sus propias citas, la enfermera en salud mental del hospital de día debe estar en contacto con el especialista que corresponda al paciente y a su enfermedad, para conocer la dieta y medicación correspondiente y administrarla, así como para reportar al especialista aquellos cambios y síntomas que observe en la evolución del paciente (recordemos que tiene al paciente bajo su cuidado de lunes a viernes).
- Por otro lado, se precisa que esté en contacto con Atención Primaria, para estar al día en la medicación que el paciente tenga prescrita y que corresponda a otras patologías.

Quiero destacar que en el hospital de día a muchos pacientes se les prepara la medicación semanal y de fin de semana y noches en sobres. Son pacientes con poca adherencia al tratamiento y se hace así para controlar la toma del desayuno y de la comida. En los casos más reacios, el psiquiatra procura poner el grueso de la medicación psiquiátrica en desayuno y cena.

- Prevenir las situaciones de riesgo y paliar el déficit en la medida posible, por causa de la enfermedad, en aquellos usuarios que lo presenten, así como la prestación de cuidados y programas adecuados a los pacientes con TLP y otros trastornos son tareas que debe llevar a cabo la enfermera especialista en salud mental en el hospital de día.

Y según los recursos disponibles en algunos hospitales de día:

- También se realiza atención domiciliaria y/o visitas conjuntas con el psicólogo, psiquiatra, auxiliar de enfermería o trabajadora social a domicilio. Siempre y en todo momento asistencial con empatía, amabilidad, flexibilidad, paciencia y humanidad.
- Utilizar los grupos psicoeducativos individuales y grupales sobre el conocimiento de su enfermedad y tratamiento, así como el reconocimiento de síntomas de la misma y de su reagudización, para poder pedir ayuda. Informar y educar sobre su enfermedad y tratamiento (cuando el paciente está receptivo), como estrategia para disminuir los niveles de ansiedad y fomentar un afrontamiento activo de su situación.
- Trabajar la capacidad de adaptación a las condiciones de vida y recursos personales de los que dispone el paciente, optimizando los recursos psicosociales disponibles.

Es muy importante que el paciente sepa y sienta que le acompañamos en su proceso de recuperación durante su estancia en el hospital de día. Que nos perciba cercanos y que le comprendemos. Aspectos necesarios para *lograr un vínculo* y realizar un trabajo terapéutico conjuntamente, coordinado con el resto del equipo, de manera que no existan fracturas y se facilite la coherencia del tratamiento entre todas las partes.

La enfermera de hospital de día se encarga también del pedido del comedor y de la farmacia, indistintamente de si se encuentra en el recinto de un hospital general o psiquiátrico o en un barrio independiente. Los menús pueden proceder de un servicio de suministro de comidas y bebidas (catering) o de la cocina del mismo hospital general, si el HD se encontrara ubicado en este.

La farmacia (es decir, su medicación), se ha de recordar que la pueden traer ellos (dependiendo de su estado psicopatológico) y si el número de pacientes no superan las quince plazas. Así, los lunes hay que recordarles que vayan a su farmacia a por ella, y la traigan al centro, para prepararla en el grupo de automedicación, en un estuche semanal (o pastillero) el mismo lunes al llegar al hospital de día, siendo tutelados por la enfermera. Esto es para pacientes que estén en el "Grupo de Automedicación".

En el caso de un hospital de día en el que el volumen asistencial sea numeroso es más práctico hacer el pedido de aquellos pacientes menos capaces y de los que se duda la toma de medicación a una determinada farmacia próxima al HD y entregar al paciente la medicación de noche de la semana y del fin de semana, dejando un pequeño remanente al usuario por si algún día este faltara. Todo esto hasta la mejor evolución y capacitación de gestionarse su propia medicación y rellenar sus pastilleros.

Cualidades deseables en el profesional asistencial:

- Calidez.
- Autoridad.
- Optimismo realista.
- Creer en lo que hace.
- Autenticidad.
- Espontaneidad.
- Sentido del humor.
- Capacidad autocrítica.
- Claridad expositiva.
- Respeto al paciente.
- Sinceridad.
- Rapidez de reacción.
- Resistencia a la presión.
- Capacidad de compromiso.
- Empatía.
- Flexibilidad y adaptabilidad.
- Valentía para experimentar los propios fracasos.
- Curiosidad científica.
- Confianza en sí mismo.
- Paciencia.

4.7. SITUACIÓN ACTUAL DE LOS HOSPITALES DE DÍA

En el hospital de día, como se ha comentado anteriormente, se aplican tratamientos que en otros recursos son difíciles de aplicar por falta de tiempo, de material o de personal cualificado. Los tratamientos han mejorado infinitamente si comparamos con tiempos pasados, pero en la actualidad la atención de enfermería en un hospital de día se considera insuficiente. Quizá disponen de mayor apoyo (aunque no todo el necesario) aquellos hospitales de día ubicados en el mismo hospital psiquiátrico, allá donde los haya, pero se precisa de instalaciones que favorezcan las actividades posibles a realizar, porque es muy importante la parte ocupacional.

De gran importancia es elaborar un plan de actividades semanal estructurado, rehabilitador, en el que se trabajen las habilidades personales y de integración social, y en el que esté incluido el disfrute del ocio, de tal manera que resulte satisfactorio para los usuarios (no todos los hospitales de día invierten en un modelo ocupacional satisfactorio para la persona usuaria).

El hospital de día es un recurso muy eficaz sobre todo para los jóvenes en los primeros estadios de la enfermedad. No es un ingreso tan traumático como el de una unidad de agudos en el hospital psiquiátrico. Les permite permanecer con la familia y continuar en la medida de lo posible con su vida diaria.

También se utiliza para evitar ingresos en plantas de psiquiatría o asistencias continuas a urgencias o para acortar estancias en la unidad de psiquiatría en donde estuviera ingresado previamente el usuario.

Hoy, se tiende a atender fundamentalmente en los hospitales de día a pacientes en crisis que no pueden sostenerse desde el CSM o son dados de alta de la unidad de agudos por la presión asistencial; sobre todo, aquellos casos de patología dual y trastorno límite de personalidad (TLP), poniéndose de manifiesto ante esta demanda las carencias existentes en los recursos comunitarios. Dada la importancia que adquiere hoy día este recurso y el aumento de su demanda, el modelo asistencial que desde los profesionales se propone para la consecución de objetivos y mejora de las condiciones del usuario, no encuentra eco en la aplicación y continuidad del tratamiento al seguir siendo insuficientes los presupuestos y el grado de integración del paciente en la sociedad.

4.7.1. Debilidades del modelo de hospital de día actual

En este apartado han colaborado, con su opinión, diversos profesionales de hospitales de día de algunas comunidades autónomas —País Vasco, Castilla-León, Cataluña, Madrid—, en lo que se refiere a este y siguientes aspectos (listado de coordinadores y profesionales, al final del capítulo).

Se consideran debilidades del modelo actual de hospital de día:

La falta de recursos y de locales para realizar todas las actividades propuestas, personal cualificado y multidisciplinar.

La ausencia del modelo de seguridad del paciente en estos momentos, integrado y enmarcado junto a los de recuperación y el de calidad de vida, propuesto por Verdugo. Esto, considerando que todas las actividades y rutinas que se hacen en el hospital de día tienen que estar enmarcados en los modelos teóricos con los que habitualmente se trabaja.

Así, la debilidad considerada es la puesta en funcionamiento de los modelos en la práctica cotidiana y el equilibrio entre ellos, sobre todo considerando un momento crítico en el que se da una transición entre los diferentes modelos nombrados anteriormente, al pasar de un modelo más tradicional, biomédico, de profesional como autoridad, a otros modelos en los que se pone el foco en los derechos de la persona usuaria, su libertad de decisión… En algunos casos puntuales, la falta de definición o una mala aplicación de los modelos teóricos puede derivar en una posición no deseada ni para la persona ni para el profesional.

Las dificultades de comunicación entre los profesionales del hospital de día constituyen otra debilidad, porque repercute en el proceso terapéutico de los pacientes.

Otra debilidad es priorizar los problemas de salud mental del usuario sobre los de la salud física, ya que resta importancia al problema físico, con la consiguiente frustración del paciente que tenía la confianza depositada en nosotros.

Es debilidad la escasez de personal asistencial, la complicada permanencia de los grupos específicos para lograr cambios de hábitos e instaurar objetivos marcados que se pone de manifiesto en un volumen muy variado de usuarios, con pluripatología, variabilidad, e incluso y a veces, reiteradas faltas de asistencia de los pacientes del hospital de día.

La falta de formación adecuada y/o de actualización del personal que acude a suplir bajas o vacaciones, que procede de la lista del paro.

La fractura entre los procesos centrados en el control de síntomas, en contraposición a los procesos centrados en la rehabilitación psicosocial del paciente. Atendiendo a la desconexión entre estos recursos asistenciales, los procesos de rehabilitación tienden a ser secundarizados.

Las dificultades para la vinculación a recursos comunitarios no sanitarios: asociaciones de barrio, de ocio, deporte… Dificultades que no favorecen la continuidad del proceso terapéutico del paciente.

La disminución de los recursos que se venían disfrutando en estos últimos años y que, desgraciadamente, va en aumento.

4.7.2. Fortalezas del modelo actual

Se consideran como fortalezas del modelo actual:

1. La profesionalidad y entusiasmo con el que se afronta el "día a día" por parte de los profesionales.
2. La relación entre profesional y paciente es más respetuosa, menos distante y más de igual a igual desde un punto de vista humano.
3. La atención integral, individualizada y/o grupal y el tratamiento intensivo y breve.
4. El trabajo en equipo, donde cada profesional es indispensable.
5. La posibilidad de ingreso en este recurso para la clarificación diagnóstica.
6. El HD es un recurso que evita ingresos en el hospital psiquiátrico y acorta la estancia en una unidad hospitalaria de psiquiatría.
7. Facilita la atención al usuario y familia, las visitas a domicilio, los cambios farmacológicos; y agiliza el seguimiento del paciente.
8. Ofrece al paciente una rutina de hábitos, recuperando horarios y actividades habituales, retomando el ciclo circadiano y las actividades de la vida cotidiana.
9. Facilita que el paciente se sienta más competente y con mayor capacidad para experimentar recursos, herramientas y capacidades, a partir de la seguridad que este tipo de recurso le ofrece.

El hecho de que existan grupos específicos —como, por ejemplo, el de relajación o patología dual— permite que pacientes adictos a drogas compartan otros problemas de la salud mental.

4.8. COORDINACIÓN DEL HOSPITAL DE DÍA CON LA ENFERMERÍA DEL CENTRO DE SALUD MENTAL (CSM)

Es de destacar que no existe mucha experiencia en coordinación establecida con recursos asistenciales, fuera de la red de salud mental. Los CSM, más que con el hospital de día, se coordinan en la actualidad con Atención Primaria y no con la fluidez que sería deseable. Bien por la actitud del personal del momento, por la escasez o variabilidad del mismo o la escasa formación al respecto.

Varios profesionales de diferentes comunidades detectan que esta coordinación "es insuficiente"; sin embargo, según qué centros y comunidades autónomas manifiestan que hay una "buena coordinación, información y resolución de problemas con las enfermeras de los CSM de la comunidad", lo que confirma que la suficiencia o la descoordinación dependen o están determinados por el personal —facilitador o no— que trabaje en esos recursos.

Al hospital de día llegan pacientes derivados por un psiquiatra, tanto de la red pública como de la red privada, atendiéndose tanto las demandas de atención como la forma de acceso al hospital de día a quien lo solicite. Ya sea personal o telefónicamente, a pacientes, familias, profesionales de la Atención Primaria, asociaciones, etc.

Lo fundamental es poder hacer acercamientos institucionales formales, como jornadas de puertas abiertas, en las que se invita a personas de otros recursos para que conozcan las instalaciones, la misión-valores de la organización propia, el plan estratégico y sobre todo a los usuarios y al personal del recurso, hecho que facilita la relación.

4.8.1. Posible modelo de coordinación

La comunicación e interacción debe ser fluida entre todos los recursos que son utilizados por los pacientes.

Las organizaciones que tienen convenios deberían concretar más al detalle, en sus acuerdos, el tipo de coordinación al que se comprometen (las que no lo hagan ya) y no dejar a la buena voluntad de los trabajadores hacer alianzas de cooperación. Esto es, definir el tipo de coordinación a llevar, tanto para los profesionales de ambos recursos como para los usuarios.

Por ejemplo, cuando se valora la conveniencia de ingresar a un paciente en un hospital de día desde cualquier recurso de la red pública como puede ser la unidad de salud mental de un hospital general o desde la unidad de rehabilitación de un hospital psiquiátrico allá donde los haya o desde un CSM, si no hubiera plaza en los hospitales de día de la red pública, se contacta con la dirección médica de aquellos hospitales de día de salud mental privados que tengan concierto con la sanidad pública solicitando plaza para el paciente que precisa de ese recurso. Una vez confirmada la existencia de plaza se remite un informe con la situación actual del paciente, las recomendaciones y cuidados a seguir y la fecha de revisión con el psiquiatra y profesionales que se le asigne, de tal forma, que se asegure la continuidad del proceso y se eviten interrupciones en el periodo post alta.

Vivimos tiempos difíciles, de cierta falta de recursos; y aún se avecinan otros de mayores recortes. En la pandemia, la asistencia se vio muy comprometida, debiendo cerrar incluso dispositivos que hasta el momento funcionaban. Ya en esta etapa postpandemia, hemos descubierto otras posibilidades de contacto como las videoconferencias, el Zoom, etc.

En este momento se ha vuelto a una cierta normalidad que continúa cargada de incertidumbre y de indudable escasez. Con todo, habrá que trabajar con todo lo que dispongamos. De cara al futuro se deberían protocolizar las coordinaciones con todos los recursos sanitarios a disposición de los pacientes o con otros recursos comunitarios, fuera de la red sanitaria, generando las dinámicas de colaboración oportunas.

4.9. LO QUE A VECES SE OLVIDA EN RELACIÓN CON LAS PRÁCTICAS. ACCIONES O HERRAMIENTAS FUNDAMENTALES PARA LA ASISTENCIA

*   Aquellos aspectos englobados en la seguridad del paciente como el control de asistencia, la toma de medicación, la ocupación, la estructura de la vida diaria, el contrapeso a la sintomatología negativa, la contención química o, en casos más extremos, los ingresos involuntarios y la contención física, son todas ellas acciones que se enmarcan únicamente en un modelo anterior. Es por una deficiente comprensión de los modelos, ya que todas estas acciones deberían limitarse a personas y momentos concretos; siempre desde el compromiso de parte de las personas trabajadoras de evaluar estas acciones y su pertinencia, proporcionalidad o posibilidad de intervenciones alternativas.
*   Es fundamental añadir al alta del paciente la cita de revisión con el psiquiatra asignado. Pero a veces no se consigue, lo que provoca un riesgo de abandono del tratamiento.
*   La supresión de salidas a la comunidad, tampoco ayuda. Y se han suprimido en algunas instituciones.
*   La supresión de la coordinación con la enfermería de los distintos dispositivos de la red de salud mental de manera reglada y protocolizada durante la estancia del paciente en cada recurso, es otra de las situaciones que precisan de un protocolo definido y de su establecimiento tanto en dispositivos públicos como privados.

4.10. CONCLUYENDO, LOS OBJETIVOS A CONSEGUIR, EN UN POSIBLE PLAN ESTRATÉGICO PARA UN HOSPITAL DE DÍA DE SALUD MENTAL

1. Instalaciones adecuadas y adaptadas a las necesidades del personal y de los usuarios.
2. La existencia de un equipo multidisciplinar que posea, como mínimo, dos enfermeras en el servicio y una auxiliar, para mantener la atención en caso de urgencia.
3. Objetivos concretos: establecer y alcanzar metas específicas.
4. Metodología de trabajo regida por objetivos (implementando una metodología de trabajo orientada a cumplir objetivos).
5. Plan de cuidados individuales o específicos con programas de trabajo efectivos y evaluaciones periódicas.
6. Proveer citas de soporte con CSM o cualquier otro dispositivo que asegure la continuidad del tratamiento del paciente y evite interrupciones post altas.
7. Actualización de las rutinas y procedimientos de enfermería para garantizar la seguridad del paciente.
8. Participación de la persona usuaria, fomentando su implicación en la vida del hospital de día.
9. Unificación de actividades: proponer grupos de enfermería para coordinar mejor las actividades.
10. Inclusión de nuevas herramientas tecnológicas en los cuidados de enfermería (videoconferencia, Zoom).
11. Exigencia de un perfil profesional determinado de las enfermeras de hospital de día.
12. Formación en dinámicas de grupo y en una comprensión sistémica familiar, necesaria para intervenir en las disfunciones generadas por el sufrimiento que comportan los problemas de salud mental.
13. Trabajo en red de los distintos dispositivos asistenciales que intervienen en el cuidado y tratamiento de la persona con trastorno mental, fortaleciendo la colaboración entre estos dispositivos.
14. Gestión y mejora de la relación con el entorno social e institucional.
15. Participación activa en las agencias comunitarias, logrando una buena influencia en el entorno del paciente

4.11. LA ENFERMERA ESPECIALISTA EN SALUD MENTAL COMO REFERENTE Y GARANTE DE CUIDADOS

La enfermera especialista en salud mental debe constituirse en un referente estable e imprescindible para el paciente y entorno, favoreciendo así la adherencia al tratamiento y garantizando la continuidad de cuidados llevando a cabo:

- Coordinación y enlace con diferentes profesionales y recursos[52]: alojamientos supervisados, tutores legales y familiares, profesionales de recursos intermedios de salud mental y otros centros mediante entrevistas presenciales, coordinaciones telefónicas y/o visitas domiciliarias.
- Valoración continuada y conjunta con el usuario y el resto de profesionales del equipo (psiquiatra, trabajadora social, terapeuta ocupacional) del plan personalizado del paciente, realizando los ajustes e intervenciones necesarios que requiera tanto a nivel grupal como individual: como se ha comentado anteriormente, actividades de corte cognitivo, psicoeducación y prevención de recaídas, patología dual, habilidades sociales, reconocimiento de síntomas de la enfermedad, educación para la salud y ejercicio físico, etc.).
- Atención y seguimiento integral con una actitud empática y de escucha activa, con el apoyo del equipo interdisciplinar y observando a estas personas como seres biopsicosociales que son y procurando tanto su reinserción como su calidad de vida, con:
  1. Seguimiento del proceso evolutivo y del grado de adherencia farmacológica.
  2. Seguimiento de su estado de salud físico (trastorno del sueño, obesidad, hipertensión, estreñimiento, dislipemia, diabetes…).
  3. Promover y potenciar, mediante intervenciones adecuadas, la autonomía del paciente para que pueda afrontar lo cotidiano.
  4. Promover actividades varias relacionadas con sus déficits para mejorar estos.
  5. Organizar, llevar, dirigir o supervisar los talleres de habilidades sociales, estimulación cognitiva, taller de memoria, cinefórum, libro fórum, juegos varios que requieren cierta concentración, ejercicios de cálculo y manualidades (pintura, costura…), según capacidad de la persona y del centro.
  6. Si tuvieran monitores o educadores sociales, reuniones periódicas con estos para evaluar con ellos la evolución del paciente.
  7. Llevar grupos terapéuticos como los anteriormente citados:
     a. Grupos de patología dual.
     b. Grupo psicoeducativo o de educación para la salud (nutrición y dietas, enfermedades varias sencillas, cura de heridas, quemaduras, fiebre, etc., enfermería doméstica).
     c. Grupo de automedicación.
     d. Grupo de prevención de recaídas.
     e. Grupo de relajación.
  8. Estimular habilidades, recursos y experiencias que faciliten la recuperación de su esfera psicosocial.

---

52 BOE-A-2011-9081 Orden SPI/1356/2011, de 11 de mayo, por la que se aprueba y publica el programa formativo de la especialidad de Enfermería de Salud Mental. https://www.boe.es/eli/es/o/2011/05/11/spi1356

9. Entrevistas con las familias para establecer acuerdos si la relación lo requiere y posterior evaluación de los mismos para valorar si se van cumpliendo los objetivos acordados por ambas partes a corto y medio plazo. Evaluación de las debilidades de la relación familiar por si no fuera posible esta.
10. Control de asistencia, control de tóxicos si precisa.
11. Planificación del ocio en los fines de semana con el grupo. Potenciar el ocio y los aspectos lúdicos.
12. Reuniones periódicas con otros servicios de salud mental o sociosanitarios o comunitarios.

En relación con el grado de adherencia al tratamiento, surge el dilema sobre qué hacer cuando el paciente se niega o no cumple el tratamiento. Si un paciente con un diagnóstico de psicosis (enfermedad de cierta severidad, y, por tanto, con riesgo de pérdida del juicio de realidad si no se trata), se negara a tomar la medicación, puede hacerse daño a sí mismo o a quienes lo rodean. Tampoco es bueno para su aceptación social, ya que ciertos delirios y actuaciones de la persona en brote producirían miedo en la población. Me comentaba un familiar de un paciente de 43 años, con esquizofrenia paranoide severa, que este, nunca había tenido problemas para tomar la medicación, presentando siempre una buena adherencia al tratamiento. Sin embargo, en un momento dado, decidió suspenderla, lo que le llevó a una grave descompensación. En medio de esta crisis, y bajo el influjo de una idea delirante, llegó a autolesionarse gravemente, arrancándose un ojo.

Este tipo de situaciones extremas son precisamente las que se busca evitar con el Tratamiento Ambulatorio Involuntario (TAI), que tiene como objetivo garantizar la continuidad del tratamiento en pacientes con trastornos mentales graves, incluso en contra de su voluntad, cuando su capacidad de juicio está alterada.

El TAI es una medida que requiere autorización judicial y se adopta cuando la persona afectada por un problema de salud mental abandona el tratamiento y se teme que pueda tener efectos graves para su salud y/o la vida de otros.

Hay defensores que lo ven como la solución para que el afectado tome su medicación y mejore; y opositores que lo tildan de vulneración de los derechos fundamentales y que creen que conlleva un aumento de la coerción y el estigma del paciente psiquiátrico.

Entre los defensores se encuentran la Confederación Española de Agrupaciones de Familiares y Enfermos Mentales (FEAFES), la Sociedad Española de Psiquiatría y la Sociedad Española de Psiquiatría Legal, y entre los detractores está la Asociación Española de Neuropsiquiatría. La falta de consenso entre expertos, organismos internacionales y afectados ha impedido que España cuente con una legislación específica en esta materia"[53].

---

53 Periódico *La Vanguardia*. El Limbo Legal de la Enfermedad Mental en España. https://www.lavanguardia.com/vida/20191012/47914981781/el-limbo-legal-de-la-enfermedad-mental-en-espana.html

La pandemia que hemos sufrido, el miedo a la enfermedad, el aislamiento, la carestía de la vida del momento y en muchos casos la pobreza, han provocado y provocan (al igual que en tiempos pasados) que la salud mental se resienta; la consecuencia es que aquellos que ya padecían un trastorno o debutan con el mismo, han de soportar largas listas de espera.

Por el contrario, el logro de estos tiempos es que la evolución de la enfermería y la formación del enfermero especialista en salud mental ha alcanzado su máximo exponente en este último siglo, sobre todo en la segunda mitad del siglo XX. Algo que llama mucho la atención si nos fijamos que "esa formación" es "algo" que se viene solicitando desde el siglo XVI con la presencia y definición de "Enfermero Mayor".

Es de destacar que, en las constituciones del Hospital del Espíritu Santo de Sevilla, de 1590, ya se resaltaba la importancia del oficio de Enfermero Mayor que debía tener la superintendencia en todas las enfermerías y enfermeros, distribuyendo y ordenando a los demás lo que debían hacer. Este nivel exigía competencias muy variadas, al tener que organizar tareas administrativas y de gestión, con otras relacionadas con el plano de los cuidados, informando a los médicos de todos los sucesos relacionados con los enfermos a lo largo del día y aquellos referentes a la vigilancia en la aplicación de los tratamientos, distribución correcta de las comidas o tareas de limpieza e higiene. Por ello, estas mismas Constituciones solicitaban que tuviera estudios de medicina y cirugía o que hubieran realizado prácticas en estas disciplinas para utilizarlos como suplentes en caso de necesidad. De todo ello se desprenden las exigencias cada vez mayores de la figura de los enfermeros y enfermeras mayores en el organigrama de los hospitales en la España de los Austrias.

De cara al proceso rehabilitador y su consolidación, hemos de reconocer que tenemos un personal sanitario muy implicado y eficaz que se vuelca en esfuerzo y voluntad de apoyo a las personas que sufren un trastorno mental. Pero parece ser que choca contra un muro inamovible a través de los tiempos y hasta este siglo no se ha podido dar la salida y continuidad correspondiente a tanto esfuerzo y sacrificio, bien porque faltaba el presupuesto adecuado o porque aparecía el gran problema del estigma. Y es que, si falla la acogida e integración social de los pacientes en su medio habitual, no se consigue la continuidad necesaria para facilitar y consolidar el proceso rehabilitador de estas personas.

Cuando el paciente es dado de alta (por ejemplo, de una unidad de rehabilitación), si vuelve al medio que lo enfermó, como ocurre con los adictos, o a un medio hostil que ya lo tiene "etiquetado", poca continuidad del tratamiento se le va a poder aportar, por lo que las recaídas serán la tónica habitual. Es necesario actuar en el medio al que se deriva el paciente, para evitarlas.

Hay que insistir en que por muchos planes que los profesionales de la salud elaboren y presenten a los gobiernos, por mucho esfuerzo y hasta osadía de los mismos equipos asistenciales de salud mental de llevar a cabo iniciativas casi imposibles de éxito (como se ha visto con el hospital de día para pacientes de especial dificultad), si no se dispone de un entorno social receptivo, estos planes no van a poder ofrecer una continuidad del proceso terapéutico ni podrán ver culminados exitosamente sus esfuerzos.

Si los poderes públicos que tienen el poder, los agentes sociales y los medios de comunicación se comprometieran e implicaran en estas demandas (como lo hicieron con la pandemia, logrando que la ciudadanía se implicara en el cuidado contra el COVID-19), sería mucho más sencillo que la población admitiera la integración de las personas que padecen un trastorno mental.

Es necesaria esa implicación para la desestigmatización e integración social, pues como decía el Ararteko (Defensor del Pueblo en Euskadi) años antes de la Ley de Desinstitucionalización (1986), no será posible hacer desaparecer el estigma si el entorno social no está preparado. Por otro lado, se crean unidades nuevas, pero muchas de ellas son escasas (solo de 15 plazas), insuficientes y con personal que no cumple las ratios. No es posible culminar el éxito del esfuerzo intenso y el mayor empeño de los profesionales sanitarios si los pacientes no tienen una acogida en el exterior o en su medio habitual, cuando se les da el alta, que complete el trabajo efectuado con ellos por parte de los profesionales, aportándole continuidad.

Además, las listas de espera son eternas. Y en este orden de cosas estamos.

El periódico *La Razón*, en su edición del once de mayo de 2022, publicaba en el apartado Sociedad[54], "El Plan de Acción de la Estrategia de Salud Mental del Sistema Nacional de Salud que el Ministerio de Sanidad presenta hoy en el pleno del Consejo Interterritorial (CI) muestra preferencia por medidas «intermedias», frente a la hospitalización estándar en plantas de Psiquiatría".

Y seguía: "Hospitales de Día y «mini-residencias» son los dispositivos de hospitalización parcial que se priorizan en la atención a personas con episodios agudos, además de la atención a domicilio y la atención en crisis".

La tendencia en general del Plan de Acción es "intentar lograr medidas intermedias que busquen minimizar los tiempos de ingreso hospitalario y ayuden a la permanencia del paciente en su medio habitual familiar y social, favoreciendo el contacto con sus referentes del centro de salud mental comunitario, de la atención primaria y servicios sociales, y contribuyendo, de esta manera, a avanzar en hospitalización a domicilio, hospital de día, consultas telemáticas, y educación para la salud de pacientes y familiares".

Esperemos que con el presupuesto de 30 millones de euros hasta 2026 y el reparto de fondos para el desarrollo del Plan de Acción de Salud Mental, que se llevará a cabo mayoritariamente en base a criterios de población, las bondades del plan aprobado vean la luz.

En el momento actual, el Hospital de Día en Salud Mental es un recurso que está indicado especialmente para aquellos problemas psiquiátricos pertenecientes a los grupos que cursan con mayor inestabilidad, y que ya se han comentado, como los cuadros psicóticos (sobre todo en adolescentes y adultos jóvenes), trastornos del humor, trastornos de la personalidad, trastornos de la conducta alimentaria (TAC)

---

54 Hospitales de día y "mini-residencias" como alternativas a los ingresos psiquiátricos
    https://www.larazon.es/sociedad/20220511/ltnrcpjivzfwpftogwuiz5aare.htm

y, en menor medida, algunos trastornos del comportamiento (excepto el trastorno disocial).

El otro dispositivo intermedio que cita la Estrategia son las denominadas "mini-residencias" que, junto a los pisos supervisados y las comunidades terapéuticas, se presentan como "métodos de reinserción familiar dirigidos a pacientes con dificultades de convivencia, sin familia que pueda hacerse cargo de ellos, o que precisan una supervisión de los profesionales de salud mental. Estos profesionales, por su parte, incorporan a la estancia de los pacientes en estos dispositivos, una actividad laboral como forma de rehabilitación social y la hospitalización domiciliaria o las unidades de crisis".

Sin embargo, este tipo de soluciones excluyen a las personas con trastornos mentales orgánicos —aquellos que son secundarios a una enfermedad cerebral estructural demostrable, como tumores, traumatismos o degeneración— trastornos mentales y del comportamiento debidos a determinadas conductas adictivas y discapacidad mental de moderada a grave.

4.12. CONCLUSIONES

Realmente, y aunque se han logrado avances, no hemos inventado grandes cosas en relación con los hospitales psiquiátricos de día, desde su creación. Hay situaciones que permanecen sin resolver en el tiempo y experiencias que fueron realizadas anteriormente.

Considerando y analizando lo descrito en el Capítulo 2, apartado, "La historia de los hospitales de día", recordemos que en 1932 se había creado, por decreto y como centro piloto, el primer Dispensario de Higiene Mental de Madrid para el estudio de los procesos iniciales, el tratamiento ambulatorio de los casos leves y las curas de reposo en servicio abierto. Ello nos hace pensar en un posible precursor de los actuales CSM.

También en 1932, en Moscú, aparece el primer hospital de día; igualmente, por esa época se cita a dos psiquiatras que tuvieron la misma idea: en el Reino Unido, Boyle en el Hospital Chichester de Howe; y Woodall en Boston (EE UU), que, posteriormente, desaparecieron sin dejar huella.

Bierer, en 1941, promovió la creación de un club social, dirigido y gestionado por los pacientes, con el objetivo de proporcionarles una ocupación y favorecer las relaciones sociales.

También Bierer creó el Centro de Psicoterapia Social, integrado en 1948 al Servicio Nacional de Salud inglés. Posteriormente, en 1954, inauguraría un nuevo HD en Marlborough, cuyo objetivo era "proveer la forma de tratamiento más económico para todos los tipos de enfermedades mentales, con la excepción de algunos enfermos muy seniles o muy violentos"[55].

---

55 Historia de los Hospitales Diurnos. Patricio Olivos. *Rev. Psiquiatría* (1985) II: 23-27, Chile. Available from https://www.academia.edu/2319652/Historia_de_los_Hospitales_Diurnos

A mediados del siglo pasado, Cameron en Montreal (Canadá) y luego Aron y Smith, en Brístol, en 1953, propusieron el HD como una respuesta lógica a un problema urgente, de saturación de camas y demanda de asistencia psiquiátrica en aumento.

Así, teniendo presente estos antecedentes, podemos decir que el primer hospital de día ya se había creado en otros países, como se describe en el segundo capítulo de este libro. Y también que los clubs sociales de los pacientes mentales actuales tienen su precursor en Bierer en el año 1941. El objetivo del hospital de día era, como en la actualidad, la liberación de camas en el hospital psiquiátrico, el tratamiento rehabilitador y, *a posteriori*, la integración del paciente en su medio; respecto a los clubs sociales, el objetivo perseguía, al igual que en la actualidad, facilitar la integración a través de las habilidades sociales y a través de las actividades para el ocio.

Se han conseguido logros: la creación de unidades específicas para el tratamiento de determinados trastornos; o la unificación en un equipo integral, multidisciplinar, y su coordinación, que, dependiendo de la actitud del personal favorable a la misma o no, no siempre resulta eficaz. Pero de cara a satisfacer la demanda y las necesidades de los pacientes es necesario más personal y una dotación de recursos que facilite y agilice esta asistencia, logrando disminuir las listas de espera y favorecer la integración real de las personas que padecen un trastorno mental.

Para ello es imprescindible y necesaria una plena concienciación social en la que desaparezca el estigma en relación con el enfermo y la enfermedad mental, considerándola como otra enfermedad más del ser humano.

Las noticias y su responsabilidad

Pero, ¿cómo lograr esta integración? Se debe insistir a los medios de comunicación en el especial cuidado al tratar estas noticias; y en la conveniencia de evitar "sensacionalismos" que solo van a contribuir a fomentar la actitud negativa y el rechazo de las personas que padecen un trastorno mental, perjudicando así gravemente su imagen y sus derechos. También se debe tener en cuenta que existen distintos niveles de gravedad y que las situaciones de gran agresividad en pacientes mentales no son tan frecuentes como se quiere hacer creer.

Según comentábamos anteriormente, es cierto que nos encontramos con quienes deciden no tomar la medicación que los estabiliza y con pacientes consumidores de drogas y/o alcohol. En estos casos, puede ocurrir, según la gravedad del trastorno, y tras haber perdido su dominio de la realidad, que experimenten situaciones de gran conflicto, y reaccionen con enorme violencia de consecuencias trágicas bien para ellos o para aquellos que lo rodean. Y estos son los sucesos que provocan gran alarma social, produciéndose, de esta manera, el miedo y rechazo de la sociedad en general a las personas que padecen un trastorno mental, sean o no conflictivas.

PROFESIONALES COLABORADORES QUE HAN PARTICIPADO EN LA REDACCIÓN DEL CAPÍTULO 4, EN LOS APARTADOS REFERENTES A:

- Debilidades del modelo de hospital de día de salud mental actual.
- Fortalezas del modelo actual.
- Coordinación del CSM con la enfermería del hospital de día.
- Posible modelo de coordinación.
- Lo que a veces se olvida en relación con las prácticas, acciones o herramientas fundamentales para la asistencia.
- Los objetivos que han de estar presentes, en un posible plan estratégico para un hospital de día de salud mental.

■ BIZKAIA

COLABORADORAS:
- **Miren Edoia Beaskoechea Bengoetxea**. Enfermera Especialista en Salud Mental. Responsable del hospital de día de la Unidad de Media Estancia del Hospital de Zamudio.
- **Sonia Tamayo Díaz**. Técnico auxiliar de cuidados de Enfermería, del citado hospital de Zamudio.

COLABORADOR:
- **Miguel Cabarcos Berriozábal**. Enfermero responsable del hospital de día de la Fundación Argia. Algorta, Getxo.

■ ARABA

COORDINADORA:
- **Leyre Aldeano**. Enfermera especialista en Salud Mental. Supervisora de la Unidad de Rehabilitación Intensiva del Hospital Psiquiátrico de Araba. Red de Salud Mental de Osakidetza.

COLABORADORAS:
- **Dorleta Fernández de Luco**. Enfermera especialista en Salud Mental. Unidad de Rehabilitación Intensiva del Hospital Psiquiátrico de Araba. Red de Salud Mental de Osakidetza
- **Nora Ruiz Bajo**. Enfermera especialista en Salud Mental. Unidad de Rehabilitación Intensiva del Hospital Psiquiátrico de Araba. Red de Salud Mental de Osakidetza.
- **Pilar Abadía**. Enfermera especialista en Salud Mental. Unidad de Rehabilitación Intensiva del Hospital Psiquiátrico de Araba. Red de Salud Mental de Osakidetza.

- **CATALUÑA, BARCELONA**

COORDINADOR:
- **Antonio R. Moreno Poyato**. Professor lector Escola d'Infermeria.
- **Departament d'Infermeria de Salut Pública, Salut Mental i Maternoinfantil.** Facultat de Medicina i Ciències de la Salut. Universidad de Barcelona.

COLABORADORES:
- **Ana Ventosa Ruiz**. Enfermera especialista en Salud Mental. Hospital de Día CASM Benito Menni Sant Boi de Llobregat, Barcelona.
- **Gemma Cardó Vila**. Enfermera especialista en Salud Mental. Hospital de Día Centro Fòrum-Hospital del Mar, Parc de Salut Mar de Barcelona.
- **Rosana Romero Martínez**. Enfermera especialista en Salud Mental. Hospital de Día de Garraf, Parc Sanitari Sant Joan de Deu, Vilanova i la Geltrú, Barcelona.

- **MADRID**

COLABORADORAS:
- **Ana Ruiz Galán**. Enfermera especialista en Salud Mental Hospital de Día de Psiquiatría "Puerta de Madrid" Hospital Universitario Príncipe de Asturias.
- **Elena Redondo Vaquero.** Enfermera especialista en salud mental. Supervisora del área de Alcalá de Henares.
- **Montserrat García Sastre.** Enfermera especialista en Salud Mental. CET "Hospital de Día Infanto Juvenil Puerta de Madrid". Hospital Universitario Príncipe de Asturias.

- **CASTILLA LEÓN, SALAMANCA**

COORDINADOR:
- **Francisco Javier Sánchez Calvo**. Enfermera Especialista en Salud Mental. Unidad de Rehabilitación en Salud Mental. Hospital Los Montalvos. Gerencia de Especializada de Salamanca, del Sacyl (Servicio de Psiquiatría).

COLABORADORA:
- **Isabel Mª Vicente Torres**. Enfermera Especialista en Salud Mental. Hospital de Día psiquiátrico. Gerencia de Especializada de Salamanca, del Sacyl (Servicio de Psiquiatría).

LOS CENTROS DE SALUD
MENTAL (CSM)

5.1. CSM, ¿QUÉ SON?

Un CSM significa un espacio de acogida y seguimiento para los primeros estadios de la enfermedad y para el seguimiento de los procesos de trastorno mental de las personas que no precisan de asistencia y supervisión en un hospital de día.

Aunque existe cierto estancamiento en el desempeño de los roles de enfoque comunitario y falta de consenso en la cartera de servicios unificados en los CSM que se adapten a las necesidades de sus usuarios, el CSM es un recurso disponible entre la Atención Primaria, el Hospital de Día y el Hospital Psiquiátrico. Algo que debería ser tenido muy en cuenta por aquellas comunidades autonómicas que aún no han finalizado la reforma psiquiátrica.

Por su proximidad al paciente y a su entorno, el CSM constituye el núcleo de la red de salud mental y es el responsable del proceso asistencial del sujeto.

Al CSM, normalmente, se llega derivado desde la Atención Primaria o desde la Urgencia del Servicio de Psiquiatría del Hospital General, a donde acude la persona por propia voluntad o llevado por sus familiares.

Normalmente, el CSM realiza la primera evaluación y diagnóstico de la persona. Desde los más leves (cuando el tratamiento del médico de familia no haya conseguido ese objetivo), hasta los más severos.

Los casos severos le llegan por tres vías:

1. Derivados desde una Unidad de Agudos de Psiquiatría de un Hospital Psiquiátrico (en donde los haya).
2. Derivados desde la Unidad de Psiquiatría de un Hospital General.
3. Derivados desde la Urgencia de Psiquiatría, que les ha dado el alta con indicación expresa de seguimiento por este recurso.

Si el usuario utiliza el sistema de la urgencia omite el paso del médico de familia.

Hay quienes dados de alta de una unidad hospitalaria acuden de manera involuntaria (enviados por la fiscalía) al centro de salud mental para su seguimiento y control.

Por esto mismo, el centro de salud mental se coordina:

- Con los demás recursos psiquiátricos como son el Hospital de Día, las Unidades de Agudos y Subagudos, Unidades de Media Estancia, de Rehabilitación o Unidad Infantojuvenil.
- Con el equipo de Atención Primaria.
- Y, si es preciso, con los recursos sociosanitarios a través de su trabajador social, como son los centros de día, talleres ocupacionales, pisos tutelados, etc.

En el caso de la Unidad Infanto-juvenil, además del tratamiento en la unidad correspondiente del CSM, se podrá optar —siempre que hubiera disponibilidad de plazas— a hospitales de día infantojuveniles (el horario es similar al escolar), a unidades de hospitalización breve y a servicios de psiquiatría infantil del hospital general.

La última pandemia de covid-19 ha empeorado las condiciones socioeconómicas, lo que se ha traducido en un aumento de la demanda de atención a la salud mental y en la necesidad de un aumento de recursos para dicha atención.

Se está promoviendo, sin embargo, un perfil de asistencia más comunitaria, más adaptada a las necesidades de las personas; asistencia que favorece la vinculación a los dispositivos de salud mental y refuerza la funcionalidad y la integración de estas personas en el ámbito comunitario donde residen.

5.2. ¿QUIÉNES FORMAN UN CENTRO DE SALUD MENTAL?

Está formado por un equipo terapéutico de psiquiatras, enfermeras especialistas, trabajadores sociales, algún auxiliar de enfermería y un auxiliar administrativo; a veces, un psicólogo.

El número de profesionales dependerá de la capacidad de pacientes del centro, unido a las posibilidades que le otorgue el presupuesto. Los profesionales se coordinan entre sí para la consecución de objetivos.

5.3. FUNCIONES DEL CENTRO DE SALUD MENTAL

El centro de salud mental lleva a cabo las siguientes funciones:

- Llevar a cabo el seguimiento del enfermo.
- Aplicar los tratamientos farmacológicos pertinentes.
- Realizar intervenciones psiquiátricas y sanitarias apropiadas a cada caso.
- Proporcionar cuidados de enfermería al enfermo mental crónico y a quienes padecen otros trastornos psicóticos y/o de tipo adaptativos, a través de la metodología de la gestión de casos.
- Proponer programas y acciones individuales de rehabilitación y reinserción social.
- En caso de necesidad, tomar las medidas oportunas y derivar al enfermo a recursos más adecuados.

- Educar al enfermo y a la familia en los cuidados y habilidades necesarias.
- Informar al paciente sobre lo que puede esperar del equipo y de lo que el equipo espera de él.
- Garantizar la continuidad de cuidados en un grupo de pacientes con patología mental.

Y todo esto lo hace mediante:

- Acompañamiento, observación, supervisión y control de los pacientes en su proceso evolutivo, para lograr una buena respuesta a los tratamientos y conseguir una mayor y más frecuente participación si precisan, junto a otros pacientes y profesionales en las terapias de grupo.
- Puntualmente, tratamiento psicológico, individual, grupal o familiar e intervenciones sociofamiliares.
- Programas terapéuticos.
- Seguimiento y administración de tratamientos con medicamentos de liberación prolongada (DEPOT) y otros de última generación para los Trastornos Mentales Graves (TMG).

5.4. INTERVENCIONES, TAREAS Y ACTITUDES DE LA ENFERMERA ESPECIALISTA EN EL CSM

Dependiendo de cada comunidad autónoma y de los recursos de los que sus Gobiernos dispongan para los CSM, paso a relatar lo que hacen algunas comunidades colaboradoras, contado por trabajadores de las mismas; colaboradores que se citan al final de este capítulo.

La "acogida" del paciente y su familia —si la tuviera— es el santo y seña del CSM. Acogida que, al igual que en el Hospital de Día, propiciará el establecimiento del vínculo terapéutico necesario para tratar eficazmente al paciente.

La enfermera actuará según necesidades del paciente individual, de la familia o del grupo social, tanto en el CSM como en su entorno comunitario.

Llevará a cabo las siguientes intervenciones:

- Triaje de las derivaciones recibidas en el CSM por parte de Primaria, de la Especializada y otros dispositivos de la red de salud; se distribuirán y se adjudicará entre los profesionales del Equipo de Salud Mental para la atención e intervención que se considere oportuna.
- Seguimiento y control de los usuarios incluidos en el programa del Trastorno Mental Grave (TMG).
- Seguimiento y control de usuarios en tratamiento con medicaciones que precisan controles periódicos de los niveles de los mismos en sangre, por ejemplo: clozapina, litio, carbamazepina y valproico, etc.
- Terapia de apoyo a pacientes con diagnóstico de distimia, diferentes trastornos adaptativos y depresión.

- Desarrollo y puesta en práctica de programas psicoeducativos.
- Seguimiento telefónico de los usuarios con problemas de movilidad debido a la dispersión geográfica, lo que hace imposible verlos de forma presencial en el CSM.
- Intervención en los programas a desarrollar.
- Programa de atención domiciliaria.
- Programa de desvinculados.
- Programa de soporte a la Primaria. Este programa se lleva a cabo con asistencia una vez por semana a los ambulatorios de la zona para dar soporte a los profesionales del Centro de Atención Primaria.
- Coordinación y seguimiento de los usuarios residentes en centros asistenciales de la tercera edad.
- Coordinación con Atención Primaria, en relación con los usuarios atendidos en el CSM.

Todo esto implica las siguientes tareas:

Las relacionadas con las actividades diarias de la enfermera especialista en salud mental (asistencial, docente e investigadora) y con cada plan de cuidados individualizado.

Entre otras cosas:

- Consultas de Enfermería. Acogida, controles analíticos, medicación Depot, seguimiento del tratamiento médico y respuesta al mismo, valoración de posibles efectos adversos y valoración continuada del estado mental del paciente. Prevención de recaídas.
- Seguimiento de la comorbilidad orgánica.
- Seguimiento familiar, si el paciente acepta.
- Educación psicosocial (conciencia de enfermedad, adherencia al tratamiento, medicación psiquiátrica, hábitos de vida saludable, abstinencia de tóxicos, talleres de higiene, sueño, etc.).
- Grupos de relajación (manejo de la ansiedad y enseñanza de técnicas de relajación).
- Grupo de estimulación cognitiva.
- Grupos terapéuticos:
  - Habilidades sociales.
  - Participación en programas específicos de nueva implantación (por ejemplo: "Soledad").
- Recibir pacientes de primera consulta, abriendo su historial clínico en el Equipo de Salud Mental.
- Realizar tareas asistenciales: administración de tratamientos; valoración de sintomatología y funcionamiento habitual; seguimiento y gestión de casos de los pacientes con Trastorno Mental Grave.

- Elaborar y desarrollar planes de cuidados de enfermería individuales o grupales, según los casos: educación para la salud; valoración, análisis e intervención en crisis; fomento de la actividad física; adherencia al tratamiento; detección de recaídas.
- Coordinación con los dispositivos de la Red de Salud Mental hospitalarios, extrahospitalarios y comunitarios relacionados con los pacientes del distrito.
- Coordinación, atención y apoyo a las familias.
- Participación en la búsqueda de recursos sociosanitarios para los pacientes con Trastorno Mental Grave que se decida en la Comisión de Área del Equipo de Salud Mental por su especial necesidad.
- Participación docente y difusión del conocimiento:
    - Formación en salud mental para enfermería en los CAP. (Centros de Atención Primaria).
    - Charlas en la comunidad (institutos, asociaciones de familiares…).
- Coordinación con diferentes dispositivos de salud.
- Coordinación en programas de salud mental.
- Coordinación con dispositivos comunitarios.
- Coordinación investigadora: participación en el registro de datos, en la elaboración de memorias y en trabajos relacionados con su tratamiento, para la elaboración de artículos, pósteres, presentaciones…
- Colaboración con las Unidades de Neurociencias e Investigación de la comunidad autónoma respectiva.
- Generar conocimiento científico en el ámbito de la salud, impulsar líneas de investigación y divulgar la evidencia.
- Gestión.

Y las siguientes actitudes:
- Responsabilidad, respeto y capacidad para trabajar en equipo.
- Honestidad y ética profesional.
- Capacidad de reflexión y análisis.
- Capacidad para exponer problemas y solicitar ayuda.
- Capacidad de comunicación eficaz, empática y terapéutica.
- Capacidad crítica para identificar y diferenciar conductas no saludables.
- Capacidad para tomar decisiones pertinentes y saber priorizar.
- Capacidad de análisis de indicadores de vulnerabilidad para la salud mental.
- Capacidad para identificar patrones de salud disfuncionales y establecer juicios diagnósticos enfermeros basados en evidencias (utilizando las taxonomías y planes de cuidados estandarizados).
- Capacidad para identificar efectos adversos del tratamiento y realizar actuaciones para neutralizarlos.
- Capacidad de adaptación a nuevas situaciones.

Es decir, actitud de respeto y empatía hacia el paciente. Trabajando bajo los principios básicos de bioética: no maleficencia, justicia, beneficencia y autonomía. Considerando los cuidados que se apliquen a la persona desde ella misma y facilitando su autonomía en la toma de decisiones.

La enfermera ha de mostrar una actitud cálida, realista, favorable y de apoyo hacia el usuario; asumiendo los retos que se plantean en el trabajo diario del CSM; siempre teniendo en cuenta las propias limitaciones, personales y profesionales.

Además de la empatía, es imprescindible gozar de una actitud positiva e integradora hacia los pacientes. Así como una gran capacidad de escucha activa, iniciativa, motivación, formación especializada continuada y contención verbal, sin prejuicios y reforzando la confianza, autoestima, seguridad y mayor autovaloración en los pacientes, reforzando sus logros.

Ofrecer un ambiente de confianza, marcado por la flexibilidad y el entendimiento, adaptado a cada paciente y a sus necesidades.

Importante es la cercanía sin intimismos hacia los pacientes, con el objetivo de ayudar, acompañar, reforzar o mejorar la situación vital de cada persona para que viva con un funcionamiento lo más óptimo posible.

La consulta de enfermería debe ser un espacio relajante donde saquen sus alegrías, sus miedos o sus dudas sin temor a ser juzgados, generando un ambiente de confianza, tranquilidad y seguridad.

5.5. SITUACIÓN DE LOS CSM EN LA ACTUALIDAD

Las enfermeras de los CSM consultadas perciben el recurso como excesivamente saturado de pacientes, lo que provoca cierto desbordamiento.

Tras la pandemia, como ya se ha comentado al principio de este capítulo, hubo un gran aumento en la demanda de atención a la salud mental. Dado que el modelo de psiquiatría actual va dirigido hacia un usuario integrado en la sociedad, la importancia del CSM es máxima, enmarcando esta importancia en la sociedad que tenemos —individualizada y globalizada— y los cambios que ha provocado, que pasan factura a la salud mental. Obliga a desarrollar nuevos programas para atender a la población; por un lado, es bueno, porque se tiene capacidad y conocimientos para adaptarse a las nuevas situaciones surgidas, pero, por otro lado, puede dividir a los equipos.

De positivo tiene que se está promoviendo un perfil de asistencia más comunitaria, adaptado a las necesidades de las personas; que trabaja en pro de sus objetivos, favoreciendo la vinculación a los dispositivos de salud mental. Que refuerza la funcionalidad y la integración de estas personas en el ámbito comunitario donde residen.

El CSM reúne los requisitos para ser pilar fundamental para el trastorno mental grave (TMG) y para otros trastornos, que van en aumento; por ejemplo, los trastornos adaptativos. Téngase en cuenta que el empeoramiento de las condiciones socioeconómicas va a generar una mayor demanda de asistencia psicológica y obligará a un aumento de los recursos disponibles en salud mental.

Se echa de menos un mayor trabajo interdisciplinar; pero, actualmente, se tiende al trabajo individualizado, lo que hace que sea muy complicado proporcionar una atención integral.

En algunas autonomías falta espacio y mobiliario adecuado; y no están bien definidas las funciones de la enfermera especialista en salud mental. La mayoría de las comunidades autónomas se quejan de falta de recursos en general.

Dependiendo de la adjudicación que la comunidad haya dedicado a salud mental, el incremento de los problemas de la salud mental ha significado una readaptación de los CSM, estableciendo unos programas concretos para las diferentes demandas (programa de atención en crisis, primeros brotes, suicidio...); y sobre todo, una mayor accesibilidad a la población. Hay que destacar, por ejemplo, la creación del programa de soporte a la Primaria, donde los profesionales del CSM (psiquiatría, psicología y enfermería) se desplazan a los ambulatorios de zona para visitar a lo que llamaríamos patología menor.

Pero la implantación y el desarrollo de los nuevos programas se ve afectado por la falta de recursos humanos.

El cambio de registro de visita a contacto telefónico o a videollamada, a raíz de la pandemia, en general ha sido bien admitido, aunque en Salud Mental es imprescindible alternar con la visita presencial.

El CSM destina la mayor parte de sus recursos a la atención a personas con trastorno mental grave que, indudablemente, son quienes mayor atención requieren. Pero es necesario también destinar recursos para la prevención en salud mental desde la comunidad al CSM, dando así soporte a personas con malestar emocional, que se beneficiarán al adquirir conocimientos y habilidades de gestión de la ansiedad y el estrés, sin necesidad de tratamientos del equipo de salud mental y/o farmacológicos.

5.5.1. Debilidades del CSM actual

Se considera una debilidad del CSM actual ser un modelo biológico; es decir, que su peso recae excesivamente en el tratamiento médico/farmacológico, restándole importancia a otros aspectos y terapias (social, emocional, terapias psicológicas, terapias ocupacionales...).

Otra debilidad sería la falta de motivación de los profesionales debido, por un lado, a la inestabilidad de sus puestos de trabajo, por otro, a las sustituciones, que la mayoría de las veces ocasionan que haya un déficit de formación en el profesional sustituto para realizar el trabajo (debido a la dificultad para sustituir, a las listas de contratación, que no contemplan tanto la formación para el puesto como el orden de inscripción en ellas), etc.

También puede ser debilidad la dependencia de otros colectivos.

Se considera debilidad que los pacientes no estén debidamente censados ni existan registros adecuados, como ocurre en algunas comunidades, por lo que hay cierta desvinculación entre pacientes y CSM (las historias clínicas aún están en ficheros de papel, en según qué comunidades y/o lugares).

Es debilidad la insuficiencia de recursos humanos (según en qué comunidad) en los Equipos de Salud Mental respecto a la demanda asistencial: faltan programas de promoción de la salud mental, de prevención, de inserción sociolaboral. No es eficaz rehabilitar a una persona para devolverla al medio que la enfermó o que contribuyó en gran medida a hacerlo, como se ha dicho anteriormente.

La ausencia o falta de coordinación es otra importante debilidad, así como el desconocimiento social de la labor de enfermería (invisibilidad).

Y la ausencia de actualización y/o de creación de nuevos programas.

Por tanto, se requiere una mayor apuesta por una atención comunitaria, debido al aumento de la demanda asistencial de salud mental por parte de la población y de los propios servicios sanitarios. Ello permitiría:

- Por un lado, un mayor despliegue de profesionales en programas como la atención domiciliaria y una adecuada atención a la población más vulnerable y en riesgo de exclusión.
- Por otro lado, un mayor soporte en la atención primaria ante el aumento de demandas relacionadas con la salud mental.
- Como se viene pidiendo en los diferentes planes de salud mental en los últimos años, se precisa integrar las toxicomanías como otro trastorno de la salud mental en los CSM.

Hay quienes creen que la mayor debilidad del CSM radica en el momento social que se está viviendo. Momento social que provoca una presión asistencial importante al llegar a colapsar la atención a la salud mental por la psiquiatrización de la vida cotidiana y de los problemas sociales. Problemas que debieran tener una solución social. Al no tenerla, se medicaliza; y por desgracia, no cabe duda, estos problemas agravarán cualquier patología previa de salud mental que se padezca.

Decía un compañero catalán: "Se debe ampliar la mirada, ya que la salud no es solo tratar la patología. Existe la calidad de vida, con factores que ayudan a mantener la actividad, la salud y la participación; eso revierte en disminuir el malestar subjetivo que se traduce en malestar físico o psíquico, dolores y situaciones que llevan a consultar al médico como forma de hacer lazos y hablar con otros".

No cabe duda de que el modelo biomédico influye en la práctica de enfermería, haciendo que esta se limite en muchos casos a la administración de inyectables y a la farmacovigilancia, restando tiempo a aspectos imprescindibles para fortalecer la relación terapéutica, como fomentar la comunicación o interesarse por la vida y la persona de forma integral, entre otros.

La falta de tiempo y la sobrecarga asistencial del personal impide dedicar la atención necesaria a los pacientes y acordar planes terapéuticos más elaborados. Supone que no hay intervenciones adecuadas en o desde otros programas del CSM: programa de agresión sexual, programa de psicosis incipiente, coordinación de PSI o atender urgencias; y hace que no se invierta el tiempo necesario al programa Trastorno Mental Grave (TMG).

5.5.2. Principales fortalezas de los CSM

Disponer de personal especializado en salud mental, en un número conveniente y suficientemente motivado.

Sentir la satisfacción de la tarea bien realizada, que se refleja en la efectividad, calidad asistencial y la mejora de la enfermedad en cada paciente.

La percepción de mejora de la relación terapéutica. Debido a que cada paciente tiene asignado un psiquiatra, psicólogo y enfermera de salud mental.

El propio Equipo de Salud Mental, constituido por profesionales en la mayoría de casos con una alta preparación y formación, que tratan de desarrollar sus capacidades al máximo para dar una atención de calidad con el mínimo de recursos.

La posibilidad de constituirse en profesionales de referencia en su ámbito de salud, con un extenso campo de acción que va desde la intervención en la consulta hasta la intervención en la comunidad.

Otra gran fortaleza es la capacidad de adaptación y sacrificio personal y profesional de los propios trabajadores de la red asistencial.

También son fortalezas:

- La investigación: cada vez se avanza más en los conocimientos, lo que proporciona una ventaja en la promoción/manejo de la salud.
- Especialización: los profesionales día a día se preparan mejor en los conocimientos de la salud mental.
- Coordinaciones: aumento y mejora de las coordinaciones.
- El trabajo desde la comunidad es la principal fortaleza. Es un privilegio trabajar en las comunidades con los recursos próximos a la vida de los usuarios.
- La flexibilidad en las visitas y disponibilidad en algunos centros y comunidades:
  - Todos cuentan con la seguridad y confianza de saber que, cuando lo necesiten, el profesional va a estar ahí.
  - Igualmente, los usuarios saben que, ante cualquier duda o empeoramiento anímico/psicopatológico, pueden acudir a la consulta sin necesidad de cita, es decir, de improviso.
  - Esta posibilidad ayuda a la vinculación terapéutica; es muy gratificante y bien valorada por los usuarios.

- Otra fortaleza es la adaptación a cada paciente y sus necesidades. Trabajar centrados en sus objetivos y acompañarlos en el proceso, aunque en ocasiones no se acaben cumpliendo los objetivos planteados.
- Y, por último, se considera fortaleza contar con un buen equipo que respalda, acompaña, aconseja y busca soluciones antes que culpables; en suma, equipo que suma.

5.6. COORDINACIÓN DEL CSM CON LA ATENCIÓN PRIMARIA

Del dicho al hecho hay un trecho, dice el refrán. Así que para analizar la realidad de la práctica en los CSM en relación con las personas que acuden a instituciones públicas o privadas con Trastorno Mental Grave me he permitido realizar un ligero sondeo de opinión entre profesionales enfermeras de algunas autonomías, que paso a sintetizar.

Parte de los profesionales consultados refieren que, dependiendo de las autonomías y del buen hacer del profesional de turno, la enfermera de CSM no toma parte en el cuidado ni tiene noticia de que este paciente siquiera exista. Para otras enfermeras, el CSM no tiene problemas de coordinación con ningún centro o servicio.

- Informan —como ya señalaron con anterioridad— que la coordinación es una de las funciones que se lleva a cabo por parte de la enfermería. Con escasos protocolos, por lo que defienden la creación de más protocolos para garantizar la efectividad de las intervenciones realizadas, sin que este trabajo dependa tanto del buen hacer de cada profesional.
- Que este tipo de coordinación, a su criterio, resulta:
  - *Sesgada*, porque primero contactan con otro colectivo.
  - Con frecuencia, falta información muy particular de cada paciente.
  - *Bastante escasa*, más de lo deseable. Aconsejan realizar, como mínimo, una reunión cada 15 días.
  - *Fluida y correcta* cuando la comunicación con el paciente es personal, vía telefónica o por correo electrónico; o si se han realizado programas previos de salud para trastornos mentales graves alguna vez con algunas de las profesionales.

También hay quien opina:

- Que depende más de los profesionales que de un circuito creado de forma eficiente.
- Que "la coordinación con los diferentes dispositivos comunitarios sigue siendo uno de los grandes problemas a mejorar. Existe una buena red de atención comunitaria, aunque insuficiente. En muchos casos la falta de coordinación no permite explotar todos los recursos existentes".
- En otros casos "no se realiza coordinación desde enfermería con estos recursos, salvo en casos concretos que individualmente se requiere. Psiquiatría coordina con unidades de psicogeriatría y recursos específicos de atención a personas ancianas. También se coordina con atención primaria y se trabaja con objetivos comunes cuando es necesario".
- Aquellas enfermeras que están dentro del Programa de Soporte a la Primaria se coordinan con facilidad; porque están en contacto directo con Atención Primaria y comentan los casos en persona, por la plataforma informática, por teléfono o correo electrónico.

- En el resto de supuestos, las coordinaciones son algo más dificultosas, pero no inexistentes; cuentan con los correos electrónicos y teléfonos de estos dispositivos.
- En estos últimos casos, no debiera haber dificultad en las coordinaciones. Si uno se quiere coordinar encuentra fácilmente formas de contactar con los otros profesionales y el *feedback* siempre es positivo porque los objetivos de trabajo son comunes.
- Trabajo Social tiene reuniones periódicas con los diferentes dispositivos sanitarios y sociosanitarios para facilitar la coordinación.
- En el centro de salud mental también se realizan sesiones de casos donde se trabajan los planes terapéuticos de los pacientes con dificultades y se reúnen todos los profesionales implicados del caso.

5.7. MODELO DE COORDINACIÓN A SEGUIR EN UN FUTURO Y QUE, EN ALGUNOS ASPECTOS, YA SE ESTÁ IMPLANTANDO EN ALGUNAS COMUNIDADES AUTÓNOMAS

- El modelo propuesto se centra en redefinir el papel de la enfermería, reconociendo sus competencias para derivar directamente a los pacientes a hospitales de día.
- Un modelo eficaz debe garantizar un intercambio sistemático de información, basado en una metodología de trabajo común, donde los profesionales sanitarios y sociosanitarios colaboren para alcanzar objetivos compartidos. La planificación y ejecución de los planes de tratamiento y cuidados se haría de manera conjunta, dirigida a mejorar la atención a los usuarios.
- Este modelo reorganizaría las consultas y atenciones gestionadas directamente por enfermeras de todas las Gerencias, en coordinación con el Servicio de Enfermería de cada equipo, con reuniones periódicas para optimizar la calidad asistencial. Además, se priorizaría la atención en poblaciones más pequeñas, reforzando la atención comunitaria y mejorando la coordinación con los equipos de Atención Primaria.
- Sería ideal un modelo menos jerarquizado, donde se trabaje de forma organizada y en equipo, con más recursos humanos y centrado en las necesidades de la persona, no del centro. Este enfoque debe incluir la mano de obra del gestor de casos (ya implementada en algunas comunidades), la ampliación de servicios comunitarios y una atención que potencie la prevención y la cercanía, fomentando la atención domiciliaria. Además, se deben maximizar los recursos existentes, garantizando la recuperación integral de los pacientes, la continuidad asistencial y la coordinación con la red de salud mental y otros recursos comunitarios.
- Según las enfermeras consultadas, los casos clínicos de salud mental que llegan a los Centros de Atención Primaria de Salud mental (CAPS) han de coordi-

narse con el equipo del Centro de Salud Mental de Adultos (CSMA) para gestión de las derivaciones y para trabajar los casos de forma individualizada en interconsulta.

- Desde enfermería debiera realizarse una función de coordinación amplia, que incluyera los recursos de la comunidad que dan soporte a los grupos vulnerables: ancianos, emigrantes, mujeres víctimas de violencia, familias en situación de precariedad, jóvenes con dificultades adaptativas, personas solas sin red social, etc. Falta el trabajo de enfermería desde un modelo que incluya intervenciones sociales.

5.8. PROTOCOLOS O PROCEDIMIENTOS QUE SE DEJARON DE HACER Y QUE SE ACONSEJA RECUPERAR POR SU EFICACIA

Las entrevistas de acogida (realizadas por el equipo de enfermería) han dejado de hacerse en muchos lugares por necesidades del servicio, escasez de personal o falta de tiempo. Es el primer contacto que el paciente tiene con el proceso terapéutico. La consulta de acogida de enfermería permite una recepción y apoyo inicial, una primera valoración, evaluación de la urgencia, análisis de la demanda, contención y recogida de información que puede permitir una mejor planificación del tratamiento posterior. Por lo que es aconsejable su recuperación en todos los CSM y otros lugares.

Se echa de menos la gestión de casos individuales, coordinados con todos los equipos de Salud Mental.

Seguir más de cerca la evolución de los pacientes, con visitas domiciliarias periódicas y recogiendo anualmente la progresión, necesidades y evolución de la enfermedad.

En Londres, la enfermera es, a su vez, la gestora de los casos. Sobre ella pivota el trabajo del paciente. En España, esa figura aún no está reconocida oficialmente; y debiera homologarse con las inglesas.

Se echa en falta también:

- Más atención presencial, ya que, como consecuencia de las restricciones del confinamiento del covid-19, muchas consultas habitualmente se han hecho telefónicas.
- Talleres con varias temáticas de ayuda a pacientes de salud mental.
- Grupos de apoyo a familiares/cuidadores y pacientes.
- Se ha reducido el equipo multidisciplinar que visitaba a domicilio a los Trastornos Mentales Graves. En la actualidad, esta labor la realiza solo la enfermería. Al elevarse la demanda y presión asistencial en las consultas, se eliminó el servicio, por el riesgo que suponía para un solo profesional algunas de las intervenciones. Actualmente, se están retomando las visitas domiciliarias, pero no están incluidos en el equipo asistencial todos los profesionales relacionados con los casos visitados, por lo que parece conveniente rehacer aquellos equipos multidisciplinares.

En general las acciones se han ido mejorando; se han incorporado cambios que benefician los resultados. La figura de la enfermera especialista en salud mental, en el momento actual, es imprescindible dentro del CSM, debiendo ampliar o modificar sus acciones, según los resultados obtenidos de eficiencia, eficacia y efectividad.

Otra de las enfermeras consultadas refiere que la inclusión de las TIC (sobre todo con la pandemia del covid-19) ha favorecido la coordinación y comunicación tanto entre los profesionales como con los usuarios, pero es posible que haya "deshumanizado" el propio sistema.

Se echa de menos mejorar las derivaciones, dado que se valoran muchas situaciones sociales como de salud mental.

Habría que volver a potenciar las reuniones de grupos presenciales con otros compañeros, porque ayudaban a consolidar el equipo y generaban cercanía. Con las reuniones telemáticas es todo más distante y frío.

5.9. ASPECTOS IMPRESCINDIBLES EN UN PLAN ESTRATÉGICO MODELO PARA UN CSM

* Prevención de la salud.
* Atención domiciliaria intensiva.
* Fomentar la investigación y publicación de artículos en el campo de la enfermería comunitaria de Salud Mental.
* Diseño de estrategias para acceder y participar en las direcciones del Departamento de Sanidad. Se propone la presencia de enfermeras de salud mental en organismos con capacidad de decisión y de diseño de políticas sanitarias.
* Atención a personas con trastorno mental grave desde un modelo relacional, integral y social.
* Atención a la prevención en salud mental desde el trabajo con los recursos de la comunidad.
* Aumento del tiempo de visita a enfermería.
* Realización de más actividades comunitarias con los pacientes.
* Cursos de psicología positiva para empoderar a los profesionales y que transmitan las enseñanzas a sus pacientes.
* Mantener el programa de soporte a la Primaria.
* Desplazar un equipo al CAP, lo que beneficiará un mejor cribaje para no saturar los CSM, evitando así cronificar situaciones del "malestar de vida" y mejorando la coordinación entre los usuarios del CSM y Atención Primaria.
* Potenciar el trabajo grupal:
  - Beneficia al paciente y al profesional y mejora las listas de espera.
  - Ayuda a arreglar situaciones de cronicidad de difícil recuperación en visita individual.
  - Crear mayor número de plazas en la comunidad.
* Aumentar los recursos comunitarios para que no haya listas de espera elevadas, cuando se trabaje la vinculación a un equipo de estos recursos. En muchos ca-

sos cuesta movilizar al paciente y es importante realizar con rapidez el ingreso una vez este ha sido aceptado.

- Aumentar la presencia de enfermeras especializadas en el CSM (ratio enfermera-paciente).
- Implementar la figura de enfermera como gestora de caso.
- La formación y motivación de los profesionales en las técnicas y tareas necesarias para la puesta en marcha y realización de los diferentes programas de atención ofertados en el plan estratégico.
- Innovación en las formas de atención a los usuarios, potenciando el trabajo en y para la comunidad.
- Creación de un grupo de trabajo de carácter permanente y en el que roten los participantes (esto último para el buen desarrollo del papel de la Enfermería en Salud Mental y demás profesionales del equipo interdisciplinar).
- Coordinación con los trabajadores sociales, conocedores de las necesidades básicas que tiene el paciente psiquiátrico para así dar preferencia a la asistencia del centro de salud mental.
- Trabajar en Protocolos/objetivos unificados por todos los Equipos de Salud Mental.
- Reevaluar periódicamente todas las atenciones prestadas para mejorar la calidad asistencial.
- La adherencia terapéutica de los pacientes, el estigma que aún continúan sufriendo estas personas por acudir a dispositivos de Salud Mental. Es esencial normalizar las visitas de cara a la población general para que no se estigmatice a estos pacientes.
- Más atención social, abordaría la posibilidad de, al menos, un trabajador social por cada cupo de pacientes.
- Revisión del último Plan Estratégico de Referencia para determinar y consensuar avances desde la enfermería de salud mental actual: Grado en Enfermería, Especialidad en Salud Mental, EIR, Máster, Doctorado.
- Búsqueda de estrategias de promoción de la salud mental y programas de prevención de los trastornos mentales.
- Rehabilitación, recuperación e inserción sociolaboral con planes que incluyan la búsqueda de empresas favorecedoras del empleo protegido para personas con enfermedad mental.
- Seguir potenciando las coordinaciones entre los diferentes dispositivos de salud, porque una buena coordinación mejora el trabajo, el tiempo empleado y los resultados.
- Y como objetivo primordial trabajar y potenciar el empoderamiento de la figura de la enfermera en la salud mental.

5.10. LA COORDINACIÓN, COMPETENCIA DE LA ENFERMERA ESPECIALISTA DE SALUD MENTAL

Me ha parecido importante resaltar que la competencia de las enfermeras especialistas en salud mental para coordinar la gestión en salud mental viene avalada por la Orden SPI/1356/2011 de 11 de mayo (BOE del 24 de mayo de 2011)[56]. La Orden aprueba y publica el programa formativo de la especialidad de Enfermería de Salud Mental. El ámbito de la enfermera de esta especialidad abarca la atención hospitalaria en régimen de hospitalización total o parcial y la atención a la comunidad a través de los centros de salud mental especializados (CSM), centros de Atención Primaria, domicilios, instituciones sociales (escuelas, residencias, centros de acogida…) y/o centros destinados a realizar actividades rehabilitadoras relacionadas con la salud mental.

Así, la actuación de la especialista se desarrolla en los centros del Sistema Nacional de Salud o en centros privados, debidamente autorizados.

El programa formativo de la especialidad Enfermería de Salud Mental (apartado 6.4, Gestión Clínica, dos años de estudios) entiende como "competencias de la coordinación", entre otros, las siguientes (6.4.1):

a) Capacidad para liderar, coordinar y dirigir los procesos de gestión clínica.
d) Capacidad para gestionar, liderar y coordinar grupos de trabajo y trabajo en equipos intra e interdisciplinares.
e) Capacidad para gestionar, liderar y coordinar la actividad asistencial y los servicios de enfermería de salud mental y adicciones.

Y en 6.4.2, que fija contenidos:

c) Metodología en gestión de procesos. Conocimiento de la estructura y funciones de los dispositivos de salud mental, redes de servicios y programas de coordinación.
d) Coordinación, dirección, liderazgo y gestión de equipos de trabajo. Metodología de trabajo en equipo.

Parece claro que la "coordinación" en sí es competencia de la enfermera especialista en salud mental, como justo reconocimiento a una realidad enfermera, constatada por sus hechos desde las últimas décadas del siglo XX a la actualidad.

5.11. ENFERMERA GESTORA DE CASOS EN EL CSM

Un previo y breve apunte histórico: la gestión de casos surgió hace más de un siglo en los EE UU, asociada inicialmente con el Trabajo Social y extrapolándose a lo socio-asistencial, para mejorar la organización y coordinación con el resto de los

---

56 BOE-A-2011-9081 Orden SPI/1356/2011, de 11 de mayo, por la que se aprueba y publica el programa formativo de la especialidad de Enfermería de Salud Mental. Disponible en: https://www.boe.es/buscar/doc.php?id=BOE-A-2011-9081

niveles asistenciales a la enfermedad crónica. Aquella gestión de casos se trasladó a la salud mental en los años 50, como mejor método para dar seguimiento a las personas que padecían una enfermedad mental.

Al igual que en el hospital de día de salud mental se definió el servicio de la Enfermera Gestora como alguien imprescindible y de necesaria estabilidad, en los centros de salud mental la Enfermera Gestora de Casos cobra idéntica importancia. Su estabilidad es una referencia para el paciente y su entorno; favorece la adherencia terapéutica y garantiza la continuidad de los cuidados. Sus funciones son, en parte, las mismas que definimos allí.

Por las características de las tareas e intervenciones que ha de realizar con el paciente o con sus entornos puede ser calificada como "enfermera gestora de casos" o "enfermera de enlace" o "enfermera de cuidados avanzados"; como la queramos llamar.

Pero las preguntas que surgen son:

Consultadas fuentes del gobierno, en junio del 2023, ¿existe esta figura reconocida oficialmente por el Estado español? No.

Este reconocimiento… ¿Es dejado al criterio de las diferentes CC AA en cuanto a su implantación y a la buena voluntad y disponibilidad de las enfermeras? Sí.

¿Si se ejerce como tal, está reconocido en el puesto y en los planes de cuidado que se llevan a cabo con los pacientes? No que se sepa.

Quizá el nombre de "enfermera de enlace" resuene como tal en algún dispositivo sanitario privado. Personalmente, conozco uno, pero no alcanza a llevar el asesoramiento ni la coordinación requerida con otros dispositivos necesarios para la más adecuada evolución del paciente.

¿La reconoce Osakidetza en la comunidad autónoma vasca por fin tras las conclusiones de las V Jornadas de Enfermería de Salud Mental de Bizkaia, en Bilbao (25/IV/2023)? La realidad hasta ahora constatada es que no salen plazas en OPE con ese perfil.

El Programa Oficial —citado arriba— de la Especialidad de Enfermería de Salud Mental, epígrafe 3, define su perfil profesional; y en 3.1 del programa, que trata de las competencias asistenciales, el ítem "J" refiere textualmente entre sus competencias "actuar [o que no es propio de figura de gestora, sino una actividad] como gestora de casos en los problemas de salud mental que requieren continuidad de cuidados (por ejemplo en trastornos mentales graves), manejando la estrategia que haya sido consensuada por el equipo de salud mental"

A mayor abundamiento, en las conclusiones de las *V Jornadas de Enfermería de Salud Mental de Vizcaya*, en relación con el papel de gestora de casos de la especialista en Salud Mental, celebradas en Bilbao (25/IV/2023), se la definió como "figura competente, coordinándose con otros profesionales de la salud y la sociedad misma, siendo el trabajo en red un instrumento imprescindible para ello". En aquellas V Jornadas se recalcó la función educativa de la Enfermera Especialista en Salud Mental en el ámbito comunitario con instituciones y agentes sociales, participando en diferentes programas que conduzcan a modificar la percepción de los problemas de salud mental por parte de la población para disminuir el estigma asociado a esta[57].

Por insistir más sobre la necesidad de este papel, en 2021 el Consejo General de Enfermería y el Instituto Español de Investigación Enfermera emitió un documento de trabajo, "*Marco de competencias de las/os enfermeras/os gestoras/es de casos en la atención al paciente con problemas de salud crónicos con complejidad*", que definía que[58]:

- "Existe una reducción del coste total (hasta el 11%) en los presupuestos de atención sanitaria a través de la reducción de hospitalizaciones y de la duración de la estancia."
- "La gestión de casos de enfermería para personas mayores con enfermedades crónicas "con un promedio de 12 comorbilidades" han mejorado tanto los resultados del paciente (percepción de mejor calidad de vida) como el ahorro de costes (reducciones significativas de las visitas de urgencias y de los ingresos hospitalarios, el total de días de cama y costes vida)."

Y textualmente, cuando habla de la aportación de las enfermeras gestoras de casos al sistema sanitario, el Consejo General de Enfermería escribe: "La figura de enfermera gestora de casos (EFG) ha sido analizada en diferentes estudios que han demostrado que su intervención consigue reducir la estancia media hospitalaria y el número de reingresos suponiendo un ahorro para el sistema sanitario. Favorece la accesibilidad a los servicios y a los recursos consiguiendo mejoras de la capacidad funcional de los pacientes, mejoras en la calidad de vida, la satisfacción y los resultados en salud de estas personas, disminuyendo la sobrecarga del cuidador."[59]

Eloy Eyaralar Baizán, en su trabajo de fin de Grado para la Facultad de Enfermería de Gijón, apuesta por esta figura y describe las funciones a desarrollar por la enfermera gestora de casos en Atención Primaria, Atención Intermedia y Especializada:

1. "Desarrollo y revisión de planes de actuación específicos de una forma conjunta con los profesionales de los equipos básicos de atención primaria.
2. Mantener y mejorar la calidad de vida relacionada con la salud de toda persona susceptible de ser receptora de este modelo asistencial.

---

57 Conclusiones *V Jornada de Enfermería de Salud Mental de Bizkaia*. (Colegio De Enfermería de Bizkaia Abril, 2023).

58 Instituto Español de Investigación enfermera y Consejo General de Enfermería de España: Marco de competencias de las/os enfermeras/os gestoras/es de casos en la atención al paciente con problemas de salud crónicos con complejidad. ISBN: 978-84-09-32387-6. Julio 2021. Disponible en: (https://www.consejogeneralenfermeria.org/profesion/competencias-enfermeras/send/70-competencias-enfermeras/1522-competencias-enfermeras-gestoras-paciente-complejidad-14-07-2021)

59 Marco de competencias de las/os enfermeras/os gestoras/es de casos en la atención al paciente con problemas de salud crónicos con complejidad. Epígrafe 9, pág. 57 (https://www.consejogeneralenfermeria.org/profesion/competencias-enfermeras/send/70-competencias-enfermeras/1522-competencias-enfermeras-gestoras-paciente-complejidad-14-07-2021)

3. Mantener y mejorar la calidad de vida relacionada con la salud de los cuidadores principales del paciente crónico complejo.

4. Facilitar la mejora de la atención domiciliaria al equipo de atención primaria.

5. Mejorar la coordinación del equipo de atención primaria con la red social.

6. Mejorar la coordinación con otros niveles asistenciales garantizando la continuidad de los cuidados en todos los niveles asistenciales y red social.

7. Garantizar el uso adecuado del material de ayudas técnicas para el cuidado."[60]

Todo ello perfectamente extrapolable a la enfermería especialista en salud mental, indicando la necesidad de su presencia. Todas estas funciones de la EGC las puede llevar a cabo —explica Eyaralar Baizan—, a través de consultas telemáticas, telefónicas o presenciales, en los propios centros de salud y en el domicilio del paciente principalmente.

Hay países donde la enfermera gestora de casos en salud mental, en colaboración con el psiquiatra, coordina los servicios, recursos y tratamientos que el paciente precisa.

Por ejemplo, en los Estados Unidos: las enfermeras gestoras de casos (*Case Managers*) son frecuentes en los sistemas de atención médica, especialmente en atención ambulatoria y hospitalaria. Ayudan a coordinar la atención de los pacientes y a garantizar que reciban los servicios adecuados.

También en Canadá: en diferentes provincias y territorios, enfermeras que ejercen papeles similares a los de enfermeras gestoras de casos, colaborando con otros profesionales de la salud para garantizar que los pacientes reciban la atención necesaria, eficiente y de calidad.

En el Reino Unido: encontramos que bajo el nombre de "enfermeras de gestión de casos" o de "enfermeras de enlace", hay enfermeras que trabajan en colaboración con otros miembros del equipo de atención médica para coordinar la atención de los pacientes.

En Australia, las "enfermeras de coordinación de atención" (*Care Coordinators*) o "enfermeras de gestión de casos" forman parte integral de los equipos de atención médica.

En los Países Bajos, el término *wijk verpleegkundige* (enfermera de distrito) se refiere a las enfermeras de atención domiciliaria que también hacen un papel de gestión de casos.

En España, las comunidades autónomas pueden tener programas de atención domiciliaria y gestión de casos a cargo de enfermeras.

Posiblemente, muchos otros países europeos tendrán enfermeras con papeles o roles similares a los de las enfermeras gestoras de casos en sus sistemas de atención médica; aunque es importante tener en cuenta que los roles y las denominaciones

---

60 Eyaralar Baizán, Eloy. Enfermera gestora de casos de pacientes crónicos. Case management nurse of chronic patients. Universidad de Oviedo, marzo 2023. Apartado EGC en atención primaria, intermedia y especializada, pg. 9. Available from: https:// digibuo.uniovi.es/dspace/handle/10651/68363

pueden variar en términos de títulos y responsabilidades específicas, en diferentes sistemas de salud y regiones. La idea subyacente es proporcionar una atención más eficiente y coordinada para los pacientes, asegurándose de que reciban la atención adecuada en el momento adecuado.

Los programas comunitarios para personas con trastorno mental grave (TMG)[61] han conseguido lograr una elevada adherencia al tratamiento; y una disminución de los ingresos hospitalarios por recaídas. La continuidad de cuidados que puede proporcionar la enfermera especialista en salud mental como gestora de casos es fundamental en todo proceso asistencial para poder alcanzar la estabilización clínica.

Es importante para su continuidad y aceptación terapéutica que el paciente tenga su tratamiento inicial en un CSM y después se le integre en un programa para personas con TMG con el seguimiento de la enfermera especialista en salud mental y gestora de casos. Esto tiene de inconveniente que aquellas personas con un trastorno mental que no acuden a la Atención Primaria o al CSM para ser tratadas queden a su suerte, siendo tratadas, únicamente, cuando algún "suceso" producido a causa de su delirio, provoque su detención y sea la fiscalía quien ordene su tratamiento. Tratamiento que no siempre siguen, pues con frecuencia abandonan el centro que les trata para volver a la calle.

Así estamos viendo que de manera creciente se alzan voces que defienden su inclusión en los equipos terapéuticos de un Centro de Salud Mental (CSM); por ello parece más llamativa la cerrazón del Estado, que no reconoce oficialmente la figura. El Gobierno deja a criterio de cada autonomía esta cuestión. El resultado es la fragmentación, porque no todas las autonomías la reconocen —algunas, sí— ni, las que sí la reconocen, consignan para esta tarea los mismos recursos; incluso en algunas de ellas se deja en cierto modo al buen hacer e implicación de cada profesional la fijación de competencias.

Hablando de buen hacer e implicación, recordemos a algunas enfermeras entre muchas anónimas, que iniciaron su andadura en los años 90-91 como gestores de casos desde la misma Salud Mental en el área de Alcalá de Henares: Teodoro Fernández, Francisco Mejías y Araceli Rosique. Muchos profesionales han trabajado y siguen trabajando asistencialmente o a través de la difusión del conocimiento desde hace décadas, para que se reconozca la figura de la enfermera gestora de casos tanto en la Atención Primaria como en la Especializada:

Entre ellos:

Ana María Ruiz Galán —citada aquí como colaboradora— primero en el Hospital de Día Puerta de Madrid, sección de adultos, y actualmente en el CSM del área de Alcalá de Henares, en todo momento ejerciendo como enfermera gestora de casos de salud mental.

---

61 La enfermera especialista en salud mental en la gestión del caso de una paciente con esquizofrenia grave - ScienceDirect Silvia Díaz-Fernández. *Enfermería Clínica*, Volume 32, Issue 1, 2022, Pages 60-64, ISSN 1130-8621, https://doi.org/10.1016/j.enfcli.2021.05.002. (https://www.sciencedirect.com/science/article/pii/S113086212100098X)

En el 2014, la murciana María del Rosario Valverde Jiménez y su equipo de colaboradores publicaron un libro, *Enfermera Gestora de Casos del Servicio Murciano de Salud: Un año de puesta en marcha del programa*, donde describen los procesos claves de la enfermera gestora de casos (EGC)[62].

En 2015, Mercedes Fraile Bravo, Doctora en Enfermería, Miembro de Número de la Academia de las Ciencias de Enfermería de Extremadura y profesora en la Universidad extremeña, gran defensora de la enfermera gestora, hablando de los orígenes de las enfermeras de enlace en salud mental, escribió "Es de destacar que ya en 1963-1964 aparecen modelos [de lo que entendemos hoy por enfermeras gestoras de casos], propuestos por enfermeras teóricas del orden de Johnson y Peplau". Y nos recuerda cómo tras el desarrollo del vocabulario específico Nanda, Noc, Nic (NNN) y de la clasificación de las intervenciones de enfermería que comenzó en 1987, en la Universidad de Iowa, ya aparecía un NIC con el código 7320, refiriéndose a la "gestión de casos". NIC que se fue nombrando de igual forma, en las sucesivas revisiones y ediciones hasta nuestros días[63].

Quiero explicar para aquellos lectores que no pertenecen a la profesión enfermera y para quienes esta taxonomía (NANDA, NOC Y NIC) les sea ajena, que las enfermeras, ante la enfermedad de los pacientes, tenemos unos diagnósticos de enfermería a los que llamamos NANDA; sirven para definir la actividad enfermera y poder detallar un plan de cuidados. Cada uno de ellos tiene un código y le pertenecen unos "resultados" o NOC. Estos, a su vez, también tienen sus códigos y a cada uno de ellos les corresponden unas "intervenciones", llamadas NIC.

Y que ya en el año 2013, refiere la doctora Fraile, en la sexta edición de la Nursing Interventions Clasificación, se definió a esta intervención NIC 7320 como: "Coordinar la asistencia y defensa de individuos concretos, y poblaciones de pacientes en diversos contextos para reducir costes, disminuir el uso de recursos, mejorar la calidad de la asistencia sanitaria y conseguir los resultados deseados". "Las actividades sobre las que se centra la gestión de casos en la NIC 7320, giran en torno a la reducción de costes. Y se identificarán los individuos y/o comunidades susceptibles de beneficiarse de la gestión de casos en base a criterios de elevación de costes, gran volumen y/o alto riesgo".

En España, la figura de gestor/a de casos aparece de una manera no oficial desde hace tiempo en algunas comunidades autónomas.

Las primeras experiencias precursoras de la gestión de casos se dieron en 1994: Comunidad Autónoma de Canarias y Comunidad Autónoma de Cataluña; se caracterizaron por la necesidad de mejora de la atención domiciliaria y la necesidad

62   Valverde Jiménez, María del Rosario *et al. Enfermera Gestora de Casos del Servicio Murciano de Salud: un año de puesta en marcha del programa.* Enferm. glob. [online]. 2014, vol.13, n.36 [citado 2023-07-14], pp.57-69. Disponible en: <http://scielo.isciii.es/scielo.php?script=sci_arttext&pid=S1695-61412014000400004&lng=es&nrm=iso>.   ISSN 1695-6141.
63   Fraile Bravo, Mercedes: Enfermeras gestoras de casos. ¿Esa gran desconocida? *Revista Científica de la Sociedad Española de Enfermería Neurológica*: SEDENE, ISSN-e 2173-9153, ISSN 2013-5246, Nº. 42, 2015

de garantizar la coordinación y continuidad de cuidados entre los diversos niveles asistenciales sanitarios y sociales.

Desde 2002 otra comunidad autónoma en la que existe la gestión de casos es la Andaluza, como parte del desarrollo del Decreto 137/2002 de Apoyo a las Familias Andaluzas. Se puso en marcha con seis enfermeras, fundamentalmente para atender en Atención Primaria a la cronicidad. En la revista *Enfermería facultativa* n.º 394[64] se lee cómo, en la ciudad de Córdoba, adaptan el sistema al paciente mediante una atención integral,

¿Enfermera de enlace o enfermera gestora de casos?

A partir de 2009[65] ya pasó a denominarse, indistintamente, "de enlace" o "gestora de casos", debido a la influencia internacional del concepto y sistema de gestión de casos y, sobre todo, a la práctica igualdad de competencias, funciones y formación que han de desarrollar las enfermeras gestoras de casos.

La gestora de casos puede tener dedicación exclusiva; pero el puesto puede ser asumido por enfermeras con un perfil de Atención Primaria, como ocurre en Madrid, especialmente en lo que a atención a la cronicidad se refiere. Y puede desempeñar su labor asistencial en diferentes ámbitos: centros de salud, atención domiciliaria, la atención especializada y los servicios sociales, entre otros[66].

Mercedes Fraile considera que, independientemente del modelo asumido, la gestión de casos tiene una serie de características comunes a todos los modelos existentes. Son estas cinco:

- "Enfermeras que asumen nuevas competencias, algunas de ellas, que se han quedado en "terreno de nadie" y para las cuales demuestran especial formación y capacidad.
- Garantía de continuidad de cuidados referidos a la persona, al cuidador y al entorno.
- Coordinación e integración de asistencia internivel e interprofesional.
- Prestación de cuidados de alta complejidad, que suele ser la condición definitoria.
- Trabajo multidisciplinar y en equipo que garantice la continuidad asistencial".

Y concluye: "Hablar de gestión de casos supone analizar competencias y funciones de la enfermería que pueden no estar muy definidas; incluso entrar en conflicto

---

64 *Enfermería Facultativa* Número 394.pdf Enfermeras Gestoras de Casos: Cómo adaptar el sistema al paciente. Mª Dolores Aguilera y Francisco José García
65 Batres Sicilia, Juan Pedro, Distrito Sanitario Jaén Nordeste. ÁLVAREZ TELLO, Margarita, Distrito Sanitario Sevilla. GALLARDO SANTOS, Pepa, Distrito Sanitario Huelva-Costa: De la precisión de cuidados a los cuidados imprescindibles. Las enfermeras gestoras de casos en Andalucía: la enfermera comunitaria de enlace. *Revista de Administración Sanitaria.* Octubre 2018. https://dialnet.unirioja.es/servlet/articulo?codigo=3022069
66 La importancia de la enfermera gestora de casos. CIENCIAS DE LA SALUD|21/11/2022 La enfermera gestora de casos y sus funciones | UNIR https://www.unir.net/salud/revista/enfermera-gestora-casos/

con otros perfiles profesionales que cuestionan la exclusividad de las enfermeras para gestionar casos. Es necesario saber que estas competencias, a pesar de las evidentes semejanzas entre comunidades, varían según el modelo asumido y las necesidades de cuidados de cada comunidad".

Veamos, según esta autora y sus colaboradores, las competencias que definen exactamente la formación que ha de disponer la enfermera:

1. "Habilidades de intervención y evaluación: identificar a pacientes crónicos con alto riesgo de complicaciones y necesidades.
2. Capacidad de uso de metodología enfermera: valoración integral del paciente, su cuidador y su entorno, elaborar planes de cuidados de acuerdo con la situación y complejidad del paciente.
3. Habilidades de conciliación de medicación.
4. Desarrollo de una práctica clínica avanzada, que permita identificar e intervenir en crisis y exacerbaciones reales o potenciales.
5. Habilidades de comunicación.
6. Destreza en el uso de los sistemas y tecnologías de la información.
7. Habilidades de pensamiento crítico.
8. Capacidad para identificar y aplicar la mejor evidencia científica disponible.
9. Habilidades gestoras y directivas para la identificación y gestión de recursos sanitarios, sociosanitarios y comunitarios que mejor se adapten a las necesidades de los pacientes/cuidadores.
10. Habilidades de liderazgo con capacidad para realizar una coordinación continua de la atención de los diferentes sistemas y niveles asistenciales.
11. Habilidades docentes e investigadoras.
12. Habilidades de integración del conocimiento"[67].

Todas estas competencias o habilidades van dirigidas a la atención de pacientes con necesidad de cuidados de alta complejidad; que, en el caso de los pacientes crónicos, vienen definidos por niveles de alta, media y baja complejidad, según una serie de criterios definidos, como la pluripatología, comorbilidad, poli medicación o por criterios sociosanitarios.

Los resultados obtenidos tienen que ver con la disminución de la frecuencia de las consultas e ingresos hospitalarios y con el aumento del grado de satisfacción de los pacientes por la atención recibida; todo ello, sin incrementar los costes[68].

Los resultados (NOC) obtenidos a lo largo de los años por la gestión de casos, allá en donde se ha implantado, han sido muy positivos, consiguiendo la estabilización clínica y una vida más o menos normalizada en muchos pacientes.

67 Fraile Bravo M, Cerezo Alama AI, Sánchez Martín MC, Vasco González I, Villa Andrada JM. Unidad Enfermera Gestora de Casos. Documentación Interna SES. 2015.
68 Garcés J, Ródenas F. La gestión de casos como metodología para la conexión de los sistemas sanitario y social en España [Case management as a methodology for connecting the health and social care systems in Spain]. *Aten Primaria*. 2015 Oct;47(8):482-9. Spanish. doi: 10.1016/j.aprim.2014.11.005. Epub 2015 Jan 2. PMID: 25559564; PMCID: PMC6983701.

Por todo lo expuesto, y debido al aumento de los trastornos y problemas de salud mental y de la cronicidad en general, en estos momentos y de cara a un futuro inmediato, la gestión de casos es el modelo óptimo de atención a los pacientes crónicos, con elevado nivel de demanda de cuidados complejos y consumo de recursos. Valorar, planificar, aplicar, coordinar, seguir el proceso y evaluar opciones y servicios necesarios y disponibles que satisfagan las necesidades de salud de una persona es lo que debe hacer una enfermera especialista en salud mental, para, por otra parte, promover y lograr unos resultados de calidad y coste efectivos, que también son las funciones que ha de desempeñar la enfermería en salud mental, con el objetivo de lograr un cambio de la percepción social que la ciudadanía tiene del enfermo.

Sin este cambio no hay mejoría del estigma; y sin mejoría, no hay aceptación ni integración.

Como reflexión: si en algunas comunidades autónomas e instituciones sanitarias (públicas o privadas) disponen de la figura de enfermera gestora de casos, presente en la Atención Primaria y en el manejo de la cronicidad, la enfermera especialista en salud mental debería tener un rol fundamental como gestora de casos en el ámbito de la enfermedad mental, ya sea en trastornos de la personalidad u otros trastornos crónicos; ya que la enfermedad mental genera un enorme sufrimiento a la persona que lo padece y a su familia; por lo tanto, deberá estar igual de indicado el apoyo y el seguimiento a esta, como se lleva a cabo con las enfermedades crónicas atendidas por la enfermera de enlace o gestora del caso de la atención primaria.

PROFESIONALES COLABORADORES QUE HAN PARTICIPADO CON SUS OPINIONES EN EL CAPÍTULO 5

■ **SALAMANCA**

COORDINADOR:
* **Francisco Javier Sánchez Calvo.** Enfermero especialista en Salud Mental. Unidad de Rehabilitación de Salud Mental, Hospital Los Montalvos, Salamanca. Gerencia de Especializada de Salamanca, del Sacyl (Servicio de Psiquiatría).

COLABORADORES:
* **Mª Teresa Arias Martín.** Equipo de Salud Mental (ESM) Enfermera especialista en Salud Mental. San Juan. Gerencia de Especializada de Salamanca, del Sacyl (Servicio de Psiquiatría).
* **Mª Ángeles Delgado Gómez** ESM. Enfermera especialista en Salud Mental. Capuchinos. Gerencia de Especializada de Salamanca, del Sacyl (Servicio de Psiquiatría).
* **Mª Josefa López López** ESM. Enfermera especialista en Salud Mental. San Juan. Gerencia de Especializada de Salamanca, del Sacyl (Servicio de Psiquiatría).

- **Natalia Sánchez Sánchez** ESM. Enfermera especialista en Salud Mental. San Juan, Gerencia de Especializada de Salamanca, del Sacyl (Servicio de Psiquiatría de Salamanca).

■ BIZKAIA

COLABORADORES.
- **Aitziber Mestraitua Sánchez.** Enfermera especialista en Salud Mental. CSM Novia de Salcedo. Red de Salud Mental de Bizkaia. Osakidetza.
- **Iñaki Aguirre.** Enfermera especialista en Salud Mental. CSM Julián de Ajuriaguerra. Red de Salud Mental de Bizkaia. Osakidetza.
- **Irune Ruesgas.** Enfermera especialista en Salud Mental. CSM Derio. Red de Salud Mental de Bizkaia. Osakidetza.
- **Begoña Sánchez.** Enfermera especialista en Salud Mental. CSM Erandio. Red de Salud Mental de Bizkaia. Osakidetza.

■ BARCELONA

COORDINADOR:
- **Antonio Moreno Poyato.** Professor lector Escola d'Infermeria. Departament d'Infermeria de Salut Pública, Salut Mental i Maternoinfantil. Facultat de Medicina i Ciències de la Salut Universitat de Barcelona.

COLABORADORES:
- **Manel Montserrat Martínez.** CSMA Enfermero especialista en Salud Mental. Esplugues, Parc Sanitari Sant Joan de Deu, Esplugues, Barcelona.
- **Jordi Ramón Rizo.** CSMA Enfermera especialista en Salud Mental. Cornellà, Parc Sanitari Sant Joan de Deu, Cornellà de Llobregat, Barcelona.
- **Victoria Ruiz Cortés.** CSMA Enfermera especialista en Salud Mental. Esquerra Eixample, Hospital Clínic de Barcelona.
- **Laura Cerro Artacho.** CSMA Enfermera especialista en Salud Mental. Santa Coloma de Gramanet, Parc de Salut Mar de Barcelona.
- **Maria Romeu Labayen.** CSMA Enfermera especialista en Salud Mental. Horta, Barcelona/Agència Salut Pública de Catalunya.

■ ARABA

COLABORADORA:
- **Marisa Larreina.** Enfermera especialista en Salud Mental. Servicio de Rehabilitación Comunitaria de la Red de Salud Mental de Araba de Osakidetza. Jubilada en la actualidad.

6

UN MODELO DE FUNCIONAMIENTO DE HOSPITAL DE DÍA PARA PACIENTES MENTALES: PROGRAMA TERAPÉUTICO

Hospital de Día Psiquiátrico de Salamanca.
(Autores colaboradores: Francisco Javier Sánchez Calvo e Isabel Mª Vicente Torres.)

En el capítulo se describe detalladamente el Hospital de Día de Salamanca como posible modelo y guía de orientación para su establecimiento allí donde se quiera; se exponen sus diferentes actividades de utilidad para profesionales y usuarios.

Históricamente, el concepto de la hospitalización parcial se entiende como fórmula intermedia entre el hospital psiquiátrico y la incorporación del individuo a la comunidad.

6.1. CONCEPTO

HOSPITAL DE DÍA PSIQUIÁTRICO DE SALAMANCA

El Hospital de Día Psiquiátrico de Salamanca tiene un *Programa Terapéutico Propio*, poniendo énfasis en los aspectos clínicos y terapéuticos.

El paciente y su familia se comprometen en el tratamiento a través del *Contrato Terapéutico*.

- Nivel Asistencial secundario.
- Tratamientos de corta estancia.
- Tratamientos intensivos de carácter multimodal:
    - Farmacológicos.
    - Psicoterapéuticos.
    - Institucionales.

6.2. BENEFICIARIOS

- Patologías psiquiátricas en primeros estadios de la enfermedad.
- Adulto joven con sintomatología activa, con cierta conciencia de enfermedad y sin resistencia al tratamiento.
- Tratamiento intensivo para evitar el deterioro.
- Descarga familiar.
- Se debe aceptar y colaborar mínimamente en el tratamiento.

6.2.1. Criterios de ingreso

- Remisión incompleta de sintomatología positiva.
- Diagnóstico diferencial.
- Recuperación incompleta de autonomía personal y funcionamiento socio-familiar.
- Sintomatología negativa y desvinculación social.
- Dificultades familiares graves.
- Seguimiento irregular de tratamientos psicofarmacológicos.
- Dificultades para vincularse con ESM.
- Pacientes que no mejoran y precisan un tratamiento más intensivo.
- Pacientes ingresados UHB que están en condiciones de ser dados de alta si cuentan con un tratamiento intensivo.

6.2.2. Diagnósticos susceptibles de ingreso

- TLP descompensados.
- Trastornos de ansiedad.
- Trastornos disociativos, somatomorfos.
- Trastornos en la alimentación.
- Trastornos psicóticos.
- Trastornos afectivos.

Evaluación y Sistema de Registro Hospitalario.
Dentro de los documentos que sirven para el sistema de registro encontramos[69]

1. *Registro de Ingreso Hospitalario: se anota el número de historia clínica, los datos del paciente, la Unidad y la fecha de derivación, la fecha de ingreso y el motivo de no ingreso, en cada caso.*
2. *Registro de Asistencia Sanitaria: incluye datos diarios de número de pacientes que asisten al Hospital, número de profesionales, ingresos, altas, entrevistas individuales y familiares, etc.*

---

69 Tomado literalmente de la Guía Básica de Funcionamiento del Hospital de Día Psiquiátrico. Evaluación y Sistema de Registro Hospitalario. Pág. 17-18. https://www.saludcastillayleon.es/institucion/es/publicaciones-consejeria/buscador/hospital-dia-psiquiatrico-guia-basica-funcionamiento

3. *Historial Clínico: además de las anotaciones de la evolución de los pacientes, diagnóstico, tratamiento y exámenes diagnósticos complementarios, incluye la Solicitud de Derivación, la Hoja Personal de Seguimiento, los Objetivos Individualizados y el Informe de Alta.*

Todo paciente del HDP (Hospital de Día para Pacientes Mentales) *dispondrá —desde su ingreso— de una carpeta individual que ha de contener, al menos, los siguientes documentos:*

- Datos de filiación, administrativos y sociodemográficos.
- Informe de derivación del centro o dispositivo del cual procede.
- Historia psiquiátrica.
- Examen del estado mental en el momento de la admisión.
- Diagnóstico.
- Programa terapéutico inicial con expresión de los procedimientos a utilizar, los objetivos a alcanzar y las evaluaciones.
- Hojas de tratamientos biológicos.
- Hojas de evolución clínica.
- Documentación de enfermería.
- Protocolos específicos en los que está incluido.
- Exámenes diagnósticos complementarios (biológicos y psicológicos).
- Informe de alta-derivación.

Entre los documentos que se utilizan para evaluación del funcionamiento del Hospital existen:

1. Cuestionarios de satisfacción del paciente en torno a la mejoría subjetiva, a la valoración de las actividades terapéuticas, al entorno físico y a la atención recibida.
2. Cuestionario de satisfacción de los familiares respecto a la mejoría percibida en su familiar, al entorno físico y a la atención recibida.

6.2.3. Diagnósticos susceptibles de no ingreso

- Demencia. Retraso mental. Autismo.
- Trastorno de la Personalidad antisocial.
- Toxicomanías.
- Alteraciones de conducta graves.

6.3. OBJETIVOS

6.3.1. Objetivos terapéuticos

- Tratamiento intensivo, integral e individualizado.
- Mejoría psicopatológica.
- Adquirir conciencia de enfermedad.

- Actuar sobre las circunstancias sociales y familiares del enfermo mental.
- Actuar sobre las consecuencias del proceso patológico: prevención del deterioro.

6.3.2. Objetivos de gestión

- Prevenir ingresos y reingresos en Unidad de Hospitalización Breve (UHB).
- Acortar estancias en UHB.
- Disminuir frecuentación a Urgencias o ESM.
- Descargar y completar el tratamiento de los ESM.
- Promover la participación de la familia en el proceso terapéutico.
- Rentabilización de los recursos.

6.3.3. Objetivos comunes a otros dispositivos

- Elaboración de indicadores de eficacia y eficiencia.
- Motivación de los profesionales con participación en la toma de decisiones.
- Coordinación con los distintos recursos de la red de Salud Mental.

6.4. ORGANIZACIÓN Y FUNCIONAMIENTO

El Hospital de Día brinda un marco de referencia estable.

Es muy importante que los miembros del Equipo Terapéutico tengan un conocimiento particularizado de todos y cada uno de los pacientes.

La coherencia interna del equipo hace que la actividad terapéutica sea una labor común.

Toma de decisiones de manera participativa e intercambio de información entre los miembros del equipo.

Reuniones diarias del Equipo Terapéutico.

Los pacientes son remitidos mayoritariamente desde ESM y UHB.

Estudio del paciente en entrevistas preliminares antes del ingreso en el Hospital.

Si es aceptado, firman un Contrato Terapéutico el paciente y su familia.

6.4.1. Ventajas del Hospital de Día

- Trabajo en equipo.
- Enfoque multidisciplinar.
- Menos restrictivo que la hospitalización total.
- Mayor implicación del paciente en su tratamiento.
- Facilita el funcionamiento personal, familiar y social.
- Enfoque biopsicosocial.
- No desvinculación del entorno.
- Importancia del ambiente terapéutico.

6.4.2. Criterios de exclusión:

- Sin soporte familiar.
- Riesgo autolítico.
- Toxicomanías.
- Desorganización del pensamiento.
- Déficit intelectual.
- Conductas antisociales. Rasgos psicopáticos graves.

6.5. CARTERA DE SERVICIOS

El Hospital de Día Psiquiátrico de Salamanca atiende a pacientes psiquiátricos de 9 a 14 horas, de lunes a viernes.

Ofrece:

- Terapia grupal.
- Tratamiento farmacológico.
- Tratamiento psicoeducativo.
- Intervenciones familiares.
- Programa de *Mindfulness*.
- Programa de Medicación.
- Programa de Hábitos Saludables: alimentación, ejercicio físico.
- Programas de HH SS y Entrenamiento en Comunicación.
- Programa de entrenamiento en Autoestima.
- Actividades terapéuticas corporales.
- Actividades de Animación Sociocultural.
- Taller de Expresión Plástica.
- Café terapéutico.
- Taller de lectura de prensa.
- Orientación diagnóstica.

6.6. ESTRUCTURA FÍSICA

El acceso al Hospital de Día es directo: desde la calle.
  Con luz natural y buena ventilación. 450 metros cuadrados.

Consta:

- 4 despachos: Psiquiatra, Psicólogo, Enfermería, Sala Polivalente.
- 1 sala de Terapia de Grupo.
- 1 sala de Expresión plástica.
- 1 sala para actividades físicas terapéuticas.
- 1 sala polivalente: reuniones de equipo, de animación, de lectura de prensa.
- 1 cámara *Gesell*.
- 1 sala de espera.
- 1 office-cocina.

- 1 vestuario para los pacientes.
- 3 aseos.
- 1 sala de archivos.

6.6.1. Ubicación y estructura

Un concepto fundamental para los hospitales de día es la "accesibilidad", dado que existen áreas con una importante dispersión de la población. En esos lugares, es desaconsejable la puesta en marcha de un hospital de día. De hecho, poblaciones por debajo de los 80.000 habitantes no parecen adecuadas para poner en marcha un dispositivo de estas características. En consecuencia, en Castilla y León, debido a la dispersión de la población, su eficiencia es más limitada, quedando a nuestro entender como un recurso interesante, pero de menor prioridad que los otros que se describen. Por otra parte, la dotación de recursos "óptima" para esta clase de hospitales oscilan entre un máximo de 20 plazas a un mínimo de 10, atendidas por un psiquiatra y un psicólogo. No obstante, se estima que la cantidad de pacientes al día deberá situarse en torno a los 8-13 casos. Considerando que no es preciso que todos vayan todos los días y que podrán existir diferentes grados de intensidad terapéutica, no puede establecerse el número de plazas fijo sino estimativo en función de la intensidad asistencial de cada caso, si bien no convendrá superar el número de 20 pacientes en seguimiento por un psiquiatra[70].

6.7. RECURSOS HUMANOS

El trabajo clínico se lleva a cabo por un Equipo Terapéutico formado por:

- 1 Psiquiatra.
- 1 Psicólogo.
- 1 Enfermera.
- 1 TCAE (Técnico de Cuidados Auxiliares de Enfermería).
- 1 Terapeuta Ocupacional a tiempo parcial.
- 1 Trabajador social a tiempo parcial.

6.8. ACTIVIDAD ASISTENCIAL

6.8.1. Fuentes de derivación

Desde los Equipos de Salud Mental (ESM):

- Folletos informativos disponibles en los propios equipos.
- Desde el ESM es necesario el apoyo de los profesionales del Equipo.
- Solicitud de ingreso: historia del paciente, diagnóstico, tratamiento y objetivos.

---

70 Tomado de la Guía Básica de Funcionamiento del Hospital de Día Psiquiátrico. "Ubicación y Estructura" Pág.22 Available from: https://www.saludcastillayleon.es/institucion/es/publicaciones-consejeria/buscador/hospital-dia-psiquiatrico-guia-basica-funcionamiento

- Derivación telefónica para una primera cita en el Hospital de Día.
- Valoración del paciente en el Hospital de Día: estado psicopatológico, motivación, recursos propios y la posibilidad de ser ayudado.
- Se comunicará la aceptación o no al paciente y al profesional que lo ha derivado.
- Al alta, se realiza un informe clínico que incluye la cita de revisión con su ESM.

Desde la Unidad de Hospitalización Breve (UHB):

- El paciente ingresado en UHB suele estar poco motivado para ingresar en HD.
- Tiene la primera entrevista en HD lo antes posible.
- Al alta, se deriva a su ESM, con informe de alta y día de la cita.

Desde una institución o entidad privada (por ejemplo, perteneciente a un seguro privado).

Desde otros dispositivos: UTA (Unidad de Alcoholismo), Unidad de Convalecencia Salud Mental, Unidad de Rehabilitación Salud Mental, Unidad de Patología Dual...

Programas terapéuticos de Hospital de Día

- Informe de derivación por psiquiatra, psicólogo...
- Primeras entrevistas de valoración.
- Contrato terapéutico.
- Pruebas psicométricas. Otras pruebas.
- Etapa de Vinculación:
  - Se inicia el tratamiento de manera gradual y paulatina.
  - Pone el acento en las entrevistas individuales previas.
  - Máxima flexibilidad.
- Etapa de tratamiento.
- Etapa de preparación al alta.

6.8.2. Proceso del tratamiento

- Metodología de trabajo por objetivos en el Hospital de Día.
- Programa Terapéutico del Hospital.
- El paciente siempre es derivado al hospital por psiquiatra, psicólogo...
- Entrevistas preliminares pre-ingreso: psiquiatra, psicólogo, enfermera.
- Apertura de Historia Clínica: antecedentes, situación actual, objetivos.
- Contrato Terapéutico firmado por paciente y su familia antes de ingresar.
- Plan de atención integral al paciente.
- Prevención de recaídas. Promoción de la Salud.
- Administración de tratamiento psicofarmacológico.
- Tratamiento grupal en las actividades terapéuticas.

- Informe de alta enviado al profesional que lo derivó al Hospital.
- Proveer citas con su ESM, evitando interrupciones en el periodo post alta.

Ventajas de terapia de grupo

- El grupo permite el modelado: transferencia, interacción, cohesión, empatía…
- Facilita el apoyo de los pacientes entre ellos.
- Disminuye el estigma.
- Facilita la conciencia de enfermedad.
- Aumenta la red social del paciente.
- ¿Descarga emocional: catarsis, ventilación, imitación, conocimiento?

Etapa de tratamiento: educación para la salud

- Educación para la salud.
- Programa vivir *salud-hable-mente*: Alimentación. Ejercicio. Autoestima.
- Prevención de recaídas.
- Intervención psicoeducativa familiar.
- Programa de Habilidades Sociales (HH SS).
- Programa de Entrenamiento en Comunicación.
- Programa potenciación de funciones cognitivas.
- Programa de Autocuidado y Autopercepción.
- Técnicas de relajación. *Mindfulness*.

6.9. EVALUACIÓN. REGISTROS

- Registro de Ingresos Hospitalarios.
- Registro de Actividad Asistencial: Psiquiatra, Psicólogo, Enfermería.
- Registro Actividades Enfermería.
- Historia clínica.
- Cuestionarios de Satisfacción de Pacientes.
- Cuestionarios de Satisfacción de Familias.
- Notificaciones a otros dispositivos.
- Cuestionario de Medicación al ingreso y al alta.
- Cuestionario de Salud SF 36.
- Valoración de la Asamblea (terapia de grupo).

6.10. FORMACIÓN E INVESTIGACIÓN

Formación de:

- MIR de Psiquiatría.
- Formación PIR.
- Formación EIR.

El Hospital de Día participa del proceso formativo de alumnos de primero, segundo y tercer ciclo de formación en Ciencias de la Salud y Sociales. Los residentes asisten durante su periodo de rotación por la Unidad, participando activamente en el funcionamiento del Hospital. Realizan prácticas los alumnos del último curso de psicología y estudiantes de la Escuela de Enfermería. El tener una línea de investigación permanentemente abierta sobre la metodología y resultados o diferentes aspectos más particulares del trabajo, no solo es imprescindible siguiendo las directrices de la OMS, sino que además es un indicador básico en la calidad de la asistencia prestada. Otro aspecto importante de la actividad científica es el planteamiento de una línea de trabajo donde la investigación experimental de diferentes técnicas, metodología y abordaje puedan ser llevadas a cabo a fin de comprobar sus resultados y extraer las oportunas conclusiones. Es imprescindible la realización de sesiones clínicas y seminarios, así como acudir a congresos y reuniones científicas sobre el tema, donde se participa para exponer el resultado de las investigaciones y cotejarlas con otras"[71].

Formación en las prácticas de alumnos de:

- Medicina.
- Enfermería.
- Ocasionalmente, Terapia Ocupacional.
- Ocasionalmente, Trabajador Social.

Línea de investigación abierta sobre metodología y resultados del trabajo.

Investigación experimental de diferentes técnicas, metodología y abordaje para comprobar resultados.

Asistencia a congresos, simposios, conferencias...

Realización y presentación de comunicaciones y pósteres en congresos.

Publicaciones en revistas científicas.

6.11. ALTA Y DERIVACIÓN DEL PACIENTE[72]

El alta del paciente se producirá habitualmente cuando se alcancen los objetivos marcados, si bien en el Hospital de Día Psiquiátrico habrá las posibilidades de alta propias de cualquier dispositivo de la red de asistencia psiquiátrica y salud mental:

- Altas hospitalarias médico-psiquiátricas.
- Alta voluntaria a petición del paciente o de su representante legal, en el caso de incapacidad.

---

71 Tomado de la Guía Básica de Funcionamiento del Hospital de Día Psiquiátrico. *Formación e Investigación*. Pág. 23 Available from: https://www.saludcastillayleon.es/institucion/es/publicaciones-consejeria/buscador/hospital-dia-psiquiatrico-guia-basica-funcionamiento

72 Tomado de la *Guía Básica de Funcionamiento del Hospital de Día Psiquiátrico*. "Alta y Derivación del Paciente. Pág. 19. Available from: https://www.saludcastillayleon.es/institucion/es/publicaciones-consejeria/buscador/hospital-dia-psiquiatrico-guia-basica-funcionamiento

- Alta por defunción.
- Alta por abandono del tratamiento.
- Alta por empeoramiento.
- Alta por incorporación laboral. Tanto la documentación clínica al alta como los criterios de la misma deberán estar bien establecidos.
- Consecución de los objetivos previstos en el programa terapéutico.
- Fracaso de las expectativas de consecución de dichos objetivos.
- Cuando se considere que en ese momento el paciente puede beneficiarse más de un tratamiento en otro dispositivo asistencial. Al no tratarse de un dispositivo de tratamiento coercitivo, el alta voluntaria es una posibilidad abierta. El alta del paciente se producirá previa reunión en la que se analizarán las razones y conveniencia de la misma. El informe de alta ha de contener las razones de la derivación del paciente al dispositivo de la red considerado más idóneo para seguir el tratamiento. El dispositivo que ha de recibir al paciente ha de ser informado y participar en el proceso del alta, que en muchos casos es progresivo hasta que su adaptación a la nueva situación sea adecuada, con carácter excepcional, podrá el Hospital de Día hacer seguimiento del paciente y nunca por más de tres meses.

HORARIO DE ACTIVIDADES DEL HOSPITAL DE DÍA SALAMANCA

COMPLEJO ASISTENCIAL UNIVERSITARIO DSALAMANCA · Sacyl

	LUNES	MARTES	MIÉRCOLES	JUEVES	VIERNES
8,30	Reunión del equipo	Reunión del equipo	Reunión del equipo	Reunión del equipo	Reunión del equipo
8,45 - 9	Entrada pacientes	Entrada pacientes	Entrada pacientes	Entrada pacientes	Entrada pacientes
9 - 9,15	Toma Medicación	Toma Medicación	Toma Medicación	Toma Medicación	Toma Medicación
9,15 - 10	Reunión Buenos Días	Reunión Buenos días	Reunión Buenos Días	Reunión Buenos Días	Reunión Buenos Días
10,20 - 11	Mindfulness	Sesión yoga	Movilización Corporal	Técnicas Corporales	Movilización Corporal
11,10 - 11,30	Café	Café	Café	Café	Café
11,40 – 12	Lectura Prensa	Lectura Prensa	Debate de Lecturas	Lectura Prensa	Lectura Prensa
12,10 -13	Terapia de grupo	Programa Vida saludable	Terapia de Grupo	Regulación Emocional	Terapia de grupo
13,10 – 13,45	Taller	Taller	Animación	Taller	Taller
13,50-14	Toma medicación	Toma medicación	Toma medicación	Toma medicación	Toma medicación

6.12. PROCESO DE PREINGRESO

Antes de ingresar, el paciente realiza tres entrevistas previas:

1. Enfermería recibe al paciente. Explica actividades y funcionamiento del Hospital.
   Realiza entrevista de enfermería: Datos personales. Antecedentes personales y familiares. Situación actual. Historia de la enfermedad. Autonomía, etc.
2. Entrevista con la psicóloga. Tratará de consensuar con el paciente los objetivos a conseguir durante el tratamiento.
3. Entrevista con el psiquiatra. Tratamiento farmacológico, momento actual de la enfermedad... Etc. Durante el ingreso, cada tres semanas tendrán una entrevista familiar en la que participan los familiares, el paciente, el psiquiatra y el psicólogo. Hablar entre todos de la mejor forma de ayudar al paciente. Evaluación del progreso del paciente y pautas o recomendaciones a seguir por todos.

6.13. ACTIVIDADES TERAPÉUTICAS DEL HOSPITAL DE DÍA

Objetivos, descripción y datos

- *REUNIÓN DE BUENOS DÍAS*

   Reunión de todo el grupo terapéutico, con una periodicidad diaria y duración de cuarenta y cinco minutos cada día.
   Participan todos los pacientes, comentando el día desde que se van del Hospital hasta que vuelven al día siguiente. Cómo se sienten, qué han hecho, dificultades…

Objetivos:

1. Contacto con la realidad del hoy, en el "aquí-ahora".
2. Reconectar, mediante su verbalización en el grupo, con el nivel de realidad cotidiana de cada uno a partir del momento en que salió el día anterior del Hospital.
3. Cuestionar por parte del grupo aquellas actitudes que no son productivas para el paciente y reforzar las que sí lo son.
4. Conocer los conflictos o dificultades que pudieran haber tenido en su desenvolvimiento en el entorno familiar y social, así como su capacidad de afrontarlos.

- *ASAMBLEA*

   Reunión de todo el grupo terapéutico, lunes, miércoles y viernes; duración de cincuenta minutos cada día.

Objetivos:

- Facilitar al paciente la verbalización de sus dificultades o problemas personales, en relación con su medio familiar y social, así como en el medio hospitalario.
- Concienciar y hacer asumir al paciente su enfermedad de un modo realista.
- Posibilitar al equipo terapéutico la observación y corrección de determinadas pautas comportamentales (verbales y no verbales) de los pacientes.
- Enseñar al paciente a sentirse parte del grupo y a identificarse solidariamente con la problemática de los demás.
- Mostrar al paciente estrategias para relacionarse con un grupo del que ha de sentirse parte con las ventajas e inconvenientes que ello comporta.

● *LECTURA DE PRENSA*

Actividad grupal en la que participan todos los pacientes.

Objetivos:

- Establecer un contacto del paciente con la realidad cotidiana, mediante el trabajo y comentario de las noticias del día.
- Mejorar su orientación temporal y espacial.
- Tratar de desarrollar el pensamiento concreto y la capacidad de concentración.
- Estimular su interés por las cosas que suceden a su alrededor.
- Despertar su sentido crítico y estimular su capacidad de opinión.
- Fomentar las relaciones entre los pacientes.

● *PROGRAMA DE ENTRENAMIENTO EN COMUNICACIÓN*

Objetivos generales:

Lograr una comunicación clara, correcta, fluida y no distorsionada, ajustada a la realidad de cada individuo que participa en el programa.

Objetivos específicos:

- Que conozcan los elementos del proceso de comunicación.
- Que aprendan a escuchar mensajes (asumir el rol de receptor, escuchar activamente las necesidades de otros).
- Que emitan mensajes de forma correcta y clara (ejecutar el rol de emisor) y mejoren su capacidad para hacer demandas positivas y expresar sentimientos y emociones negativas.
- Que aprendan a evitar las interferencias de la comunicación.
- Que aprendan a utilizar los distintos tonos de voz y a modularlos.
- Que aprendan a imitar modelos parlantes adecuados.

- **PROGRAMA DE ENTRENAMIENTO DE AUTOESTIMA**

Objetivos generales:

- Incrementar la autoestima en aquellos pacientes que han perdido la confianza en sí mismos, en sus posibilidades de desarrollo y crecimiento personal.

Objetivos específicos:

- Hacer valoraciones realistas de sí mismos y de su funcionamiento.
- Desarrollar cognitivamente pensamientos no distorsionados acerca de sí mismos y sus actuaciones.
- Que aprendan a refutar la crítica excesiva contra sí mismos.
- Que aprendan procedimientos para reforzar las ideas sanas de sí mismos.

- **MOVILIZACIÓN CORPORAL. PSICOMOTRICIDAD - RELAJACIÓN**

Objetivos generales:

- Conseguir que el paciente tome conciencia de su propio "yo" corporal y que le sirva de referencia para interactuar satisfactoriamente con su medio ambiente.
- Restablecimiento del esquema corporal y sus elementos: tono, control tónico-postural, lateralidad, eje corporal, relajación y respiración, equilibrio.
- Organización temporo-espacial.
- Favorecer el equilibrio psicofísico, ir hacia un dominio integral del ser.
- Desarrollar la sensibilidad y la imaginación.
- Favorecer la relación con los demás de forma activa y sensible.
- Reducción del estrés.
- Favorecer la sensación de control de la respuesta fisiológica ante los conflictos.

Ejercicios que se pueden realizar: deportes de equipo, juegos tradicionales, relajación, respiración, toma de conciencia del tiempo y el espacio, equilibrio, lateralidad, atención, objetos intermediarios.

- **EXPRESIÓN CORPORAL - MUSICOTERAPIA - PSICODRAMA**

Objetivos generales:

- Restablecer o mejorar la comunicación (la música como comunicación pre-verbal).
- Favorecer la integración personal y grupal.
- Mejorar la autovaloración.
- Favorecer la recuperación del esquema corporal (o esquema mental que tenemos del propio cuerpo, ya sea en reposo o en movimiento) y de la organización témporo-espacial mediante la educación y el ritmo.

- Reforzar la estructuración de la personalidad (autoafirmación del "yo" mediante la utilización de instrumentos de percusión, etc.)
- Evidenciar los síntomas, conflictos y mecanismos de defensa de los pacientes.
- Desestructurar los estereotipos habituales, crear situaciones nuevas.
- Conocer las expectativas de los pacientes.
- Desarrollar diversos roles o "papeles".
- Dar cohesión al grupo.

Técnicas utilizables: música y movimiento, técnicas psicodramáticas, acogida y presentación, mímica, instrumentos, audición y comentario, despedida, sensibilización, atención y orientación.

• ACTIVIDADES DE ANIMACIÓN SOCIOCULTURAL

Objetivos:

- Favorecer el contacto con el medio social.
- Favorecer la capacidad de autoorganización grupal y personal.
- Favorecer la adquisición de hábitos culturales: prensa, exposiciones...
- Debatir aspectos de interés (política, salud, deportes, etc.)
- Disfrutar del aspecto lúdico de las actividades.

• PROGRAMA DE EXPRESIÓN PLÁSTICA

Objetivos generales:

Pretende favorecer la descarga y expresión de los sentimientos a través de un medio artístico y de unos materiales en contacto con los mismos (pintura, esculturas de piedra, madera, yeso…).

Objetivos específicos:

- Mejorar la coordinación manual.
- Fomentar la imaginación y la expresión.
- Ayudar al psicodiagnóstico.
- Conseguir aumentar los intereses y las actividades placenteras.
- Aumentar la autoestima a través de los logros del trabajo.

La expresión plástica, el arte como terapia, es un medio ocupacional muy valioso en un centro psiquiátrico.

Los individuos llegan a él descubriéndolo por primera vez; con unos conceptos previos, es frecuente encontrar casos de vocación o disposición sensible para el arte.

Es un trabajo relajante y gratificante, un medio de expresión íntimo y sincero, que nos abre un camino para conocer mejor aspectos del individuo que no se expresan de forma verbal.

Destacar la pintura y el barro como medio más directo, para la comunicación de las ideas, forma, color, elaboración y transformación de la materia, ejercicio de manos, asimilación y educación visual, etc.

La terapia es altamente positiva tanto por sus cualidades rehabilitadoras como por el campo de datos que aporta para el mejor conocimiento del individuo.

Entre los aspectos positivos que la terapia aporta al individuo:

- Conocimiento y práctica de un medio de comunicación no verbal.
- Autoestima por el trabajo.
- Capacitación laboral.
- Autoconocimiento y descubrimiento de valores propios.
- Convivencia en grupo.
- Sentido crítico.
- Corrección de aptitudes.
- Fomento de las relaciones interpersonales.
- Desarrollo de la sensibilidad.
- Compartir y realizar en equipo una idea común, etc.

• PROGRAMA DE CONOCIMIENTO DE LA MEDICACIÓN

Objetivos específicos:

- Conocer efectos deseables e indeseables de la medicación.
- Señalar las posibilidades de autoayuda ante los efectos secundarios.
- Conocer los distintos tipos de psicofármacos y sus interacciones.
- Conocer aspectos sobre el mantenimiento y la administración de los fármacos.
- Adquirir mayor conciencia de la necesidad de medicación.
- Fomentar la comunicación con su médico y tener información acerca de los fármacos prescritos.

• PROGRAMA DE HÁBITOS SALUDABLES: ACTIVIDAD FÍSICA

Objetivos:

- Beneficios del ejercicio practicado con regularidad.
- Obstáculos que impiden la práctica del ejercicio.
- Síntomas de falta de forma física.
- Cómo iniciar y mantener un programa de ejercicio.
- Diferentes programas de ejercicio.
- Aspectos esenciales a la hora de elegir un ejercicio ideal (gustos, limitaciones, constancia.)

• PROGRAMA DE HÁBITOS SALUDABLES: ALIMENTACIÓN

El bienestar personal es aprender a encontrar el equilibrio entre forma física, estrés, trabajo, relaciones, medicación y nutrición.

Objetivos:

- Mantener una dieta equilibrada y completa.
- Cantidad y calidad de alimentos adecuados.
- Consumo moderado de dulces, alcohol, sal y grasas.
- Mayor consumo de frutas y verduras.
- Consumo de cantidad recomendable de agua.

- **ACTIVIDAD: TENTEMPIÉ SALUDABLE (CAFÉ terapéutico)**

  Sesión diaria. 20 minutos de duración.

Objetivos:

- Observar problemas relacionados con la comida y modificarlos para mejorar.
- Que el paciente practique las habilidades sociales y habilidades de comunicación aprendidas.
- Trabajar la comunicación en grupo sin tratar exclusivamente temas como la patología clínica. Mantener temas de comunicación adaptativos en nuestra sociedad.
- Que el paciente se relacione con los otros miembros del grupo por iniciativa propia.

- **PROGRAMA DE ENTRENAMIENTO MINDFULNESS**

  Sesión semanal.

Objetivos:

- Que el paciente trabaje la atención y la concentración.
- Que aprenda a centrarse en el aquí y el ahora.
- Que se observe a sí mismo de forma amigable sin querer juzgarse.

- **CONTROL DE CONSTANTES**

  - Determinar globalmente el estado fisiológico del organismo, controlando: la temperatura corporal, el pulso arterial, la presión arterial y la frecuencia respiratoria, peso, contorno de cintura, índice de masa corporal (IMC).
  - Hay que tener en cuenta que un estado de ansiedad o de temor puede alterar el resultado de las mediciones, por lo que se debe explicar la naturaleza de las mismas para tranquilizar a la persona.
  - Ante cualquier parámetro fuera de lo normal, que deteriore la calidad de vida, se precisa indagar las causas: si está relacionado con el tratamiento psicofarmacológico, alimentación adecuada o inadecuada..., para intentar modificar lo que no funcione y lograr una mejor calidad de vida.
  - Se realiza control y registro de las constantes vitales cada semana. Constantes que se registran en la hoja de enfermería de cada paciente.

- Control de tensión arterial, pulso arterial y contorno de cintura cada semana.
- Tallar al paciente al ingreso.
- Realizar índice de masa corporal (IMC) al ingreso y al alta para ver su evolución.

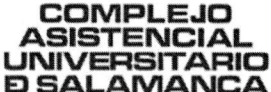
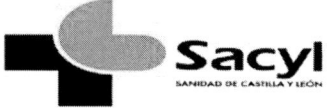

HOJA DE DERIVACIÓN AL HOSPITAL DE DÍA

DATOS DEL PACIENTE

NOMBRE:

APELLIDOS:

NÚMERO DE HISTORIA CLÍNICA:

TELEFONOS:

MAIL:

OBJETIVOS:

✓   -Mejoría clínica.

   -Recuperación funcionamiento laboral/académico.

✓   -Recuperación/inicio de relaciones sociales.

✓   -Clarificación diagnóstica.

   -Revisión tratamiento farmacológico.

   -Organización de rutinas y horarios.

   -otros:

Salamanca, a   de   de

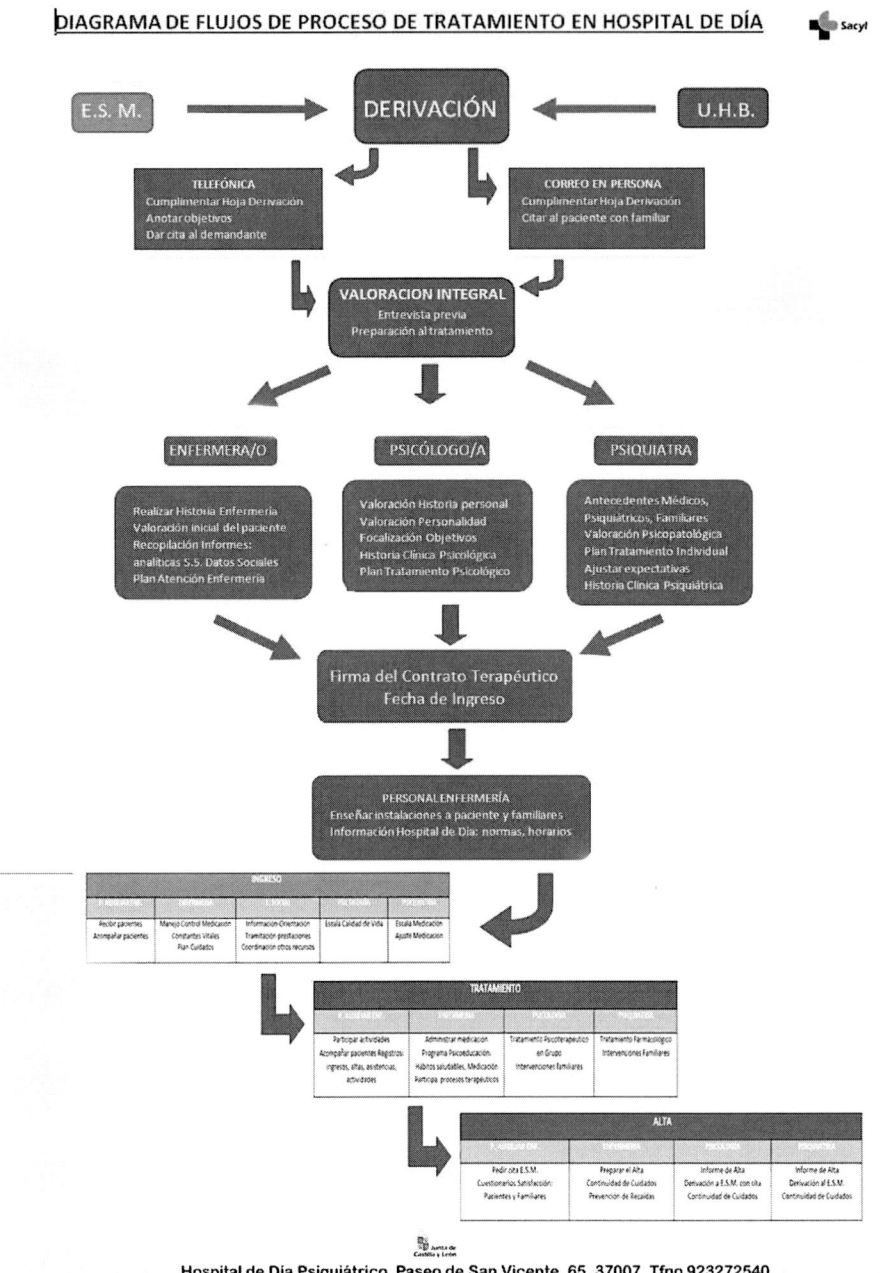

DIAGRAMA DE FLUJOS DE PROCESO DE TRATAMIENTO EN HOSPITAL DE DÍA ▪ Sacyl

Hospital de Día Psiquiátrico. Paseo de San Vicente, 65. 37007. Tfno 923272540

Este diagrama de flujos está adaptado del original, por dificultades de lectura. Este original se encuentra en ANEXO V.

7

TRATAMIENTO ASERTIVO COMUNITARIO (TAC)[73]

Es un recurso que ofrece soporte a personas con Trastorno Mental Grave (TMG) y presentan riesgo de desvincularse de los servicios. Hace un seguimiento del paciente más frágil en su propio domicilio. Se ha implantado en algunas comunidades Autónomas; en otras, está en experimentación o aún no se ha implantado.

Los equipos TAC están formados por un grupo de profesionales que trabajan en la comunidad y en los domicilios de los pacientes, con el objetivo de mantenerlos en su entorno para evitar en la medida de lo posible los ingresos hospitalarios y para facilitar su integración social.

El equipo del TAC debe estar compuesto por un médico psiquiatra, un enfermero especialista en salud mental y un monitor o un técnico auxiliar en cuidados psiquiátricos de enfermería, ambos a tiempo total, coordinados con otros profesionales como el trabajador social. En algunos lugares se suman al equipo un psicólogo, un terapeuta ocupacional y un administrativo. Atienden los aspectos físicos, psíquicos y sociales de los enfermos.

Son equipos con autonomía, resolutivos, que toman las iniciativas adecuadas y se adelantan a los problemas que puedan surgir.

También trabajan empleando diferentes tipos de abordaje con los presos que padecen TMG cuando salen del presidio y se desvinculan de los CSM. Con personas sin hogar o sin familia ni redes sociales de apoyo y con elevada problemática psicosocial asociada, ayudándoles a paliar el riesgo de que vuelvan a delinquir.

Para que se pueda dar esta atención de una manera eficaz es de suma importancia la creación de un vínculo terapéutico entre el profesional y el paciente. Si no existe tal vínculo, no puede darse una relación terapéutica satisfactoria.

En Bizkaia, por ejemplo, estos equipos de profesionales multidisciplinares se distribuyen por las cuatro comarcas de la Red de Salud Mental de Osakidetza, realizando su labor en colaboración con otros recursos comunitarios, como los Servicios Sociales del Ayuntamiento de Bilbao. En Bilbao hay tres TAC: el TAC 1, TAC 2 y el TAC Sin Hogar, que presta atención exclusivamente a personas con trastorno mental que carecen de recursos económicos y de una estructura social de apoyo.

---

73 Adaptado de Rodríguez Seoane, Elena. *Enfermería en la rehabilitación de la enfermedad mental severa: Cuidados, atención y aspectos jurídicos.* Ediciones Díaz de Santos, S.A.; 2015. Madrid.

En junio de 2008, la Unidad de Rehabilitación del Hospital de Zamudio (Bizkaia) creó el TAC. A fecha de julio de 2022 atendía a más de 350 pacientes.

7.1. ORIGEN DEL TAC

Tiene su origen en los EE UU, década de los 70 del pasado siglo XX. Se creó para atender a los pacientes graves, cuando eran dados de alta de los hospitales, para evitar los abandonos del tratamiento, evitar el fenómeno de la "puerta giratoria"y proporcionarles cierto cobijo que disminuyera posibles recaídas y nuevos ingresos, proporcionándoles una mayor calidad de vida.

A raíz del cierre de la mayoría de los psiquiátricos (desinstitucionalización), había aumentado mucho el número de pacientes con enfermedades mentales severas que terminaban viviendo con sus familias, a las que agotaban a veces hasta la extenuación (llegando estas incluso a enfermar); o que vagabundeaban por las calles; o que acababan en la cárcel; o abusando de drogas y alcohol. Estas personas solo recibían ayuda en los momentos de crisis, en los que llegaban a intervenir, incluso, las fuerzas del orden público.

Debido a la falta de atención mental en la comunidad, las personas con trastorno mental no disfrutaban de una vida con calidad; con frecuencia, regresaban a los hospitales. Entrando en el círculo de "la puerta giratoria", que se acaba de nombrar.

Por ello, en EE UU, Arnold Marx M.D., Leonard Stein, M.D. y Mary Ann Test, Ph.D., del Instituto de Salud Mental de Mendota, en Madison (estado de Wisconsin), se animaron a desarrollar una forma de tratamiento eficaz para las personas atrapadas en esta "puerta giratoria": *El Tratamiento Asertivo Comunitario"*(TAC).

El principal objetivo del TAC es proporcionar al enfermo una asistencia continuada que cubra sus necesidades: psíquicas, físicas y sociales. También sirve de apoyo a los familiares y allegados. Para ello, un equipo terapéutico se desplaza al domicilio del enfermo, evaluando la situación; las visitas, a continuación, tendrán una mayor o menor frecuencia, dependiendo del estado del paciente, desde una vez al mes hasta dos o tres a la semana. Esta asistencia persigue prevenir las situaciones de riesgo y potenciar la adherencia al tratamiento, detectando posibles riesgos de rechazo, abandono o desistimiento; y reducir el número de ingresos.

7.2. OBJETIVOS DEL TAC

- Asistir al paciente con TMG (sobre todo, al que presenta riesgo de desvincularse de los servicios) en su entorno natural, estableciendo contacto con su familia, amigos, vecinos, compañeros de trabajo… Para mantenerlo en su medio, evitar los ingresos hospitalarios, facilitar su integración en la sociedad y ayudar a proporcionarle una mejor calidad de vida.
- Crear un sistema de cuidados de forma continua, accesible y cercano; y trabajar adaptándose a las necesidades que vayan surgiendo en cada persona. Establecer un vínculo terapéutico entre profesional y paciente que permita prestar asistencia individualizada y consensuada por ambas partes.

- Lograr una buena comunicación entre las personas de los diferentes equipos interdisciplinares, intervinientes, así como la coordinación y colaboración con la red pública sociosanitaria.
- Trabajar la prevención y la promoción de la salud que conduzcan a actitudes positivas y activas de su autocuidado, en los pacientes tratados.

7.3. TRABAJO DIARIO DE LOS EQUIPOS DE TAC

El TAC enseña al paciente a manejar y reconocer los síntomas de su enfermedad, a enfrentarse a los problemas cotidianos, a realizar las tareas domésticas, a manejar la medicación que le es prescrita, y a conseguir las habilidades sociales para una mejor relación con su entorno social.

Si el enfermo no puede hacer algo, ya sea por desconocimiento, bloqueo o cualquier otra causa, el equipo le enseña e incluso le ayuda a hacerlo. Todo ello se realiza en el domicilio del paciente y se le hace el seguimiento con llamadas telefónicas también, tanto al usuario como a los familiares. Es imprescindible que los pacientes y sus allegados perciban la cercanía del personal y se sientan escuchados, ya que el mejor sitio en el que pueden estar como usuarios es en su hábitat, siempre, cuando o mientras se pueda.

Se encarga de supervisar todo lo relativo a la asistencia médica que reciba el paciente, incluyendo sus cuidados y su organización familiar.

Se coordina con otros centros o recursos, e interviene en situaciones de crisis y de urgencia. En otras ocasiones de necesidad, les ayuda a conseguir un empleo, adaptado a sus capacidades, o les consigue ayuda económica, vivienda (normalmente tutelada) y atención médica física.

Si el enfermo consume alcohol o droga, aporta tratamiento para la deshabituación del consumo, y si el consumidor tiene problemas legales, interviene.

Con todo, las visitas deben ser consensuadas con el paciente o en su defecto familia. Se aconseja acudir en parejas. A veces, cuando la persona vive sola, lleva tiempo abandonando el tratamiento, y se pretende aplicarlo, en base a la aceptación del mismo firmado por el paciente cuando este se encontraba bien, se aconseja incluso avisar a la policía para que apoye, por si fuera necesario y previo consenso con el equipo, en caso de agresividad, sospecha de la misma o alteración del orden público.

7.4. SUJETOS DEL TAC. ¿A QUIÉN VAN DIRIGIDOS?

A aquellos jóvenes y adultos que tienen enfermedades mentales severas, tales como depresión grave, esquizofrenia o trastorno bipolar u otros trastornos de suficiente gravedad que les impiden manejarse solos o vivir solos, por no ser capaces de organizar, ordenar o normalizar su vida; son personas que necesitan apoyo y supervisión constante.

A las personas que no aceptan o no siguen el tratamiento; o a las que los tratamientos recibidos hasta el momento no han dado resultado o les han provocado malas experiencias; y a pacientes que no acuden a las citas médicas.

7.5. EFICACIA DEL TAC. GRADOS DE SATISFACCIÓN

Las personas con trastorno mental grave atendidas por un equipo de terapia asertiva comunitaria refieren en general sentirse mejor de su enfermedad y mejoran en sus relaciones sociales. En general reconocen una mejoría en sus vidas. Hay estudios que lo demuestran, como el de "Las personas con trastorno mental grave, en un programa de alojamiento supervisado por un Equipo Comunitario Asertivo".[74]

Los programas hospitalarios de preparación a la vida comunitaria no resultaban eficaces y se imponía que los profesionales ofrecieran la atención dentro de la propia comunidad. El TAC es uno de los programas de Salud Mental más influyentes en la actualidad. Se encuentra integrado dentro del conjunto de recursos comarcales y de atención comunitaria (hospitales de día y Equipos de TAC), en coordinación con los centros de salud mental y las unidades hospitalarias de referencia. Son equipos móviles de atención ambulatoria aguda que atienden en horarios específicos. A lo largo de los años, se ha ido expandiendo y hoy día existe en todos los continentes. Su elevada reputación es debida a la transformación de los servicios en busca de soluciones frente a los problemas ocasionados por la rápida desinstitucionalización y el uso inadecuado de los recursos sanitarios.

---

74 Rodríguez-Pulido Francisco, Rodríguez-García María de los Ángeles, González-Dávila Enrique, Méndez-Abad Manuel E. Las personas con trastorno mental grave en un programa de alojamiento supervisado por un Equipo Comunitario Asertivo. *Rev. Asoc. Esp. Neuropsiq.* [Internet]. 2022 dic [citado 2023 Jul 24]; 42(142): 49-66. Disponible en: https://scielo.isciii.es/scielo.php?script=sci_arttext&pid=S0211-57352022000200004 Epub 20-Feb-2023.

8

LA ATENCIÓN A LA SALUD MENTAL EN PRISIONES

Colaboradores:
Francisco Javier Sánchez Calvo *(enfermero especialista en salud mental). Unidad de Rehabilitación de Salud Mental. Salamanca.*
Olga Domínguez *(enfermera funcionaria de prisiones). Centro Penitenciario Topas, Salamanca).*

Para aquellos a los que les resulte extraño que unos enfermeros especialistas en salud mental escribamos sobre la asistencia a la persona con TMG judicializada, he de destacar que los enfermeros especialistas en salud mental recibimos con frecuencia a estas personas, en:

- Unidades de Agudos de Salud Mental. Se les ingresa como medida estabilizadora si se precisa; medida que ofrece seguridad y contención.
- Unidades de Rehabilitación (desalud mental). Algunos acuden a la Unidad de Rehabilitación como aplicación de medidas de seguridad, con la indicación de internamiento en un centro psiquiátrico o de deshabituación. Otros, como paso intermedio a su destino final: domicilio, residencia o recurso del tercer sector. Son ingresados tras pasar por el presidio donde han cumplido pena. Precisan de ese espacio adaptativo y compensatorio hasta llegar al destino último citado anteriormente.

Según Goldman[75], se dice que una persona padece un Trastorno Mental Grave o Severo (TMG) cuando padece un trastorno psiquiátrico grave y crónico del tipo de "esquizofrenia, trastornos maniaco-depresivos y depresivos graves, trastornos paranoides u otras psicosis, así como algunos trastornos graves de la personalidad, que dificultan o impiden el desarrollo de sus capacidades funcionales en relación con aspectos de la vida diaria, tales como: higiene personal, autocuidado, autocontrol, relaciones interpersonales, interacciones sociales, aprendizaje, actividades recreativas y de ocio, trabajo, etc. Asimismo,

---

75 Goldman HH, Gattozzi AA, Taube CA. Defining and counting the chronically mentally ill. *Hosp Community Psychiatry*. 1981 Jan; 32:21-7. doi: 10.1176/ps.32.1.21. PMID: 7461614.

muchas de estas personas han estado hospitalizadas en algún momento de sus vidas, variando, según los casos, la duración del internamiento".

Se les recibe, en un hospital psiquiátrico (en donde los haya), y en estas unidades, como medida sustitutoria de la pena o una vez cumplida esta, de cara a su reinserción en el medio al que se le dirige.

Pero antes de avanzar, contemplemos algunos aspectos y veamos algunas respuestas a preguntas que mucha gente nos podemos hacer al respecto.

8.1. ASPECTOS A CONSIDERAR

En la actualidad, el tratamiento de personas con enfermedades mentales en entornos penitenciarios supone un auténtico reto. Requiere la administración adecuada de medicamentos, evaluaciones psiquiátricas, terapias especializadas y otras atenciones. Además —lo que es más esencial— una buena colaboración y coordinación entre profesionales de la salud mental y el sistema judicial para garantizar un enfoque integral.

Sin embargo, el auténtico desafío está en los recursos y capacitación del personal penitenciario. Un funcionamiento eficaz de los programas de rehabilitación choca con la falta de instalaciones y personal especializado.

Las personas con TMG encarceladas tienen complicado tratamiento en lo que se refiere a su salud mental, aunque la legislación al respecto ofrece cauces para un tratamiento y cuidado, específicos para la enfermedad: el hospital psiquiátrico penitenciario.

Pero la realidad es que los hospitales psiquiátricos penitenciarios están desde hace tiempo colapsados; más del 4% de los reclusos internados en centros penitenciarios ordinarios padecen TMG, desconociéndose en qué circunstancias se encuentran y/o si reciben el tratamiento adecuado a la enfermedad que padecen.

Una reciente publicación de la Universidad de Glasgow[76] (11/1/2024), que analizaba la salud mental de los reclusos más jóvenes, descubría que más del 85% padece algún trastorno mental, pero menos del 3% había recibido una evaluación clínica (es decir, una evaluación exhaustiva de su salud mental y neurodesarrollo) durante su estancia en prisión.

8.1.1. ¿Delinque una persona porque tiene una enfermedad mental?

No necesariamente más que otra que no la tiene. No existen datos con rigor científico que demuestren que una persona con trastorno mental sea más peligrosa para la sociedad que un sujeto cualquiera. Así lo señalan los datos epidemiológicos. Dependerá de la gravedad del trastorno que padezca, de si tiene una personalidad

---

76 Se Revela La Prevalencia De Problemas De Salud Mental En Jóvenes Delincuentes. Https://Www.Gla.Ac.Uk/News/Headline_1032674_en.Html

antisocial, de si toma o no el tratamiento y de si es consumidor de drogas. En este último caso es más fácil que lo haga.

Los delitos, en su mayoría, no suelen ser muy graves, y con frecuencia están relacionados con la familia y entorno. En el caso de adictos que no han logrado deshabituarse, suelen recaer en delitos contra la propiedad o el tráfico menor de drogas para satisfacer su dependencia.

Esther Hava García[77], Catedrática de Derecho Penal de la Facultad de Derecho de la Universidad de Cádiz, refería en 2021: "Con carácter general, las personas con Trastorno Mental Grave (TMG) no deberían estar en prisión". Proseguía: "el enfermo mental no tiene por qué ser más violento que un individuo cualquiera; la persona con TMG que comete un hecho delictivo por regla general debe ser tratada de su enfermedad e integrada en el tejido social, no aislada detrás de las paredes de un centro de internamiento; la reclusión debe reservarse, como última ratio [es decir, cuando no hay más remedio], para los casos más extremos de peligrosidad constatada". A pesar de hablar con términos diferentes, juristas y profesionales sanitarios pensamos de similar modo.

8.1.2. La persona con un trastorno mental encarcelada por haber delinquido, ¿continúa en prisión su tratamiento?

Así ha de ser o debiera ser, máxime si ha sido tratado anteriormente o lo estaba siendo antes de cometer el delito; se puede saber por su historial clínico —si existiera o hubiera acceso a él— o porque lo refiere el paciente, la familia o quienes lo acompañan. Caso distinto son aquellas personas que no saben que padecen una enfermedad mental o nunca han sido tratadas y se descubre su trastorno en la cárcel al ser examinadas y observadas. Es entonces cuando los médicos del penitenciario les ponen tratamiento.

8.1.3. Tipo de trastornos más comunes en prisión

La patología dual y los trastornos psicóticos son los diagnósticos más habituales; en la patología dual —y asociado al uso de sustancias— el trastorno de personalidad antisocial es el más frecuente.

8.1.4. ¿Qué politoxicomanías (consumir una droga principal y otras con frecuencia menor) son las más frecuentes?

Las benzodiacepinas están muy extendidas. Por prescripción médica o por comercio entre los internos. Las suelen tomar junto con otras drogas: heroína, hachís, cannabis... La polidependencia más frecuente es la generada por el alcohol y la cocaína.

---

77 Hava García, E. (2021). Enfermedad mental y prisión: análisis de la situación penal y penitenciaria de las personas con trastorno mental grave (TMG). *Estudios Penales Y Criminológicos*, 41, 59-135. https://doi.org/10.15304/epc.41.7075

Repercusiones de la politoxicomanía

Los resultados epidemiológicos realizados en las cárceles españolas relacionados con el consumo de sustancias y los trastornos mentales nos indican que[78]:

- *La prevalencia de enfermedad mental puede alcanzar un 40%. De este porcentaje, cerca del 6% presentaría un trastorno mental grave y hasta el 50% padecería un trastorno relacionado con el consumo de drogas.*

- *El 9,6% de los internos de las prisiones tiene antecedentes de patología dual,* (enfermedad mental unida al consumo de drogas).

- *Estas personas pertenecen mayoritariamente a colectivos socialmente aislados, sin acceso real a los programas de prevención y tratamiento de las enfermedades por abuso de sustancias.*

- *Gran parte de la población penitenciaria presenta un perfil clásico de marginalidad, con un nivel sociocultural más bajo y mayores carencias económicas que la población general.*

- *El trastorno de personalidad que se asocia con el uso de sustancias es un trastorno antisocial.*

- *La incidencia de conductas agresivas también apunta a cifras muy superiores en la población reclusa.*

8.1.5. ¿Se puede enfermar mentalmente en la cárcel?

Perfectamente. La prevalencia de trastornos psicóticos en las cárceles es mucho mayor que en la población general. Es alta la psicopatología asociada, potenciada por las condiciones de la prisión. La cárcel es especialmente dura: el alejamiento familiar y social, la carencia de autonomía y privacidad, la organización disciplinada y rígida, la convivencia forzada, resultan difíciles. Además, es un medio hostil y proclive a la violencia. El sentimiento de frustración, el desánimo, la soledad de muchos sin amigos o familia; el desinterés y la espera a que llegue el día de su libertad se hace eterno, principalmente para aquellos que no tienen lugar al que volver. Si añadimos el consumo de drogas por querer evadirse o el consumo de estupefacientes en busca del bienestar que le proporcionan obtenemos el caldo de cultivo perfecto para enfermar.

Por otro lado, el paso por la cárcel según Iñaki Markez y Cristina Íñigo (Coordinadores del Grupo de Salud Mental en Prisión), puede resultar una ocasión única para acercar la sanidad a personas que hasta el momento de ingresar en prisión desconocían el sistema. El paso por la cárcel puede ser una oportunidad para educarlos en los hábitos saludables, en la prevención de la enfermedad, la promoción de la salud, e introducirlos en programas para abordar y tratar su dependencia a las drogas (quienes la tengan), y así avanzar hacia su rehabilitación y reinserción psicosocial.

---

78 Markez, Iñaki; Íñigo, Cristina (Coords). Guía Atención y Tratamientos en Prisión por el Uso de Drogas. Documento de Consenso Grupo de trabajo sobre Salud Mental en Prisión (GSMP): Sociedad Española de Sanidad Penitenciaria (SESP) Asociación Española de Neuropsiquiatría (AEN). OM Editorial ISBN: 978-84-615-3689-4 Depósito Legal: BI-2367/2011

El problema surge al pasar al tercer grado, al terminar de cumplir su condena y no poseer un lugar al que ir; sin familia muchos de ellos o red social alguna que le sirva de apoyo.

Sin trabajo y con serias dificultades para obtenerlo, unido a la ausencia de comunicación interdepartamental, la continuidad de cuidados se ve totalmente comprometida. Centrándonos en la realidad, muchos de ellos dejan el tratamiento y recaen; por lo que la continuidad de cuidados en estos casos es, prácticamente, una utopía.

Hay quienes, recibiendo el apoyo de familiares u organizaciones sin ánimo de lucro (INTRAS, Caritas, órdenes religiosas u organizaciones varias, u otros centros sociosanitarios o del Tercer Sector), acuden a sus CSMs respectivos para el control de su medicación y a la consulta del psiquiatra o, en su defecto, a la consulta de Atención Primaria, recibiendo adecuadamente el seguimiento y los cuidados necesarios.

8.2. CONCEPTOS BÁSICOS

Situaciones jurídicas en las que se puede encontrar una persona con trastorno mental que ha delinquido[79]

- **Imputado o procesado:** un procedimiento penal se dirige contra una persona. En esta ocasión es cuando se ha de valorar el estado mental de la persona, para detectar si existe un trastorno mental.
  Es de interés comentar, que, en el contexto del derecho penal en España, el término "imputado" ha sido oficialmente reemplazado por "investigado" tras la reforma de la Ley de Enjuiciamiento Criminal en 2015. Ambos términos se refieren a una persona que ha sido formalmente acusada de haber cometido un delito y sobre la cual se está llevando a cabo una investigación judicial. El término actual se refiere a la persona que está siendo investigada por su posible implicación en un delito, porque alguien le atribuye con un mínimo de seriedad y pruebas, la autoría o implicación en un delito.
- **Preventivo:** la persona es sometida a una medida cautelar de prisión preventiva por existir indicios de criminalidad.
- **Condenado:** el delito ha quedado demostrado, por lo que le es impuesta una pena.
- **Penado:** condena a pena privativa de libertad, que se realiza en un centro penitenciario ordinario.
- **Sometido a medida de seguridad:** como alternativa a la pena, al haberse estimado su inimputabilidad de forma completa o incompleta*.

*Cumplimiento de medidas de seguridad en pacientes con trastornos mentales[80].

---

79 Adaptado de Zabala Baños, Carmen. *Prevalencia de trastornos mentales en prisión: análisis de la relación con delitos y reincidencia.* Ministerio del Interior, Madrid, 2017 Cap. II. Págs 56/57 https://www.interior.gob.es/opencms/pdf/archivos-y-documentacion/documentacion-y-publicaciones/publicaciones-descargables/instituciones-penitenciarias/Prevalencia_de_trastornos_mentales_en_prision_126170587_web.pdf

80 Dos décadas de historia del Grupo de Trabajo Salud Mental en Prisión de la AEN (Sam-

Las medidas de seguridad son medidas de tratamiento obligatorio en régimen ambulatorio o de internamiento que se imponen vía judicial a personas diagnosticadas de alguna patología mental que cometen un delito sin ser plenamente libres y responsables en el momento de la acción delictiva. Exponemos la experiencia práctica de profesionales de distintos dispositivos sanitarios a donde remiten a los pacientes que son penados y tienen que cumplir una medida de seguridad. Reflexionaremos sobre sus posibles efectos en la evolución clínica, las posibles estrategias que se podrían utilizar para que no se tuvieran que llegar a emplear y la necesidad de coordinación con el sistema judicial.

Si el recluso es preventivo, no hay posibilidad de trasladarlo a ningún dispositivo sanitario, salvo que se le traslade a un psiquiátrico penitenciario, lo que no es nada fácil al llevar tiempo colapsados.

8.2.1. Una persona en tratamiento médico por un trastorno mental que comete un acto delictivo, ¿es condenable a pesar de su enfermedad?

Una enfermedad mental por sí misma no es una eximente completa de responsabilidad penal. Dicha responsabilidad será decidida por los jueces basándose en los informes periciales.

Hay personas que, estando en tratamiento por un trastorno mental grave, cometen un acto delictivo y saben muy bien que lo que están haciendo, está mal. Otro asunto es cuando la persona no tiene conciencia de haber hecho nada punible y tampoco entiende que tenga que recibir tratamiento. En este caso, una vez demostrado que ha perdido el juicio de realidad, se le declara inimputable.

Las fórmulas de inimputabilidad existen para proteger de la propia acción penal a la persona que padece un trastorno mental y que delinquió por no tener capacidad de culpabilidad.

8.2.2. Supuestos por los que una persona con TMG ingresa en un centro penitenciario ordinario o en un hospital psiquiátrico penitenciario[81]

Según el *Libro Blanco Sobre la Atención Sanitaria a las Personas con Trastornos Mentales Graves en los Centros Penitenciarios de España*, en los hospitales psiquiátricos penitenciarios de Alicante y Sevilla, respectivamente, el 70% de las personas están

pAEN). "Salud Mental, Derechos y Sistema Penal-Penitenciario". EN CAP. "Medidas de seguridad, una reflexión desde la práctica clínica" de Inés Morán-Sánchez y, Silvestre Martínez Benítez, Murcia 2022,

81 Calcedo-Barba, A; Antón-Basanta, J; Paz Ruiz, S. *Libro Blanco sobre la atención sanitaria a las personas con trastornos mentales graves en los centros penitenciarios de España*. Ed. SEPL Madrid y SESP Barcelona. Junio 2023 (Supuestos en los que una persona con TMG ingresa en un centro penitenciario ordinario o en un hospital psiquiátrico penitenciario (14,17,18) CAPÍTULO 1. CONCEPTOS GENERALES.

ingresadas por una causa de inimputabilidad y el 30% restante por una causa de semiimputabilidad.

El Código Penal contempla —como medida de seguridad— que las personas con TMG sean internadas, principalmente, en centros psiquiátricos especializados. Pero se dan varios supuestos por los que las personas con TMG se encuentran internas en centros penitenciarios ordinarios:

Supuesto 1. Ingresan en un centro penitenciario ordinario cuando:

1. El TMG pasa inadvertido en todo el procedimiento penal.
2. El TMG se advierte, pero se entiende que la persona es responsable del delito (imputable) y debe cumplir una pena privativa de libertad.
3. El TMG se advierte, pero se entiende que la persona es responsable parcialmente del delito (semiimputable) y el juez considera que debe cumplir una medida de seguridad privativa de libertad en un centro penitenciario.
4. El TMG se genera en prisión.

Supuesto 2. Ingresan en un hospital psiquiátrico penitenciario:

- La persona considerada no responsable (inimputable).
- La persona parcialmente responsable (semiimputable) del delito y el juez determina que debe cumplir una medida de seguridad privativa de libertad en un hospital psiquiátrico penitenciario.

Supuesto 3. Acude a un servicio de gestión de penas y medidas alternativas:

- La persona que debe cumplir una medida de seguridad no privativa de libertad".

8.2.3. Inimputabilidad. ¿Qué significa ser inimputable?

Se dice de la persona que no tiene ninguna conciencia de haber hecho nada que sea merecedor de castigo y por lo que no se le puede imputar una pena.

Las fórmulas de inimputabilidad son fórmulas que definen la conducta a seguir con el inimputable, según su causa, de modo que su reclusión o tratamiento ambulatorio tenga por objetivo su rehabilitación psiquiátrica y no el castigo del daño ocasionado propio de la pena.

El Código Penal no define el concepto de inimputabilidad, pero sí establece el concepto de imputabilidad. Para que una persona pueda resultar imputada por un delito se requiere que tenga la capacidad de comprender que ha hecho algo ilícito y de actuar conforme a dicha comprensión.

Están exentos de responsabilidad criminal, según el art. 20. 1º del Código Penal[82]: "El que, al tiempo de cometer la infracción penal, a causa de cualquier ano-

---

82 Artículo 20. 1º. del Código Penal. https://www.boe.es/buscar/act.php?id=BOE-A-1995-25444#a20

malía o alteración psíquica, no pueda comprender la ilicitud del hecho o actuar conforme a esa comprensión".

Para que una persona pueda resultar imputada por un delito se requiere que lo reconozca como tal y que además quiera llevarlo a cabo. Es decir, tenga capacidad cognitiva y volitiva.

(Se requiere en el individuo una base biológica y, en consecuencia, un elemento psicológico determinado por la incapacidad para "comprender la ilicitud del hecho o actuar conforme a dicha comprensión".)

Es interesante observar cómo el Código Penal aborda esta cuestión. La ley exige que los peritos forenses determinen el estado de la conciencia en el momento de realizar el acto punible. Es decir, la alteración psíquica se tiene que justificar médicamente en el momento de los hechos, aunque el juicio se celebre con posterioridad.

8.2.4. Semiinimputabilidad. ¿Qué significa ser semi-inimputable?

Cuando no coinciden todos los requisitos para la exención total de la responsabilidad penal (inimputabilidad), el Código Penal permite la aplicación de las denominadas *eximentes incompletas* y *atenuantes* con el fin de atenuar la penalidad en los casos de semiinimputabilidad. En este supuesto, se puede imponer, además de la pena privativa de libertad, una medida de internamiento en uno de los dos hospitales psiquiátricos penitenciarios, por un tiempo limitado, mientras se controlan los síntomas de la patología.

En el caso de los declarados exentos de responsabilidad/inimputables, la única reacción penal posible procede a la imposición de una medida de seguridad consistente en internamiento en centro psiquiátrico, centro de deshabituación.

Este proceso implica la evaluación de la capacidad mental del individuo para participar en procedimientos legales, la coordinación entre profesionales legales y de salud mental y la búsqueda de soluciones que equilibren la justicia con la atención a la salud mental. Algo que suena farragoso, pero que es crucial para asegurar un tratamiento justo y compasivo.

Vemos, pues, cómo la asistencia a la persona con un Trastorno Mental Grave judicializada es un tema complejo; involucra tanto aspectos legales como de salud mental. La pérdida de juicio de la realidad puede ser un factor fundamental en la evaluación de la salud mental. La forma en la que una persona percibe y se relaciona con el mundo a su alrededor puede ser indicativa de su estado mental en un momento dado. Es un equilibrio delicado entre la justicia y la comprensión de las condiciones mentales del individuo en el momento del delito.

¿Se le puede aplicar tratamiento como pena a un inimputable?

Sí, se puede aplicar siempre y cuando los jueces de lo penal o de la audiencia reciban garantías de los profesionales de la red asistencial de que el paciente se beneficiará del ingreso en un centro rehabilitador que le pueda contener a la vez que prevenga situaciones de riesgo para terceros.

A los adictos a drogas que no estén exentos de responsabilidad, a los que se les ha aplicado una atenuante de drogadicción, se les suspende la pena de prisión siempre que un centro, servicio público o privado —debidamente homologados—certifiquen que el penado se encuentra en tratamiento de rehabilitación.

8.3. GRADOS Y LIBERTAD CONDICIONAL

* **Primer Grado o Régimen Cerrado,** con condiciones rígidas y muy limitadas de internamiento.
* **Segundo Grado**, es el más habitual y ordinario de las prisiones.
* **Tercer Grado** o régimen abierto o de semilibertad. Pueden salir del centro a realizar actividades que les facilitarán su integración social.
* **Libertad condicional,** se concede cuando la persona se encuentra en el tercer grado y consiste en la suspensión de la ejecución de la condena que le queda por cumplir.

Para los profesionales sanitarios, es muy importante conocer, además del historial médico del recluso, su situación jurídica y grado aplicado. El grado que se le impone a una persona imputada determina el programa de medidas de control y seguridad que van a caracterizar su régimen de vida mientras permanezca en prisión. En consecuencia, el plan terapéutico que va a poder seguir esa persona.

8.3.1. ¿Qué pasa con los reclusos que padecen una enfermedad mental cuando salen en libertad de un centro penitenciario?

Cuando la persona cumple la pena, se reúne el equipo médico de la cárcel y se avisa al CSM que le corresponda (si lo tuviera) para concertar una cita, hacer el seguimiento y garantizar la continuidad del tratamiento. Se provee de las recetas necesarias a quien va a alcanzar la libertad, si tiene tarjeta sanitaria. Se concierta la cita con el CSM para cuando vaya a salir de la prisión para garantizar la continuidad del tratamiento. En Bizkaia el recluso sale con indicación de cita normal o urgente y con las pautas indicadas por la psiquiatra titular.

El protocolo precedente es el seguido cuando el recluso tiene residencia estable. En caso contrario, algunas penitenciarías contactan con alguna ONG para que un médico les proporcione la medicación habitual diaria en evitación de otros usos indeseados. Y mientras, se le estará buscando albergue en algún recurso sociosanitario o en el tercer sector.

En la cárcel de Bilbao, por ejemplo, hay psiquiatra permanente, dependiente de la red sanitaria pública (Osakidetza); psiquiatra que abre al recluso historia clínica con su correspondiente tarjeta sanitaria, consultable, por tanto, por personal especializado tras su libertad.

Los reclusos sin recursos, los que se nieguen a acudir al que se les haya buscado o aquellos otros a quienes no se les ha encontrado ninguno, lo habitual es que se les pierda la pista, abandonen el tratamiento, recaigan y vuelvan a incidir en un nuevo delito. Lo que supone, desgraciadamente para ellos, reiniciar el proceso.

8.3.2. ¿Qué pasa con los reclusos que padecen una enfermedad mental cuando salen de un hospital psiquiátrico penitenciario?

Antaño, cuando un recluso inimputable que había cumplido su condena salía de un hospital psiquiátrico penitenciario, era derivado a una unidad de agudos de un hospital; o, según su estado psicopatológico, a una Unidad de Rehabilitación (RHB).

El equipo interdisciplinar le daba un tiempo de adecuación, valoración y evaluación tras el que se le daba el alta, con indicación de acudir al CSM que le correspondiera o al centro que más se adecuara a su situación en ese momento: en su *domicilio* (con indicación de asistencia a un hospital de día); o en *piso tutelado* y controlado por su CSM de referencia; o en una *residencia* bajo control de los profesionales de la atención primaria; o en un *centro de día*, con control desde su CSM.

En España, algunas comunidades autónomas hace casi una década que —por falta de recursos o porque el paciente no lo acepta— el protocolo precedente ya no se hace.

En otras autonomías con más recursos se sigue haciendo, aunque, a menudo, más por la buena voluntad de los profesionales y del personal en su conjunto.

Si el recluso no tuviera tarjeta sanitaria (un inmigrante sin papeles, por ejemplo), el equipo médico del hospital psiquiátrico penitenciario le garantizará la medicación hasta conseguir la documentación necesaria proporcionada por los trabajadores sociales.

Un ejemplo de lo que sucede en ausencia de protocolos o cuando, existiendo estos, (dependiendo de comunidades), no se cumplen, me fue trasladado por una enfermera supervisora en una Unidad de Hospitalización Breve (UHB): el paciente, que había sesgado el cuello a un vecino en el bar, ya acabada la condena, volvió al pueblo. Sus convecinos, por miedo, lo rechazaban. Un equipo de salud mental intentó visitarlo en su casa repetidas veces sin éxito, por lo que solicitaron autorización judicial, y con la intervención de la guardia civil, entraron en el domicilio, encontrando al paciente desnutrido y deshidratado. Fue ingresado y falleció poco después, con la tristeza consiguiente de todo el equipo de salud. Esta enfermera echaba en falta los antiguos protocolos. Consideraba que son muy necesarios, sobre todo para este tipo de pacientes, que, de no tener algún familiar, nadie se preocupa.

8.3.3. ¿Se puede rehabilitar y reinsertar socialmente a un recluso con TMG?

Si es difícil integrar en la sociedad a las personas no judicializadas con TMG[83] porque socialmente son *per se* estigmatizadas, los que cometen algún acto delictivo, aquellas recluidas en un psiquiátrico penitenciario o en una prisión, lo son aún más. Ante la

83 Conejo Cerón, S., Moreno Peral P., Morales Asencio J.M., Alot Montes, A., García-Herrera J.M., González López, M.J. *et al*. Opiniones de los profesionales del ámbito sanitario acerca de la definición de trastorno mental grave: un estudio cualitativo. *Anales Sis San Navarra* [Internet]. 2014 Ago [citado 2023 Ago 20]; 37(2): 223-233. Disponible en: https://scielo.isciii.es/scielo.php?script=sci_arttext&pid=S1137-66272014000200005&lng=es.

demanda, faltan recursos, hay escasez de personal y confluyen otros factores, que comentaremos más adelante. Por lo que la reticencia social será mayor y aumentará aún más la dificultad para su integración, tanto laboral como socialmente. Esto, en una sociedad que sigue aún sin estar preparada para acoger a estas personas.

Un profesional sanitario de prisiones de un centro con 800 reclusos me daba el dato: unos 500 tenían algún tipo de tratamiento psiquiátrico. Se entenderá que no sea nada fácil, por no decir imposible, prestarles la atención debida. Hay quien dice que hoy en día es tal la situación en las cárceles que más bien se podría decir que son psiquiátricos encubiertos. Pese a tanta adversidad y complicación, hay que reconocerlo: se tienen experiencias de éxito y hay quien se reinserta y responde bien al tratamiento. En su mayoría, son personas con familia y apoyos; de amigos o de diversas organizaciones e instituciones pertenecientes al tercer sector. Personas que cuentan con un alojamiento condicionado a la asistencia a un centro de día o a un trabajo protegido.

8.4. EL TRATAMIENTO EN PRISIONES

8.4.1. Programas para el tratamiento de personas judicializadas con TMG

- **PIR,** con los Planes de Cuidados NANDA, NOC, NIC en los centros sanitarios, como por ejemplo en Brians 1 (Barcelona) y en la Unidad de Rehabilitación de Zamudio (Bizkaia) o el GACELA CARE, en la Unidad de Rehabilitación Salud mental del Complejo Asistencial Universitario de Salamanca.
- **PAIEM.** Programa de Atención Integral a Enfermos Mentales en Centros Penitenciarios. Creado en el año 2009, se desarrolla en centros penitenciarios ordinarios (que dependen del Ministerio del Interior), con las personas internas que cumplen criterios diagnósticos de Trastorno Mental Grave (TMG) y que pueden encontrarse en situación preventiva, cumpliendo condena o una medida de seguridad sustitutoria por TM.
- **PROGRAMA PUENTE EXTENDIDO.** Surge en el año 2014, con el objetivo de prevenir la entrada en prisión de las personas con TMG que han de cumplir una pena o una medida alternativa a la prisión, acompañándolas en el cuidado de su salud y situación social.

Existe una gran necesidad en los centros penitenciarios de aumentar el número de profesionales que garanticen la atención y el tratamiento adecuado a las personas con TMG

Una gráfica del *Libro Blanco sobre la Atención Sanitaria a las Personas con Trastornos Mentales Graves en los Centros Penitenciarios de España*, publicado en 2023, (pág. 120, fig. 6.4)[84].

---

84 Calcedo-Barba, A; Antón-Basanta, J; Paz Ruiz, S. *Libro Blanco sobre la atención sanitaria a las personas con trastornos mentales graves en los centros penitenciarios de*

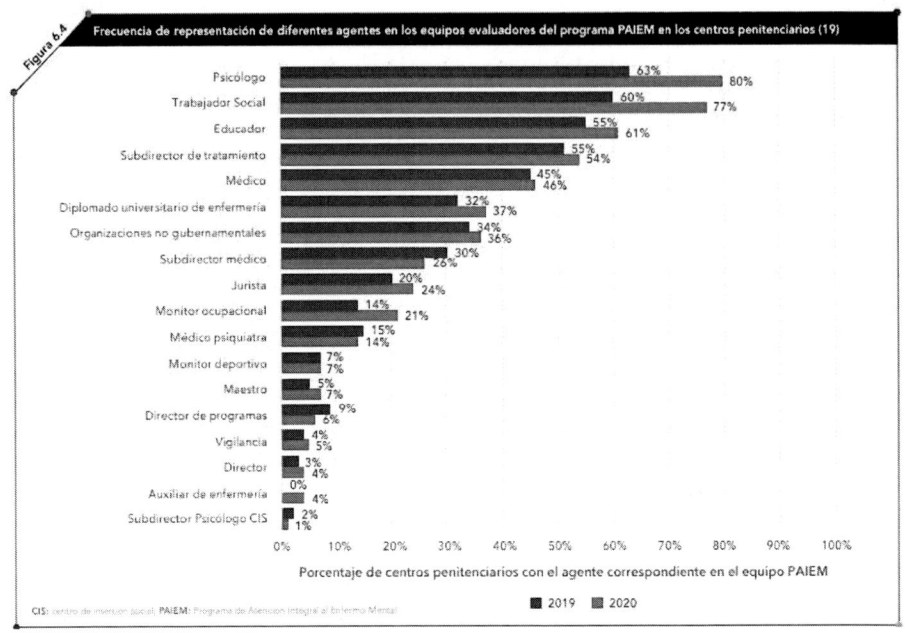

Figura 6.4 — Frecuencia de representación de diferentes agentes en los equipos evaluadores del programa PAIEM en los centros penitenciarios (19)

El estudio que se hizo sobre el número de personas que, en 2020, atendían a los presos en las cárceles españolas, muestra que los sanitarios están escasamente representados en los equipos evaluadores del programa PAIEM en los centros penitenciarios. Así, el médico asiste en un 46% de los equipos; la enfermera, solo un 37%; el médico psiquiatra, un 14% y la auxiliar de enfermería un 4% (véase gráfica).

En los equipos PAIEM predominan, como se ve, psicólogos y trabajadores sociales.

El PAIEM se creó para dar respuesta a las necesidades concretas de esta población, proporcionándoles una atención integral basada en tres áreas de intervención por parte de equipos multidisciplinares: atención clínica, rehabilitación psicosocial y reinserción social.

En el 2021, este programa fue implementado en 65 de los 66 centros penitenciarios de la Administración Penitenciaria; formaban parte un total de 1.834 personas.

Entre 2018 y 2021, el número total de personas incluidas en el programa PAIEM fue similar, siendo siempre superior a 1.800 personas.

Objetivos del PAIEM[85]

1. *Detectar, diagnosticar y tratar a todos los internos que sufran algún tipo de trastorno mental (Atención clínica).*

España. Ed. SEPL Madrid y SESP Barcelona. Junio 2023

85 GUÍA. Atención primaria de la salud mental en prisión. Documento de Consenso Grupo de trabajo sobre Salud Mental en Prisión (GSMP): Sociedad Española de Sanidad Penitenciaria (SESP). Asociación Española de Neuropsiquiatría (AEN) año 2011

2. *Mejorar la calidad de vida de las personas con trastorno mental, aumentando su autonomía personal y la adaptación al entorno (Rehabilitación).*
3. *Optimizar la reincorporación social y la derivación adecuada a un recurso sociosanitario comunitario (Reinserción social).*

Implica a profesionales de las distintas áreas del centro, sanidad, tratamiento y vigilancia y a los profesionales de los recursos sociosanitarios de la comunidad, incluyendo Asociaciones u ONG que trabajan en el campo de la salud mental. Como consecuencia, afecta e implica necesariamente a los familiares de estos pacientes con los que hay que colaborar e intervenir para una adecuada reincorporación social a la puesta en libertad. La intervención integral sobre el enfermo con un trastorno mental grave en prisión requiere la constitución de Equipos Multidisciplinares en los que estén integradas las áreas de sanidad, tratamiento y vigilancia y recursos asistenciales de la comunidad. Ante las muchas necesidades de formación, con frecuencia demandadas, esta guía pretende contribuir a mejorar los conocimientos que los profesionales que trabajan en prisión tienen sobre la enfermedad mental y el manejo de determinados síntomas que los pacientes pueden presentar mientras se encuentran en el sistema penitenciario.

El programa presenta una gran dificultad para ser verdaderamente eficaz, dado que no contempla al consumidor de drogas como tal, sino enmarcado dentro de la patología dual. Esto hace que carezca de presupuesto específico y de mayor dotación de recursos (y es por lo que se crearía más tarde, en el 2014, el "Programa Puente").

8.5. ALTERNATIVAS TERAPÉUTICAS A LA PRISIÓN

Sobre los tratamientos de personas judicializadas que padecen un trastorno mental grave:

Como alternativa a la pena, la persona con TMG puede ser sometida a una medida de seguridad, si se le ha encontrado inimputable de forma completa o incompleta. Esto es, si la persona penada padece un trastorno mental grave que le impide tener sentido de realidad, el artículo 60 del Código Penal dispone que la o el juez de vigilancia penitenciaria puede suspender la ejecución de la pena, determinando las medidas de seguridad oportunas[86].

Las medidas de seguridad sustitutorias permutan parte de la pena del recluso y se pueden aplicar cuando los jueces reciben las garantías por parte de los profesionales, de que el paciente puede beneficiarse de ingresar en un centro de rehabilitación que le pueda contener y prevenir situaciones de riesgo, tanto para él como para otros.

Es decir, quienes padecen un trastorno mental grave y son inimputables por no tener conciencia del delito que han cometido: asesinato, violencia de género, de

---

86 Vizueta Fernández, Jorge. El trastorno mental grave apreciado después de dictarse sentencia firme. El art. 60 del Código penal. *Revista electrónica de ciencia penal y criminología*, ISSN-e 1695-0194, Nº. 9, 2007. https://dialnet.unirioja.es/metricas/documentos/ARTREV/2278333

extrema agresividad, etc. Aquellos que han perdido el juicio de la realidad, debido a la gravedad de su trastorno... Estos son o debieran ser enviados a un Psiquiátrico Penitenciario para cumplir la pena impuesta, o a otros dispositivos específicos de su patología, en donde se les pueda tratar de su enfermedad adecuadamente.

Otra alternativa, además del Hospital Psiquiátrico Penitenciario, sería un hospital privado que dispusiera de una unidad de psiquiatría legal con el que se haya establecido un concierto.

8.5.1. Cumplimiento de medidas de seguridad en pacientes con trastornos mentales[87]

Las medidas de seguridad son medidas de tratamiento obligatorio en régimen ambulatorio o de internamiento que se imponen vía judicial a personas diagnosticadas de alguna patología mental que cometen un delito sin ser plenamente libres y responsables en el momento de la acción delictiva".

8.5.2. Tipos de medidas de seguridad

- **Privativas de libertad** a cumplir en aquellos centros psiquiátricos de educación especial y centros de deshabituación, en donde se trate específicamente la patología que padece la persona.
- **No privativas de libertad**[88]: "Contempladas en nuestra legislación penal, cabe mencionar la medida de custodia familiar (art.96 CP) y, dentro de los contenidos de la libertad vigilada (art. 106 CP), la obligación de participar en programas formativos, laborales, culturales, de educación sexual u otros similares y la obligación de seguir tratamiento médico externo, o de someterse a un control médico periódico".

Ante las pocas plazas de hospitales psiquiátricos penitenciarios y alta demanda, es de considerar que, para los pacientes que no presentan riesgo de fuga o peligrosidad, las unidades de psiquiatría de los hospitales generales son muy adecuadas. Cuando no se encuentran plazas, los menos graves o problemáticos cumplen la pena en el centro penitenciario.

Un modelo alternativo a la prisión tradicional (en España existen 92 centros penitenciarios), son las Unidades Terapéuticas y Educativas (UTE). Estas constituyeron una experiencia pionera en su momento y, a la vez, un modelo referente en otros centros penitenciarios españoles. También fueron imitadas en otros países, por sus aportaciones innovadoras y eficientes en la rehabilitación y reinserción de presos, tanto adictos como no adictos.

---

87 Dos décadas de historia del Grupo de Trabajo Salud Mental en Prisión de la AEN (SampAEN). Salud Mental, Derechos y Sistema Penal-Penitenciario. EN CAP. "Medidas de seguridad, una reflexión desde la práctica clínica", de Inés Morán-Sánchez y Silvestre Martínez Benítez, Murcia 2022.
88 Salud Mental. Derechos y Sistema Penal-Penitenciario: Págs. 7-9 Patricia Cuenca Gómez. Tratamiento particular del cumplimiento material de las medidas de seguridad. https://scielo.isciii.es/pdf/neuropsiq/v42n141/2340-2733-raen-42-141-141.pdf

Existen UTES, por ejemplo, en el Centro Penitenciario de Villabona en Asturias, en el de Estremera, también llamado "Madrid VII", y el Centro penitenciario "Puig de les Basses", en Figueres (Girona), en donde ingresan los reclusos para además de cumplir condena, curarse (suelen presentar problemas de drogadicción, insomnio, depresión, dependencia a drogas, ansiedad…) y reinsertarse en la sociedad.

La atención que la UTE de Villabona, por ejemplo, dispensa a pacientes judicializados no graves, consiste en un modelo alternativo a la cárcel tradicional con un enfoque integral que busca favorecer la reinserción social de estas personas. Cuenta con un equipo de atención primaria formado por médicos, enfermeros y personal auxiliar cualificado, y con un equipo de psiquiatría que se encarga del diagnóstico, tratamiento y evaluación de los trastornos mentales.

También ofrece programas de rehabilitación psicosocial individualizados, de tipo educativo, cultural, ocupacional, deportivo y de ocio.

En la mayoría de los 92 centros penitenciarios españoles no hay UTE. Y en algunos centros penitenciarios pioneros del Estado que, si las tenían, tras los recortes sufridos, han tenido que suprimirlas.

8.6. ABORDAJE

Comentaba al principio de este capítulo cómo el abordaje a las personas con TMG judicializadas es un auténtico desafío si no se dispone de determinados recursos y de personal especializado en el tipo de acercamiento que requiere el trastorno mental que padece el recluso.

El abordaje va a depender de varios factores: la situación jurídica y el grado y de si la persona con TMG está en situación preventiva o no.

Se precisa un personal que conozca los síntomas del trastorno que la persona padece (como comentaba en el Capítulo 3 de este libro), que lleve a cabo la adecuada administración de los medicamentos y conozca sus interacciones con las drogas u otros fármacos y sus efectos secundarios, como puede ser, por ejemplo, la impregnación. Un personal que realice las oportunas evaluaciones de la salud mental del paciente, las terapias especializadas y otras atenciones, en la ratio adecuada para el número de pacientes a atender.

Si el paciente ha sido derivado a una unidad de rehabilitación de salud mental y se le trata como a cualquier otro paciente, ignorando su condición de judicializado, se logra más fácilmente su confianza, y suele responder muy positivamente al incluirlo en el PIR (Plan de Rehabilitación Individualizado) u otros programas diferentes de rehabilitación y de reinserción social. Es de destacar que, en un paciente de estas características, cualquier permiso que solicite, ha de autorizarlo el juez y será concedido dependiendo del grado que se le haya aplicado.

En los centros penitenciarios ordinarios, la situación varía y se complica ante la escasa atención de los psiquiatras, y no disponer de personal de enfermería especializado en salud mental, salvo escasas excepciones.

Si un preso con TMG sufre una descompensación y no se puede contener en el medio penitenciario, se da parte al juzgado de vigilancia penitenciaria y se le deriva, por orden del juez que controla los penitenciarios, a un medio de mayor contención.

Por ejemplo, en Bizkaia, en un caso así, se le enviaría al Pabellón Jado del Hospital de Basurto en el que hay una unidad penitenciaria para este fin y que dispone de 6 a 8 camas individuales. A esta unidad se ingresa en régimen carcelario —vienen de la cárcel— y por orden del juez de vigilancia penitenciaria. En esta unidad penitenciaria no puede entrar nadie más que dos ertzainas (policías), —al ser presos sentenciados— y las enfermeras, que han de vigilar sueros, poner inyecciones, etc.

En Vitoria-Gasteiz, iría al Hospital Universitario de Álava.

Si un preso es diagnosticado de trastorno mental grave (TMG) —alguna psicosis, por ejemplo—, y tiene sentencia de larga duración, en el País Vasco se le deriva al Hospital privado Aita Menni, de Mondragón, con quien Osakidetza (Servicio Vasco de Salud) tiene un convenio; dispone de una unidad de psiquiatría legal, creada en 2012, donde ingresan en caso necesario los enfermos mentales con penas de larga duración.

En otras comunidades autónomas también hacen lo que pueden, sobre la base de sus recursos y convenios.

Para la mayoría de las enfermeras consultadas la promoción de la salud y la prevención de la enfermedad en un centro penitenciario es lo más importante.

En muchos centros penitenciarios actuales, el primer contacto del recluso es con la enfermera, que es quien les hace una primera valoración clínica. Ello va a ir creando una relación de confianza en la que los pacientes comentan sus problemas de insomnio, inseguridad, soledad, depresión, de ausencia total de autoestima.

Si la enfermera quiere llevar a cabo los grupos de educación para la salud (alimentación y nutrición, higiene, prevención de enfermedades...) o los grupos terapéuticos como los de patología dual (tan necesarios para su información y para establecer contratos con ellos), o los grupos de relajación, le resulta una tarea muy complicada por la falta de medios. Así es que la mayoría de las veces se debe centrar en lo más básico, no pudiendo llevar a cabo otras actividades que serían de utilidad para el futuro de estas personas y su trastorno mental.

8.6.1. Necesidades y situación que presentan estos enfermos judicializados

La atención a las necesidades propias del trastorno que padecen estas personas, y las provocadas por su situación de encarcelamiento, es un problema que en ningún país europeo está resuelto. Debido al insuficiente número de camas psiquiátricas forenses, falta de personal adecuadamente entrenado para el tratamiento de estos pacientes, escasos programas de detección temprana de estos enfermos, ausencia de seguimiento posterior después de la medida de internamiento y escasa dotación de presupuestos para estas tareas por parte de los gobiernos respectivos. Y por si esto fuera poco, falla la coordinación entre la psiquiatría comunitaria, la psiquiatría forense y las autoridades sanitarias penitenciarias[89].

---

89 Salize, H.J.; Dreßing, H.; Kief, C. Mentally Disordered Persons in European Prison Sys-

Según las estadísticas de las Instituciones Penitenciarias (IIPP), en la población que ingresa en prisión, la frecuencia de antecedentes de enfermedad mental en algún momento de la vida es cinco veces más frecuente que en la población general[90,91].

Tenemos que, al menos uno de cada cuatro (el 25%) padece una enfermedad mental según IIPP, sin considerar los trastornos asociados al uso de drogas. La probabilidad de sufrir un trastorno psicótico o una depresión severa se sitúa entre 4 y 6 veces más que en la población general, y 10 veces más que la de sufrir un trastorno antisocial de la personalidad. No es de extrañar la aparición de un estado depresivo, si a la falta de libertad le añadimos la gran soledad que muchos padecen al carecer de familia o amigos. Un posible estado depresivo, a veces, es paliado por el apoyo de instituciones religiosas, ONG, asociaciones de familiares u otras organizaciones privadas, sin ánimo de lucro, nacidas de la iniciativa ciudadana o interés de empresas que trabajan contra la pobreza y la exclusión social (Tercer Sector) y a los que el equipo interdisciplinar agradece siempre su apoyo.

En concreto, hay un 39% de trastornos mentales comunes, un 50% con problemas de adicción a drogas y un 4% con TMG, sin que estos porcentajes deban ser tomados de forma excluyente entre sí [92]. Ello sin olvidar las enfermedades infecciosas asociadas al uso de tóxicos. Las personas consumidoras pueden delinquir y acabar en prisión, pero también es cierto que personas que nunca han consumido drogas se han iniciado en el abuso de sustancias, precisamente durante su permanencia en la cárcel. Además, y según la Guía y Tratamiento en Prisión por el Uso de Drogas del Grupo de Trabajo sobre Salud Mental en Prisión (GSMP, 2012), "el tráfico de drogas dentro de las prisiones está a la orden del día. Consumo y tráfico van unidos. Toda esta serie de dificultades, y circunstancias desfavorecedoras y la misma ausencia de los recursos necesarios, ha provocado un incremento de intoxicaciones, de los suicidios y muertes por sobredosis en las cárceles españolas"[93].

Recordando a Iñaki Markez y cols. en *Suicidios en prisión: algunas tareas pendientes*[94], refiere este autor, cómo "en la población penitenciaria se concentran diversos

tems - Needs, Programmes and Outcome (EUPRIS). European Commissión. Central Institute of Mental Health J5 D-68159 Mannheim Germany October 31, 2007. http://ec.europa.eu/health/ph_projects/2004/action1/docs/action1_2004_frep_17_en.pdf

90 Arroyo-Cobo, JM. Estrategias asistenciales de los problemas de salud mental en el medio penitenciario, el caso español en el contexto europeo *Rev. Esp. Sanid. Penit.* 2011 feb.; 13(3): 100-11.

91 Marín-Basallote N.; Navarro-Repiso, C. Estudio de la prevalencia de trastorno mental grave (TMG) en los centros penitenciarios de Puerto I, II y III del Puerto de Santa María (Cádiz): nuevas estrategias en la asistencia psiquiátrica en las prisiones. *Rev. Esp. Sanid. Penit.* 2012 vol. 14 nº. 3 (en línea) Consultado en junio de 2017. Disponible en: http://www.sanipe.es/OJS/index.php/RESP/article/view/311/691

92 José Manuel Arroyo Cobo, María del Rocío Acedo Ramiro, Sergio Ruiz Arias, Paula Inmaculada Giráldez Ramírez. *Institución Penitenciaria y Salud Mental: La Última Frontera* Segundo Accésit Premio Nacional Victoria Kent Año 2021

93 Guía. Atención y tratamientos en prisión por el uso de drogas Iñaki Markez y Cristina Íñigo (Coords). Año 2012

94 Adaptado de Iñaki Markez y cols. en Salud Mental, Derechos y Sistema Penal-Penitenciario: 55-73 A.E.N. abril de 2022 "Suicidios en prisión: algunas tareas pendientes" Suicides in prison: some pending tasks. Iñaki Markez a, Ana Gordaliza b, Pilar Casaus

factores de riesgo que la OMS asocia al suicidio, tales como: aislamiento social y ruptura de relaciones, bajo nivel socioeconómico, problemas jurídicos, abuso de sustancias, trastornos mentales y padecer enfermedades físicas que reducen la esperanza de vida". Y como un primer paso para prevenir la conducta suicida, "es establecer perfiles de riesgo. La combinación de factores individuales y ambientales puede ser la causa de que las tasas sean más altas en los escenarios penitenciarios. Quien está en la cárcel, preventivo o penado, lleva una mochila cargada de sufrimiento y dificultades. El impacto psicológico del arresto y el encarcelamiento, junto a la abstinencia de anteriores consumos de drogas y alcohol, el estrés diario en ese espacio que resulta extraño, la pérdida de empleo, los conflictos sociales, la discriminación, la marginalidad, la dificultad de acceso a los servicios de salud... Todos son factores de riesgo para el suicidio, muchos de ellos presentes en la población reclusa antes de entrar en los centros penitenciarios. Hay factores psicosociales comunes en los reclusos suicidas: poco apoyo social y familiar, conductas suicidas previas, antecedentes de enfermedad mental y problemas emocionales. Las personas presas llegan a experimentar intimidación, conflictos entre reclusos, infracciones disciplinarias, etc., que son factores estresantes que pueden conducir al suicidio a través de sentimientos de desesperanza, limitación de perspectivas y una pérdida de opciones para afrontar las adversidades. El suicidio llega a ser visto como la forma de salir de una situación irremediable y desesperada".

8.7. LA REALIDAD

A pesar de la gran necesidad que existe en cuanto a la atención y tratamiento que hay que prestar a las personas que padecen patología dual, la división entre los servicios de salud mental y los de atención a drogodependientes dificulta que se les aplique un tratamiento integral. Algo que es imperiosamente necesario en personas que, padeciendo psicosis u otros trastornos graves de la personalidad, consumen tóxicos, por lo que pueden ser y son normalmente proclives a la delincuencia.

Nadie discute la realidad de que toda conducta adictiva lleva asociados aspectos mentales que no se han de pasar por alto; y también debemos asumir, frente a la patología dual, que las condiciones de vida en la cárcel favorecen los consumos.

Además (aunque debieran y así lo contempla la ley, como comentaba anteriormente), no todos los enfermos van a poder ir a un hospital psiquiátrico penitenciario; una enfermera de un centro penitenciario me confirmaba que, debido al colapso de los hospitales psiquiátricos penitenciarios, ya desde hacía tiempo, no admitían a nadie por saturación. Y me informaba de que el psiquiatra atendía telemáticamente a los pacientes, sobre todo desde la pandemia; por lo que era la enfermera quien hacía guardia de 24 horas, sola, quejándose por la falta de médicos y enfermeras penitenciarios en la actualidad.

---

c a) Psiquiatra, miembro de Ekimen elkartea, Bilbao. b) Socióloga, psicoanalista y TMAE en el Centro Penitenciario Madrid III, Valdemoro (Madrid). c) Psiquiatra, coordinadora del equipo de salud mental del C.P. Mas d'Enric, Tarragona.

Esta escasez, a su juicio, se debía a:

- La insuficiencia de profesionales. Médicos y enfermeras.
- A que contratan personal cuyo título no está homologado y sin MIR.
- A que la mayoría de los contratados son profesionales con nula o escasa formación en salud mental y psiquiatría.
- Al miedo de muchos profesionales al no saber tratar a ciertos reclusos ni responder a sus amenazas, cuando se les niega la medicación que muchos piden (la mayoría, al ingreso, ya la viene pidiendo)
- A los bajos sueldos de los profesionales sanitarios.

8.7.1. Evidencias y considerandos

- Que los problemas adictivos es algo muy presente entre los presos y que estos problemas, al ir normalmente asociados a trastornos mentales (como son la falta de control de impulsos, fobias, trastornos por estrés postraumático, trastorno obsesivo o ansioso de cualquier tipo...), requieren para su correcta atención de un personal especializado en salud mental y psiquiatría.
- Que las enfermeras especialistas en salud mental cobran especial importancia en la atención a estos colectivos penitenciarios para prevenir el enfermar, reconocer los síntomas de la enfermedad, controlar la toma de medicación y favorecer la adherencia al tratamiento, todo ello para facilitar su estabilización y prevenir las recaídas.
- Que son ellas (según las necesidades básicas de los pacientes) quienes establecen los planes de cuidados individualizados y además evalúan su eficacia, mediante las escalas correspondientes.
- Y que ellas son quienes imparten la educación de los cuidados para la salud, ocio, habilidades sociales, grupos terapéuticos de relajación, de patología dual, de autocuidados, grupo de medicación de cara al alta, etc.

Algunos de estos grupos son troncales con psiquiatras y psicólogos y los enfermeros especialistas en salud mental nos formamos para darlos, a lo largo de los dos años de especialidad y también posteriormente quien lo desee. Recordemos, por lo controvertido del tema, y dado que otros profesionales desconocen esta especialidad de enfermería, y lo consideran "intrusismo", que en el "Programa Oficial de la especialidad de Enfermería en Salud mental[95]. Las enfermeras adquieren una introducción al comportamiento y dinámica grupal, pero no la formación de psicoterapia. Pueden llevar a cabo estos grupos si se forman específicamente, aparte, en psicoterapia.

---

95 Orden SPI/1356/2011, de 11 de mayo, BOE (24 de mayo de 2012). Entre otros: 7. Formación específica en Enfermería de Salud Mental. 7.1.1 Competencias:C   7.1.2 Contenidos: g) Dinámica de grupos: Teorías y técnicas de conducción de grupos. c) Vinculados a la competencia 10.1.c): Conoce y aplica las principales teorías y técnicas de intervención grupal. https://www.boe.es/diario_boe/txt.php?id=BOE-A-2011-9081

8.7.2. Debilidades detectadas

No se entiende que se siga padeciendo esta escasez de psiquiatras y de enfermeras. Y menos aún que cuando se les contrata, en algunos centros penitenciarios, no se les pida a los médicos la especialidad en Psiquiatría ni a las enfermeras la de Salud Mental (ni siquiera la especialidad de Enfermería de Atención Primaria o Enfermería Familiar y Comunitaria). Muchos profesionales están trabajando actualmente solo con seis años de medicina y cuatro años de enfermería.

Y todo esto ocurre, según opiniones, porque no se ha llevado a cabo la Ley de Cohesión y Calidad del Sistema Nacional de Salud 16/2003, de 28 de mayo[96], (en donde se habla de la integración de instituciones penitenciarias del citado Sistema Nacional) y porque no se han llevado a cabo las transferencias de las funciones y servicios de la Administración del Estado o competencias asistenciales o sanitarias en materia de sanidad penitenciaria, a las comunidades autónomas, salvo la catalana, la del País Vasco, más tarde Galicia, (en virtud del Real Decreto 1413/2018, de 23 de diciembre), y posteriormente Navarra, mediante Real decreto 494/2021, de 6 de julio.

Y también sucede porque para acceder a una plaza penitenciaria es necesario aprobar una oposición del Ministerio del Interior y el resto de contrataciones se hace a través de la lista del paro, contratando al personal por su lugar en la lista de paro y no por su cualificación o formación para el puesto.

Por otro lado, según fuentes consultadas, al psicólogo se le suele adjudicar muchas tareas administrativas que le impiden centrarse en su labor esencial. Incomprensible que los psicólogos clínicos, que están contratados, no realicen terapias por tener que dedicar el tiempo a valorar si se puede conceder o denegar permisos de salida a los presos. Son raras las terapias psicosociales (ya sean de tipo individual, grupal o familiar). Las terapias a las personas con TMG son inusuales y más propias de la buena disposición y voluntad de cada profesional. La poca atención que puedan tener a nivel de terapia se lleva a cabo a través del tercer sector y/o de ONG, organizaciones e instituciones de las que hablaremos más detalladamente en el Capítulo 9.

Es inexplicable la escasez de técnicos en los cuidados de enfermería, formados para la atención en salud mental. Sobre todo, en un ambiente para el enfermo tan hostil; por lo que la presencia de estos profesionales es tanto o más necesaria que en un centro no penitenciario de atención a la salud mental.

Tampoco es entendible que muchos tratamientos a los que toda persona tiene derecho —haya delinquido o no— no se apliquen porque no se dispone de los medios necesarios para ello. Cada comunidad autónoma adjudica diferentes recursos para la atención a la salud mental en sus centros penitenciarios, por lo que hay autonomías que carecen de suficientes profesionales o tienen escasez en formación, organización y coordinación. Coordinación necesaria con la comunidad (centros de salud, CSM, hospitales de día, talleres ocupacionales…) a la que debieran estar vin-

---

96 BOE-A-2003-10715 Ley 16/2003, de 28 de mayo, de cohesión y calidad del Sistema Nacional de Salud. https://www.boe.es/eli/es/l/2003/05/28/16/con

culados los internos al salir; o la coordinación con la propia red de SM; por ejemplo, con hospitales para situaciones agudas o cronificadas.

Hay reclusos que ignoran que padecen trastorno mental cuando ingresan. Es al pasar por el médico o tras los días de observación que se les detecta. Otros lo padecen con frecuencia unido a la adicción a las drogas, pero prefieren ocultar su trastorno para evitar su ingreso en el hospital psiquiátrico penitenciario. Algunos empeoran o enferman en la misma cárcel, porque no es lugar ideal para ser tratado o rehabilitarse.

Corren tiempos difíciles. El medio cultural en el que se pensaba reinsertar al paciente para su rehabilitación ha cambiado y sigue haciéndolo. Lo que nos obliga a plantearnos aún más la seguridad del medio al que va a volver el paciente con TMG; hay que poder ofrecerle herramientas con las que se pueda manejar y defender, porque quizá el planteamiento inicial en cuanto a su reinserción social ya no tenga el determinado sentido que inicialmente tenía. Los profesionales también tenemos que actualizarnos y adaptarnos a la diversidad, pluralidad y a las nuevas sociedades.

Algunos de los países que han contribuido significativamente al flujo migratorio hacia España son Marruecos, Rumanía, Ecuador, Colombia y Venezuela, por lo que debemos estar preparados para su atención cuando llega el momento de la rehabilitación, ya que los conceptos de respeto, tolerancia, disciplina, normas a seguir, responsabilidad y orden no significan lo mismo para una persona que viene de una determinada civilización o cultura que para otras, en las que la vida u otros aspectos y/o formas de la misma difieren o no cobran la misma importancia que se la da, por ejemplo, en nuestra cultura.

Volviendo a la tesis que sostiene el psiquiatra Mariano Hernández Monsalve, de crear en cada comunidad autónoma pequeñas unidades de atención psiquiátricas a modo de comunidad terapéutica, refiere que, aunque estas "podrían ser de carácter penal penitenciario" sería aconsejable que la red civil sanitaria también asumiera estos casos, para sacar el mayor partido posible a la red de salud sanitaria nacional.

8.8. EL MODELO COMUNITARIO DE ATENCIÓN A LA SALUD MENTAL

Una propuesta de los tribunales específicos de salud mental, conocidos como Mental Health Courts, es ofrecer a quienes cometen un delito y tienen algún trastorno mental conmutar al menos una parte de la condena en prisión por la realización de un tratamiento fuera de la cárcel.

En Europa, se crearon unidades alternativas como las "Residencias para la ejecución de la medida de seguridad" (*Residenze per l'esecuzione della misura di sicurezza* o Rems, en Italia) bajo la tutela del ámbito sanitario; permitieron cerrar los psiquiátricos penitenciarios y potenciar la creación de Unidades Psiquiátricas Hospitalarias, con capacidad para 30 a 50 personas, según las necesidades, posiblemente anexas a los actuales hospitales generales o a los hospitales psiquiátricos aún existentes.

Tomando como referente Trieste —ciudad a la que se ha reconocido como cuna de la atención comunitaria en salud mental—, tenemos que, a partir de la "ley Basaglia" (ley 180, de 1978, sobre Investigaciones y Tratamiento Sanitario Voluntario y Obligatorio), se fueron cerrando los 90 manicomios italianos.

Trieste es una ciudad con 200.000 habitantes que dispone de apartamentos tutelados por la presencia constante de un técnico sanitario. También tiene cuatro centros de salud mental en los que no hay puertas de seguridad que impidan entrar o salir.

En estos, ofrecen asistencia de enfermería las 24 horas y terapia psicológica y formación con las que trabajan la inserción social y laboral. Las crisis agudas o brotes no se controlan con contención física, sino que se lleva a cabo mediante un amplio equipo de profesionales (e incluso con el apoyo de familiares), cuidando que la persona que atienda la crisis tenga establecido un vínculo de confianza con el paciente y disponga del tiempo necesario para hacerlo. Un "detalle" a destacar es que se presta atención a los factores que hayan podido desencadenar la crisis y se trabaja por la salud y la vida (no sobre la enfermedad), mediante contratos y negociaciones.

Se dispone, además, de camas para ingresos temporales y atención a domicilio cuando el paciente vive en el domicilio familiar.

Muchos recordarán que, en 2021, el Ministerio del Interior de España intentó crear en Siete Aguas, Valencia, un macrocentro penitenciario para enfermos mentales graves. Ello generó amplia polémica entre los expertos y ONG, contando con la negativa de las Cortes y el Gobierno valenciano, quienes manifestaron que el proyecto era un modelo desfasado, alejado de las actuales estrategias para el tratamiento de las enfermedades mentales.

En el mismo sentido, y en acuerdo con las experiencias italianas (que abogan por suprimir todos los hospitales psiquiátricos creando pequeñas unidades residenciales), se manifestó Mariano Hernández Monsalve, coordinador de la Asociación Española de Neuropsiquiatría, defendiendo la teoría actual en Europa que apuesta por la atención comunitaria de estas personas, que permite un mejor "acompañamiento", vinculando al enfermo con su vida cotidiana. Recordemos, al respecto, el artículo 20 de la Ley General de Sanidad española, aprobada en 1986, que dictaba que "la atención a los problemas de salud mental de la población se realizará en el ámbito comunitario, potenciando los recursos asistenciales a nivel ambulatorio y domiciliario".

El Modelo Comunitario de Atención a la Salud Mental podría o puede ser un gran modelo (de hecho, se han hecho y hacen avances), si va acompañado de un intenso trabajo de actualización profesional a los nuevos tiempos y —fundamentalmente— de concienciación social; concienciación en la que los poderes públicos, los agentes sociales y los medios de comunicación se han de implicar activamente.

Para que este modelo se lleve a efecto tal y como está planteado es importante:

- Que los profesionales mantengan el esfuerzo que ponen en la rehabilitación y reintegración social de las personas con TMG judicializadas.
- Los numerosos planes (más de 25 desde 1986, véase anexo I), realizados en general para todas aquellas personas que padecen un TMG, vean la luz en lo que plantean no solo de una manera parcial.

- Que los programas personalizados —por ejemplo, los PIR en los centros sanitarios o los PAIEM en los penitenciarios— tengan el efecto deseado. Para ello sería preciso reconocer las adicciones como un trastorno mental más y no englobarlo en la patología dual como está actualmente; así, las administraciones debieran incluir partidas específicas que atiendan a esta patología.
- Para ello, además de dotar a los penitenciarios de una plantilla suficiente, sería necesario un intenso trabajo de:
  - Eliminación del estigma de enfermedad mental a nivel social. Cumpliéndose las anteriores premisas, llevaría a la sociedad a reconocer que la enfermedad mental es una enfermedad más, como otra cualquiera.
  - Proporcionar a los profesionales que trabajan en prisión una mayor formación. Una puesta al día de los conocimientos que tienen sobre la enfermedad mental y el manejo de determinados síntomas que los pacientes puedan presentar mientras se encuentran en el sistema penitenciario. Por ello es tan importante la formación. Porque si no conocemos la patología, ¿cómo vamos a detectar los síntomas? ¿Cómo vamos a prevenir los riesgos? ¿Cómo aplicar el plan de cuidados que necesita?
- Los pacientes mentales en prisión que no tienen apoyos familiares o red social disfrutan de menos permisos terapéuticos y de fin de semana que el resto de sus compañeros. Su posterior salida a la libertad les puede resultar más dura.

8.8.1. El modelo catalán

Anteriormente, en el apartado 8.7.2, se aconsejaba que la red civil sanitaria también asumiera estos casos judicializados, para sacar el mayor partido posible, a la red de salud sanitaria nacional.

Esto ocurre en la UHPP Brians 1 o Unidad de Hospitalización Psiquiátrica Penitenciaria y Enfermería Psiquiátrica del Centro Penitenciario Brians 1 de Barcelona que depende del Parc Sanitari Sant Joan de Déu. En este caso, el Departamento de Justicia contrata los servicios del Parc con personal sanitario no funcionario, pero la unidad está dentro del recinto penitenciario como un módulo más.

El modelo sanitario penitenciario de Cataluña se implanta a partir de la transferencia de competencias en Sanidad (1983) -centros y servicios sanitarios y sociales- y la transferencia de las competencias en materia penitenciaria (1/1/1984)[97].

"Como consecuencia, Cataluña, posee la competencia de gestionar y organizar la política, el personal y los establecimientos de los centros penitenciarios de acuerdo con la legislación española, salvo aquellos delitos de terrorismo, o bandas organizadas"[98].

---

97 Real Decreto 3482/1983, de 28 de diciembre sobre traspasos de servicios del Estado a la Generalidad de Cataluña en materia de Administración Penitenciaria. BOE-A-1984-4310 https://www.boe.es/eli/es/rd/1983/12/28/3482
98 Adaptado de *Libro Blanco Sobre la Atención Sanitaria a las Personas con Trastornos*

Así, el personal que atiende a la salud mental dentro de los centros penitenciarios pasa a pertenecer a Sant Joan de Déu-Serveis de Salut Mental, proveedor público de gestión privada. Y como alternativa a las enfermerías penitenciarias, se ponen en marcha las siguientes estructuras de carácter sanitario:

- En 2001, se pone en marcha una *Unidad Polivalente* del Centro Penitenciario Quatre Camins (Barcelona).
- En 2003 se inaugura en el Centro Penitenciario Brians 1 de Barcelona la ***Unidad de Hospitalización Psiquiátrica Penitenciaria* de Catalunya (UHPP-C)**. Es una unidad de gestión clínica 100% sanitaria, con servicios de urgencias, agudos, subagudos, media estancia y tránsito a la comunidad; atiende a toda la población penitenciaria de Cataluña que se encuentre en régimen cerrado.
- En 2006, se asigna al Departament de Salut las funciones para el cuidado de la salud de las personas privadas de libertad; se integran en el sistema sanitario público los servicios sanitarios penitenciarios y de justicia juvenil[99].
- En 2009, se abre en el Brians1 la ***Unidad de Hospitalización y Rehabilitación Psiquiátrica Intensiva de Catalunya* (UHRPI-C)**, con carácter supra sectorial y una dotación inicial de 22 plazas, que según datos *Libro Blanco*, "Durante el 2018 se ampliaría a un total de 80 plazas, para personas internas en proceso de rehabilitación y de tránsito a la comunidad, bien en cumplimiento de medidas de seguridad de internamiento psiquiátrico o bien en cumplimiento de pena".
- En 2017, el Gobierno de Cataluña prioriza la necesidad de mejorar la atención de la salud mental en el ámbito penitenciario, llevándose a cabo las siguientes acciones:
    1. Se cierra la prisión Modelo de Barcelona. La atención a la salud mental de la población interna se traslada a la UHPP-C en Brians 1.
    2. En Brians 2, se amplía de 22 a 80 plazas la UHRPI-C (Unidad de Hospitalización y Rehabilitación Psiquiátrica Intensiva de Catalunya).
    3. Se cierra temporalmente la enfermería de Quatre Camins para convertirla en Unidad Sanitaria.
    4. Se implementa un programa de Soporte Ambulatorio a los Centros Penitenciarios de Cataluña, como parte del Programa de Soporte a la Primaria (PSP).
    5. Se amplía el programa de Servicios Individualizados en el ámbito penitenciario, dirigido a las personas internas que presentan un TMG y se encuentran en régimen de semilibertad, ya sea en centro abierto, sección abierta o unidad dependiente.

Mentales Graves en los Centros Penitenciarios de España. Págs. 246 a 249. Disponible en: 2023 20230621-libro-blanco-salud-mental-presos.pdf

99 Decreto 399/2006, de 24 de octubre, por el que se asignan al Departamento de Salud las funciones en materia de salud y sanitarias de las personas privadas de libertad y de menores y jóvenes internados en centros de justicia juvenil, y se integran en el sistema sanitario público, los servicios sanitarios penitenciarios y de justicia juvenil. https://portaljuridic.gencat.cat/eli/es-ct/d/2006/10/24/399

Desde el año 2022, está pendiente la reapertura de la unidad de rehabilitación de Quatre Camins, para completar la oferta para la atención sanitaria en salud mental de las personas judicializadas[100].

El encierro en un hospital psiquiátrico de alta seguridad no resulta eficaz de cara a la recuperación y reinserción. Las personas no están en condiciones de hacer vida normal cuando terminan de cumplir con la pena impuesta y salen al exterior.

Muchos años encerrados, como se pudo comprobar en los hospitales psiquiátricos de larga estancia, cuando existían, conducen a la pérdida de las habilidades sociales; incluso existe cierto enlentecimiento ideativo y conductual. Se lían con los cambios y monedas o se les pone el semáforo en rojo al cruzar la calle. Lo hemos visto claramente hace unas décadas, con pacientes del psiquiátrico de media o larga estancia, que llevaban largos años de ingresos y que tuvieron (recuerdo exactamente, una mujer) hasta 8 reingresos en el mismo año. Lo llamábamos el síndrome de la puerta giratoria. Años en los que no existían los hospitales de día ni dispositivos intermedios como actualmente. Tras la creación de los HD hubo un cambio importante en el enfermo al recibir el alta; su proceso de socialización se produce asistiendo a estos centros desde la mañana hasta media tarde. La gente no debería estar encerrada en hospitales psiquiátricos, salvo excepciones, es decir, en casos de extrema gravedad.

8.9. LA REINSERCIÓN E INTEGRACIÓN SOCIAL DE LOS PACIENTES JUDICIALIZADOS

Las asociaciones de familias e instituciones sin ánimo de lucro (que trabajan en estos ámbitos) ofrecen programas e iniciativas culturales, de cursos, de escritura creativa, cine, museos, etc., y programas y actividades deportivas, de autoayuda, de ocio, bienestar y promoción de la salud.

¿Cómo se prepara a una persona que va a salir a "una jungla"? ¿Cuáles serán las herramientas adecuadas a proporcionarle? ¿Cómo reinsertarlo en un medio del que desconoce sus reglas o las normas imperantes en ese momento?

La reinserción e integración social de las personas con trastorno mental grave judicializadas —para ser efectiva— ha de tener presente y conocer el medio al que se derivará a la persona; y su posible respuesta frente a ese medio, considerando su cultura, sus capacidades y las herramientas cerebrales de las que disponga para manejarse en el lugar al que se le va a derivar.

Cada sociedad tiene sus normas y leyes, por lo que es asunto nuclear para un apoyo post-carcelario, comprensivo y eficaz, la formación de profesionales de la salud mental y de los servicios sociales en la comprensión de culturas diversas, de las barreras lingüísticas y los factores específicos que afectan a las personas inmigrantes, a los procedentes de otros países con TMG que están en prisión.

---

100 Adaptado del *Libro Blanco Sobre la Atención Sanitaria a las Personas con Trastornos Mentales Graves en los Centros Penitenciarios de España.* Capítulo 14. Modelo Catalán para la Atención a la salud mental de las personas judicializadas: Una referencia de integración de los cuidados. Pgs. 248 a 249. Disponible en 2023: 2023 20230621-libro-blanco-salud-mental-presos-pdf

El profesional de apoyo habrá de saber establecer los límites que procedan con firmeza, pero sobre todo con empatía. El paciente, en general, lo va a recibir como una muestra de respeto a su cultura, escala de valores y creencias. Además, el trabajar en colaboración con las comunidades locales y organizaciones que tienen un conocimiento directo de estas culturas (por ejemplo, asociaciones de familiares de personas que padecen una enfermedad mental, o la Media Luna Roja, en el caso de pacientes musulmanes), puede enriquecer la perspectiva y mejorar la eficacia de los programas y servicios. Es importante sobre todo para que los profesionales que los atienden sepan cómo tratarlos y ayudarlos a su adaptación.

8.10. EFICACIA DE LOS PROGRAMAS EN LOS PENITENCIARIOS

Anteriormente, hemos comentado que el PAIEM no disponía de los recursos necesarios para ser exitoso. Por ello, más tarde, se creó el Programa Puente, que intentaba sortear la dificultad, acercándose mejor a la propia realidad.

El Programa Puente Extendido surge en Cantabria en 2014 con el objetivo de prevenir el ingreso en prisión de personas con diagnóstico previo de Trastorno Mental Grave (TMG) que deben cumplir una condena o como medida alternativa a la prisión. Este programa les brinda la oportunidad de recibir acompañamiento en el cuidado de su salud y en la mejora de su situación social, siempre atendiendo a sus capacidades individuales. Asimismo, está dirigido a internos en quienes se sospecha la presencia de un TMG[101].

Los programas puente extendidos, que se vinculan a los Centros de Inserción Social (CIS) del correspondiente centro penitenciario, no disponen de dotación económica adecuada. Se vehiculan a través de la iniciativa de instituciones religiosas y ONG, que llevan a cabo procesos de apoyo y acceso a pisos compartidos cuando los pacientes mentales pasan al tercer grado penitenciario.

Son muchos los profesionales preocupados por que se reconozca la necesidad de que las personas privadas de libertad tengan una atención sanitaria de calidad como la que recibían antes de entrar en prisión; y muchas las sociedades profesionales y asociaciones de familias, comprometidas en este asunto. Entre otras, la Asociación Española de Neuropsiquiatría, la Sociedad Española de Sanidad Penitenciaria, el Grupo de Salud Mental en Prisión, el Grupo de Trabajo de Salud Mental en Prisión de la AEN en donde participaron psiquiatras y psicólogos de OME (Osasun Mentalaren Elkartea) y de Osalde (Asociación por el derecho a la Salud)... Y otras organizaciones no gubernamentales (ONG), FEDEPADUAL o asociación de y órdenes religiosas; por ejemplo, en la CAPV (Comunidad Autónoma del País Vasco), está el Departamento de Pastoral Penitenciaria,

---

101 Adaptado del *Libro Blanco sobre la Atención Sanitaria a Las Personas con Trastornos Mentales Graves en los Centros Penitenciarios de España.* Capítulo 11. "Programa Puente Extendido". Para La Asistencia Sanitaria Y Social En La Comunidad De Las Personas Con Un Trastorno Mental Grave Con Penas o Medidas Alternativas A La Prisión. Págs.193-198

que proporciona alternativas para la normalización e inserción social del preso que accede a su libertad.

Todos ellos son grupos que buscan fórmulas para la cooperación, coordinación entre instituciones y/o la colaboración entre asociaciones que trabajan en el campo de la salud mental penitenciaria.

La Pastoral Penitenciaria de Bilbao ha creado el primer centro para personas privadas de libertad con enfermedades graves o incurables[102]. El proyecto que recibe el nombre de Eusten, atiende desde hace casi tres décadas las necesidades de la población penitenciaria en situación de exclusión. Dispone de cinco plazas para personas enfermas graves judicializadas que residen en él, proporcionándoles acompañamiento y calidad de vida digna en las últimas fases de la vida.

La prestación arranca de un convenio de colaboración pública–privada entre el Departamento de Igualdad, Justicia y Políticas Sociales del Gobierno Vasco y la Asociación Bidesari. Según el convenio, el tiempo de estancia en el recurso dependerá de la condena y situación de salud de la persona, pudiendo acceder a otro dispositivo de carácter público —Osakidetza—, si fuera preciso, antes de que finalice su condena[103].

8.11. ALGUNAS ORGANIZACIONES NO GUBERNAMENTALES Y ÓRDENES RELIGIOSAS QUE ACTÚAN EN ESPAÑA PRESTANDO APOYO A LAS PERSONAS ENCARCELADAS QUE PADECEN TRASTORNOS MENTALES

Cáritas Diocesana[104]. Organización católica que opera en todo el mundo dependiendo de cada diócesis local. Trabaja con personas en situación de vulnerabilidad, incluidos aquellos que han estado en prisión y tienen trastornos mentales. Ha presentado en la cárcel de Burgos distintas actividades para reclusos y exreclusos de la provincia, en coordinación con la delegación de Pastoral Penitenciaria de la Diócesis. Organizan talleres en la cárcel, con un enfoque especial orientado a la salida del recluso. Ofrecen apoyo social, asistencia en la reinserción, vivienda y servicios de atención médica y psicológica.

Cáritas, aquí en Bizkaia, dispone, por una parte, de una vivienda y del Hogar San Francisco (albergue) para aquellos presos que pueden disfrutar de permisos penitenciarios, pero que carecen de redes sociales o de personas que avalen su estancia fuera de la prisión.

Por otra parte, con aquellos que han cumplido sus penas, Cáritas y la Pastoral ofrecen diversos recursos para lograr su integración plena en la sociedad.

---

102 Abierto el primer centro para personas privadas de libertad con enfermedades graves (bizkeliza.org).

103 BIDESARI. https://bidesari.org/que-hacemos/

104 La atención de Cáritas en la cárcel de Burgos llega a 201 presos. https://derechopenitenciario.com/noticia/la-atencion-de-caritas-en-la-carcel-de-burgos-llega-a-201-presos/

Además de Cáritas, existen algunas órdenes religiosas y organizaciones caritativas en España que también están involucradas en la atención a personas judicializadas con trastornos mentales en prisión o después de su liberación.

Es importante tener en cuenta que la disponibilidad y los servicios específicos pueden variar, según la ubicación geográfica y la jurisdicción penitenciaria en España. Las personas interesadas en obtener apoyo para personas judicializadas con trastornos mentales en prisión o después de su liberación pueden ponerse en contacto con estas organizaciones o buscar recursos locales específicos en su área.

La Fundación de los Mercedarios[105]. Apoya a las personas privadas de libertad. Su objetivo, entre otros, es paliar los efectos del internamiento, favorecer y promover alternativas rehabilitadoras y llevar a cabo actividades encaminadas a la creación, formación y ejercicio del voluntariado social especializado en reinserción y obra social penitenciaria.

Trabaja por una sociedad que se implique en la realidad penitenciaria y en el proceso de reinserción de estas personas.

Colabora en el apoyo a las personas con trastorno mental, privadas de libertad, centrando su interés en:

- Trabajar por una sociedad que no dé la espalda a la realidad penitenciaria e implicada en su proceso de reinserción, paliar los efectos del internamiento, favoreciendo y promoviendo alternativas rehabilitadoras.
- Dar apoyo espiritual a las personas privadas de libertad.
- Difundir el conocimiento de la Obra Mercedaria, su historia y sus finalidades.
- Realizar acciones concretas que previenen y evitan las causas sociales que generan delincuencia.
- Llevar a cabo actividades encaminadas a la creación, formación y ejercicio del voluntariado social especializado en reinserción y obra social penitenciaria.

La Orden de los Franciscanos. Estos frailes prestan apoyo en las cárceles visitando a aquellos que, a menudo, están solos y olvidados. Su objetivo final es estar con ellos y ayudarles a volver a una vida con mayor sentido. Disponen de una rica historia en cuanto a la pastoral penitenciaria. El que fue segundo ministro provincial de la Provincia, fray Pescado Aloys, OFM Conv. (1869-1939), actuó como capellán de una prisión estatal durante diecisiete años y fue autor de muchas leyes sobre la reforma penitenciaria. Ayudó a fomentar los inicios del sistema de libertad condicional, introdujo las escuelas penitenciarias y defendió el uso de sentencias indeterminadas.

Muchos frailes de esta orden han tenido experiencia trabajando en prisiones en los Estados Unidos. Uno de ellos, fray Wayne Hellmann, pasó un tiempo ense-

---

105 La Orden Mercedaria, hoy día un ejemplo de vida abierta a todos... https://www.mercedaragon.org/la-orden-mercedaria-hoy-dia-un-ejemplo-de-vida-abierta-a-todos-cumple-800-años/

ñando en las cárceles para preparar mejor a quienes se reincorporarán a la sociedad. Fray Don Basana fue director nacional del Ministerio de Prisiones en Maryville, IL, donde ayudó a facilitar la correspondencia de más de 263 prisioneros mientras era director allí. El padre Keith O'Neil se desempeñó como ministro de prisiones en Jessup, GA, donde ha estado durante más de dos décadas. Fray Jarek Wysoczanski OFM Conv, ministra a los presos de habla hispana en El Paso, TX[106]. El ministerio de prisiones existe para servir a los que están en prisión, a los que trabajan en las cárceles y a todos los afectados por el crimen y el encarcelamiento. La idea es ver vidas y comunidades restauradas dentro y fuera de la prisión.

Cruz Roja Española. Tiene programas de apoyo a personas en situación de vulnerabilidad, incluidas aquellas que han estado en prisión. Ofrecen servicios de atención médica, asistencia social y apoyo psicológico.

Alcohólicos Anónimos[107]. Es otra de las organizaciones que interviene en el apoyo del preso que padece un TMG. Sin embargo, sus grupos no funcionan de igual manera en las cárceles locales o municipales que en las prisiones. Hasta la fecha, existen menos grupos de AA permanentes o incluso semipermanentes en las cárceles. En los casos en que la población carcelaria cambia rápidamente, los AA de afuera —en cooperación con los funcionarios de la cárcel— facilitan reuniones y siguen trabajando con los individuos después de que sean puestos en libertad.

Hay que tener en cuenta que la labor de todas estas organizaciones varía según la región y disponibilidad de recursos.

Y hablando de la disponibilidad de recursos, se comenta en el libro *Institución Penitenciaria y Salud Mental: La Última Frontera*[108], cómo la propia psiquiatría comunitaria, carece de recursos (según la OMS) para abordar los trastornos mentales y del comportamiento, llegando a representar el 12% de la carga de morbilidad en el mundo, cuando el presupuesto adjudicado para la salud mental responde a menos del 1% del gasto total en salud. Y cómo esta desproporción redunda forzosamente en recaídas y comportamientos antisociales de estas personas con el consiguiente gasto para la comunidad en servicios psiquiátricos/asistenciales, jurídicos y penales, sin hablar del costo social ocasionado por el daño infligido a las víctimas, familiares y a sí mismos.

---

106 *Province of Our Lady of Consolation Prison Ministry.* https://www.franciscansusa.org/es/ministry-spotlight-prison-ministry/

107 A.A.W.S. Alcohólicos Anónimos en las instituciones correccionales. 2017. *Alcoholics Anonymous World Services, Inc.* https://www.aa.org/sites/default/files/literature/assets/sp-26_AAinCF.pdf

108 Arroyo y cols. *Institución Penitenciaria y Salud Mental: La Última Frontera.* Año 2021, Pág. 24 Premio Nacional Victoria Kent

8.12. CÓMO MEJORAR LA COMPRENSIÓN Y COMUNICACIÓN ENTRE ESTAS PERSPECTIVAS JURÍDICAS Y DE SALUD MENTAL

La Psiquiatría y el Derecho son dos áreas de conocimiento que están obligadas a entenderse. Pero no se han realizado los esfuerzos necesarios para que esto se lleve a cabo de una manera eficaz. Por un lado, las leyes se refieren a las cuestiones de la psiquiatría con un lenguaje expresado en términos ajenos a ella, y viceversa, lo que conduce a la confusión. Es por ello que sería muy de agradecer una amplia revisión de las normativas que regulan los cruces de caminos entre la psiquiatría y el derecho.

En su comparecencia ante el Parlamento Vasco a petición de la Comisión de Trabajo y Justicia (2018)[109], en relación con la transferencia de la política penitenciaria, el psiquiatra Markez opinó:

> *La población de enfermos mentales que cometen delitos y son detenidos es una población que padece una doble vulnerabilidad, la que le hace proclive a padecer enfermedad mental y la que le hace situarse en los márgenes de una sociedad respetuosa con la ley.*
>
> *Esto requiere activar el pensamiento complejo de legisladores y operadores de lo psicológico-psiquiátrico y de lo legal-judicial, lo que hasta la fecha se ha hecho de forma insuficiente.*
>
> *La legislación actual es excesivamente interpretable, aunque sea suficiente para sostener una propuesta como la de los MHC (Mental Health Courts) o tribunales específicos de salud mental, que es ofrecer a quienes cometen un delito y tienen algún trastorno mental, conmutar al menos una parte de la condena en prisión por la realización de un tratamiento fuera de la cárcel.*

Así se comprende que la revisión y actualización de las leyes son esenciales para lograr acuerdos y un entendimiento más concreto; fundamentalmente cuando se trata de cuestiones tan delicadas como la salud mental y la responsabilidad penal. Si las leyes reflejaran de manera más precisa la complejidad de la conciencia y la salud mental, podríamos avanzar hacia sistemas más humanitarios y equitativos.

Un ejemplo de perfil carcelario[110]

En la cárcel de Bilbao (antiguamente llamada de Basauri), en el 2021, había en torno a 400 reclusos, la mayoría en libertad provisional o tercer grado; solo unos 150 residían de forma permanente. Algunos eran preventivos y unos pocos cumplían penas. Los preventivos pasan entre ocho meses y dos años y medio en la cárcel. Según la psiquiatra titular del penal, en 2021 atendían a unos 120 pacientes, pero al año se recibían 240 nuevos. En total, unas 4.510 consultas.

---

109 Markez Alonso, Iñaki. *Derechos, cárcel y salud mental.* https://osalde.org/wp-content/uploads/2017/02/Carcel-y-SM-Politica-Penitenciaria-IMarkez.pdf

110 www.Lmentala.net 93. zk. 2021eko urriaren 1a / N.º 93. octubre de 2021. Boletín RSMB. Osakidetza. Gobierno Vasco https://lmentala.net/boletinaikusi.php?id=115&idusu=56535&idioma=cas&type=

Una población exclusivamente masculina, joven, con predominio de un nivel cultural y económico bajo; muchos en exclusión social o con riesgo de serlo; con poca salud física y mental y consumidores de droga. En aquel momento, según la psiquiatra, había un 30% de magrebíes y un 10% de personas de etnia gitana.

En general, siguiendo a José Manuel Arroyo Cobo y colegas, se puede concluir que el perfil de este tipo de pacientes se aproxima a estas características:

1. *Son personas con una enfermedad mental que se encuentran en una situación social desfavorable.*
2. *No tienen un adecuado soporte familiar, o el que tienen, no está en condiciones de darles una ayuda efectiva, cuando no contribuye a agravar su situación.*
3. *Presentan combinaciones variables de diversos problemas, que requieren habitualmente la intervención de diferentes profesionales y redes específicas de atención.*
4. *Han recibido y/o reciben intervenciones insuficientes o inadecuadamente coordinadas, en muchas ocasiones por divergencias en la valoración de las necesidades y de las actuaciones posibles por parte de alguna de las redes de atención*"[111].

8.13. FUNCIONES DE LOS MIEMBROS DEL EQUIPO DEL CENTRO PENITENCIARIO

Los médicos de Primaria o Generales derivan a los pacientes de igual manera que lo haría el CSM si acudieran a este.

• El psiquiatra evalúa y diagnostica a los pacientes; establece un plan terapéutico.
• El psicólogo realiza múltiples tareas administrativas, valoración y evaluación de permisos para el tercer grado.

8.13.1. Situaciones a considerar

Como son pacientes muy complicados, que requieren mucha dedicación y contención, el seguimiento en consulta es intensivo y frecuente. Se debe tener presente que predominan los trastornos de personalidad y que, dependiendo de su capacidad de introspección y elaboración, se puede trabajar con ellos con mayor o menor profundidad.

Con mucha frecuencia se generan situaciones violentas y urgentes.

De continuo hay algún que otro altercado. Peleas, amenazas, comportamientos disruptivos e intentos de suicidio, lo cual obliga a ser muy flexible en el desarrollo de la consulta.

---

111 Arroyo Cobo, J.M.; Acedo Ramiro, M. del Rocío; Ruiz Arias, S.; Giraldez Ramírez, P. Inmaculada. *Institución Penitenciaria y Salud Mental: La Última Frontera. El Fenómeno De La Judicialización De La Enfermedad Mental.* -apartado 3.3. Perfil del enfermo mental judicializado-. Edita Ministerio del Interior - Secretaría General Técnica. 2021 Institucion_penitenciaria_y_salud_mental_PVK_126220457_web.pdf

Los frecuentes traslados de presidio y las salidas de tercer grado obligan a la interrupción del tratamiento con frecuencia. En estos tiempos, las aplicaciones informáticas permiten a los profesionales de unos y otros centros ver los evolutivos y contar con el informe completo de salud que se entrega al recluso cuando marcha a la cárcel de nuevo destino; informe que incluye su tratamiento psiquiátrico y psicológico; también debe incluir el informe al alta de los cuidados de enfermería.

8.13.2. Pensando en la reinserción y rehabilitación

En general, no es bueno que los TMG convivan con el resto de presos, ya que se trata de una población muy vulnerable, en un entorno donde existe la psicopatía y lo antisocial; además, en las cárceles cumplen pena también activistas radicales y fanáticos, para los que las personas con trastorno mental grave pueden ser un buen objetivo a reclutar. Esto no quiere decir que tenga que ocurrir siempre y con todos los reclusos con TMG. Simplemente, es más fácil que ocurra.

8.14. EL PROBLEMA DE LA INACTIVIDAD EN LAS CÁRCELES. LA FALTA DE OFERTA, PARA TAREAS OCUPACIONALES Y PARA TRABAJAR

Se decía antaño "a la rehabilitación por el trabajo". Proporcionar un trabajo mientras dura la privación de libertad es también rehabilitar, y si recordamos la historia de la psiquiatría, siempre se pensó así. En 1526, relataba al principio de este libro, Luis Vives propuso realizar un censo de todos los pobres y necesitados, para sacarlos de la mendicidad, proporcionándoles algún tipo de trabajo adecuado para evitar que estuvieran ociosos, como otra forma de prevención de la locura. Y en el siglo XX, la Unión Soviética creó el primer hospital de día. Recordemos lo que decían sobre el trabajo en la URSS: "El trabajo en el HD fue concebido y organizado como terapia y su misión médica consistía en ir más allá de los objetivos puramente terapéuticos, resocializando a los enfermos y reintegrándolos a una vida cotidiana. Es decir, haciéndolos trabajadores activos".

En la cárcel de Bilbao —según la entrevista citada más arriba con la psiquiatra—, se ofrecían en 2021 dos formaciones profesionales: pintura y mantenimiento y un curso de manipulación de alimentos. Eso era todo.

En general, los destinos de trabajo por los que el paciente recibe una remuneración son escasos; consisten en limpieza, lavandería, taller de cartones y piezas de goma, panadería, cocina y economato.

Fundamental para evitar reincidir en los delitos será hacer extensivo a personas con TMG y antecedentes penales la total integración en el mundo laboral; y potenciar su contratación. Ardua tarea.

En coordinación con las trabajadoras sociales, y con el objetivo de lograr la inserción social del paciente y mejorar las carencias sociales de cada caso, se trabajan asuntos como la relación con las familias, el empadronamiento, la solicitud de valoraciones de minusvalía, los contactos con ONG, con los centros de día, u otros recursos.

8.15. PROBABILIDAD DE RECUPERACIÓN DE LOS PACIENTES JUDICIALIZADOS

Depende de cada caso: del diagnóstico, de la gravedad del trastorno, de que tengan una familia, amistades y recursos o necesidades cubiertas. Hay que focalizar y colaborar mucho más con programas de reinserción laboral; evaluar y replantearnos lo que hacemos.

Los pacientes con TMG que se derivan de la cárcel, por ejemplo, a una unidad de rehabilitación psiquiátrica como medida sustitutoria de la pena, suelen ser demandantes e intensos. Esto supone para el profesional el reto de buscar constantemente un equilibrio entre el establecimiento de unos límites muy claros y sólidos y una contención emocional potente y cercana, que muchos de ellos no han conocido o han tenido jamás.

El trato con ellos requiere, además de la supuesta capacitación profesional de la enfermera, las habilidades adecuadas y suficientes para el abordaje y manejo de una población hostil y perjudicada, a la par que muy vulnerable, con graves carencias a todos los niveles; e inestable, tanto emocional como conductualmente.

La enfermería de las unidades de rehabilitación lleva a cabo la evaluación y el análisis de lo que hace con su taxonomía NANDA, NOC, NIC (de la que se habló en capítulos anteriores), con el Plan Individualizado de Rehabilitación (PIR) y la evaluación del proceso evolutivo del paciente a través de escalas, por ejemplo, y entre otras, la HoNos (escala que mide el perfil físico, psíquico y social del paciente).

Lo más demoledor para todos los componentes del equipo interdisciplinar es que las mejorías que se logran, con tanto esfuerzo e implicación (sin implicación, insisto, no es posible establecer un vínculo y sin vínculo no es posible la relación terapéutica), no tengan continuidad cuando salgan en libertad o pasen al tercer grado.

Es necesario crear nuevas redes y nuevos recursos de reinserción sociolaboral para evitar —como afirmaba la psiquiatra titular del penal de Bilbao— las recaídas y reingresos por incumplimiento de las medidas sustitutorias, dado que lo que existe en este sentido, actualmente, no está siendo suficiente.

Apremiante resulta la contratación de enfermeras que puedan desarrollar las labores de la consulta de enfermería, además de la normal preparación, administración y control de la toma de medicación, así como de los controles de determinación de tóxicos en orina.

Conveniente sería también introducir nuevos perfiles profesionales: monitores de educación física u ocupacionales, que podrían lograrse mediante convenios de cooperación con el Ministerio de Educación y/o las universidades.

El coste medio de cada preso asciende, en el caso de Bilbao, como media, a unos 20.000 € anuales. Esta cifra es la que resulta de una sencilla operación. La división de los presupuestos destinados a las Instituciones Penitenciarias entre el número total de reclusos.

La situación de los pacientes con TMG en prisión es uno de los temas más urgentes. Se debería abordar, ordenar y —en cierta manera—, hasta protocolizar. No olvidemos que "se estima que aproximadamente un 25% de la población reclusa presenta algún tipo de enfermedad psiquiátrica. Es decir, de las 60.000 personas internadas en instituciones penitenciarias en España, 15.000 tienen alguna enfermedad mental diagnosticada, de las cuales al menos un 7% alcanza un grado moderado-grave. De hecho, entre el 40-60% de las demandas de atención sanitaria en la cárcel están relacionadas con la enfermedad psiquiátrica"[112].

A destacar que, en el hospital privado de Aita Menni, un preso con TMG que precisa contención especial, sale al año entre 200.000 € y 400.000 €; sufragados entre el Ministerio de Justicia y Osakidetza[113].

Aita Menni cuenta con una Unidad de Psiquiatría Legal para los internos con TMG que son peligrosos. Su gran y único inconveniente es que no es posible su traslado a esa unidad y deben permanecer en la cárcel hasta que se les juzgue y salga la sentencia, si están preventivos (es decir, privados de libertad preventivamente para garantizar su participación en el proceso judicial). Para el resto de pacientes que no presentan riesgo de fuga o peligrosidad, los hospitales de la red son muy adecuados.

La situación de espera e incertidumbre repercutirá negativamente no solo en la persona que padece el trastorno mental, sino forzosamente en sus familias. Las enfermeras y profesionales consultados se quejaban de la falta de protocolos y de lo mucho que echaban en falta que no se les hubiera preparado para este tipo de asistencia.

8.16. ALGUNAS ENFERMERAS PENITENCIARIAS, ENFERMERAS ESPECIALISTAS EN SALUD MENTAL Y ENFERMERAS DE SANIDAD PÚBLICA OPINAN SOBRE LOS CUIDADOS DE ENFERMERÍA Y SU APLICACIÓN A PACIENTES JUDICIALIZADOS

Para la mayoría de las enfermeras consultadas, que prefieren permanecer en el anonimato, la promoción de la salud y la prevención de la enfermedad es lo más importante en un centro penitenciario. En muchos de los centros actuales, el primer contacto del preso es con la enfermera, que es quien les hace una primera valoración clínica. Como están mucho tiempo en la prisión, la relación se va a convertir en una relación de confianza.

Y es solo dentro del marco de esta confianza que los internos van aflorando sus problemas de insomnio, de inseguridad, de soledad, de depresión, de ausencia total de autoestima.

---

112 Nuestra Unidad de Psiquiatría Legal sigue despertando interés en el ámbito jurídico. 3 de marzo de 2021 https://www.aita-menni.org/es/nuestra-unidad-psiquiatria-legal-sigue-14227/
113 Dato recogido del *Libro Blanco Sobre la Atención Sanitaria a las Personas con Trastornos Mentales Graves en los Centros Penitenciarios de España.* (93) Capítulo 12. Pág. 214.

La educación para la salud, y los grupos terapéuticos (como los de patología dual), son complicados de llevar a cabo debido a la falta de recursos y de personal especializado o personal no sustituido. La mayoría de las veces se deben centrar en lo más básico, no pudiendo llevar a cabo otras actividades que serían de utilidad para el futuro de las personas con trastorno mental.

8.16.1. Proceso de recepción y acogida por la enfermería de una persona con TMG en el presidio

En los centros penitenciarios, desde su ingreso, las personas afectadas de trastornos mentales son vistos por varios profesionales, que evalúan su situación sociolaboral, así como su salud, tanto física como mental. En todos los casos, si no hay referencias escritas o lugares donde acudir para saber más de su situación, se inicia un proceso de estudio y valoración con el fin de estabilizar al paciente.

El trabajo con estas personas no siempre es tan eficaz como sería de desear, debido a las muy frecuentes dificultades de comunicación con los pacientes, por su manifiesta habilidad para confundir al profesional, ya que —junto con las patologías mentales— suele haber adicciones a drogas u otro tipo de sustancias; siendo, a veces, necesario estabilizar la adicción llegando a contratos con el paciente (si este no puede o no va a dejar de consumir), para poder colaborar en la mejoría de su problema de salud mental.

El estudio se lleva a cabo principalmente por psicólogos, médico del centro penitenciario y profesionales de enfermería.

Hay casos en que es necesario el ingreso en el módulo de enfermería por ser la ubicación más adecuada tanto para seguimiento como para aplicación de tratamientos directamente observados, así como para el mantenimiento de la estabilidad del paciente.

Hay centros penitenciarios que entregan el informe de alta del médico, al cumplir la pena. Otros centros entregan también el informe al alta de enfermería. Cuando la situación no es tan perentoria, suelen ser ubicados en módulos residenciales.

8.16.2. Cumplimiento de condena y derivación a una Unidad De Rehabilitación

Cuando un paciente con trastorno mental que cumplió su condena en un centro penitenciario es derivado para seguir tratamiento de su trastorno mental a un hospital psiquiátrico (donde aún existan) o a una Unidad de Psiquiatría de un hospital general, pasará primero por una Unidad de Hospitalización Breve (UHB). Y será derivado después a una Unidad de Rehabilitación de Salud Mental (URSM), donde realizará diferentes programas terapéuticos que le mejoren sus hábitos sociales de la vida cotidiana para que pueda finalmente integrarse en su entorno familiar (si lo tiene) y social (barrio o pueblo).

Si no tuviese apoyo familiar, tras una estancia variable en la URSM, podría pasar por uno de los Pisos Terapéuticos (1-6 meses) para valorar su adaptación social, con otros compañeros; hasta que se le busque otro recurso, vivienda alquilada, residencia, etc.

Si tuviese apoyo familiar, después del periodo en la URSM, con posibles salidas a su domicilio los fines de semana, se le dará el alta. Y se le hará seguimiento.

Si el entorno es urbano, el seguimiento lo hace el Equipo de Comunitaria. Este equipo también hace el seguimiento en los Pisos Terapéuticos. Anteriormente, estaba formado por una Enfermera y un Técnico en Cuidados Auxiliares de Enfermería (TCAE); actualmente por dos TCAE.

Si el entorno fuese rural, el seguimiento será realizado por el Equipo de Salud Mental de su zona (ESM). La enfermera realizará visitas domiciliarias, control de medicaciones y la puesta de inyectables Depot.

Actualmente, la tendencia creciente es que cuando un paciente mental ha cumplido su condena en un centro penitenciario, se le canaliza directamente a su ESM (especialista de salud mental).

8.16.3. ¿Las enfermeras que atienden a una persona con TMG son enfermeras expertas o especialistas en salud mental? ¿Se les pide esta titulación?

En los centros penitenciarios no. No se les pide la especialidad; ni siquiera que sean expertas en salud mental. Son funcionarias por oposición. Es lo que se les pide para ocupar una plaza en prisiones. De ahí viene el problema: la mayoría de enfermeras que contratan en caso de baja, excedencia, vacaciones, etc., proceden de las listas de paro o son interinas.

Por otra parte, la grave carencia de personal médico causa trastornos en la programación de la actividad de enfermería y una sobrecarga enorme a este colectivo al que se acude como referente ante la falta de médicos, teniendo que dedicar mucho tiempo a una atención y demanda de cuestiones que no son del propio ámbito profesional; con la consiguiente pérdida de tiempo para poder dedicarlo a actividades más propias de enfermería. Todo ello, sin dejar patente el riesgo que supone poder caer inconscientemente en intrusismo profesional por salvaguardar la vida de los pacientes.

Actualmente, en casi todos los recursos asistenciales de Salud Mental de muchas comunidades autónomas (por ejemplo, en Salamanca, de Castilla y León) los profesionales fijos son todos Especialistas en Salud Mental. Las plazas de funcionarios que se jubilan se van transformando en Estatutarios (figura laboral del Sacyl) pero con la Especialidad en Salud Mental, reconocida en la Relación de Puestos de Trabajo (RPT) de la Consejería.

En cuanto a las sustituciones por bajas laborales, hay una bolsa de personal con Especialidad de Salud Mental. Pero cuando se termina la lista de especialistas, se tira del resto de listas de enfermeras generalistas.

8.16.4. ¿Qué profesionales conforman el equipo interdisciplinar en los centros penitenciarios? ¿Cuáles son las funciones propias y troncales?

En teoría, el equipo penitenciario está formado por trabajadores sociales, médicos de familia o generalistas, psiquiatras, enfermeras y auxiliares de prisiones.

El equipo de la URSM de Salamanca lo forman:

1 Psiquiatra

> *Funciones*: ingresos, entrevistas de seguimiento de los pacientes ingresados y entrevistas con los familiares, prescribir tratamientos, analíticas, interconsultas, etc.

1 Psicóloga

> *Funciones*: ingresos, entrevistas de seguimiento de los pacientes ingresados y con las familias, terapia de grupo e individuales, etc.

1 Trabajadora Social

> *Funciones*: ingresos, entrevistas de seguimiento y familiares, gestiones de trámites de discapacidad, dependencia, curatelas, salidas con pacientes a renovar el DNI y otras gestiones, etc.

4 Enfermeras Especialistas en Salud Mental y 1 Supervisora (especialista)

> *Funciones*: ingresos, entrevistas de seguimiento de los pacientes ingresados, con el resto del equipo interdisciplinar y también con las familias; administración de medicación oral, inyectable depot, preparación de la medicación en sobres de plástico o pastilleros (pacientes que lo necesitan) para los fines de semana; analíticas, curas, constantes; realización de las actividades terapéuticas de la Unidad (HH SS, HH Vida Diaria, Taller de Narrativa, Aula Cultural, Ejercicios de atención, Musicoterapia, Psicomotricidad, Taller de Lectura de Prensa, Película de video, ayudar en la elaboración de los objetivos para los fines de semana y su valoración, con los pacientes, etc.

8 Técnicos en Cuidados Auxiliares de Enfermería (TCAE)

> *Funciones*: supervisión de los cuidados en el aseo personal y en torno de la habitación; distribución de las comidas; ayuda a poner la lavadora y tender cuando algún paciente lo precisa; colaborar y realizar las actividades terapéuticas de la Unidad (HH SS, HH Vida Diaria, Taller de Narrativa, Aula Cultural, Ejercicios de atención, Musicoterapia, Psicomotricidad, Taller de Lectura de Prensa, Película de vídeo, ayudar en la elaboración de los objetivos para los fines de semana y su valoración, con los pacientes etc.).

1 Terapeuta ocupacional a tiempo parcial (por las tardes, dos horas, de 16 a 18 h)

Con *funciones* propias: llevar el Taller Creativo, con diferentes tipos de actividades manuales (por ejemplo: máscaras por el tema de Halloween) y durante la realización de estas, realizar intervenciones de HH SS.

8.16.5. ¿Qué programas aplicáis? PAIEM, PIR. ¿Otros programas? ¿Cómo se evalúa la eficacia del Plan?

En la prisión hay instalados varios programas; el PAIEM es uno. En él participa un equipo multidisciplinar donde no hay personal de enfermería presente por la falta de tiempo y profesionales que dedicar a ello.

También hay un programa de prevención de sobredosis, del que se encarga el equipo de enfermería que lo gestiona en su totalidad.

Con periodicidad diaria se desarrollan consultas de enfermería a demanda, programadas. Se reciben cuestiones de todo ámbito en enfermería.

En la Unidad de Rehabilitación de Salud Mental de Salamanca, hace tiempo, se empleaba el PIR de una forma estructurada y por escrito, en donde se fijaban unos objetivos generales y otros específicos, marcando un tiempo para la consecución de dichos objetivos. Se llevaba a cabo un Desarrollo del Plan, y a través de las sesiones o entrevistas de seguimiento semanales con el paciente, se valoraba o evaluaba la consecución de dichos objetivos, e incluso a veces se les pasaba alguna escala validada. Esto ha sido así hasta finales del 2013, fecha en la que el jefe de la Unidad de Rehabilitación de Salud Mental (psicólogo clínico) se jubiló.

Desde entonces, no se lleva a cabo el PIR de una forma estandarizada. Simplemente, a través de las entrevistas con el paciente, se le van planteando unos objetivos que debe ir cumpliendo. Semanalmente, se tiene como mínimo una entrevista, y se va viendo y valorando cómo evoluciona el paciente consiguiendo esos objetivos, ya sea en la Unidad y/o en su domicilio, los fines de semana.

8.16.6. Control de la toma de medicación mientras están internos o ingresados: existen en prisión varios tipos de entregas de medicación

1. Las que no requieren supervisión. Generalmente, medicamentos que se utilizan para patologías frecuentes. Fármacos sin riesgo por abuso o sobredosis.
2. Las de entrega diaria en sobre. Generalmente, psicofármacos para personas responsables del buen uso de las mismas.
3. Las entregas en tratamiento directamente observado. Se utilizan para personas en riesgo de mal uso, con mal control de la medicación; en algunos casos, se requiere observación rigurosa de la toma. Observación de la toma que deberá ser directamente supervisada por las enfermeras o personal auxiliar de la cárcel en desayuno, comida y cena.

4. Entrega de fármacos recetados para el VIH. Se entregan en consulta programada con entrevista de valoración de adherencia al tratamiento y compromiso de responsabilidad con el autocuidado.

En la URSM, el control de la administración de la medicación diaria corre a cargo del personal de enfermería:

- Por las noches, dos Técnicos de Cuidados Auxiliares de Enfermería (función delegada, ya que no hay en la URSM personal de enfermería) administran unos pastilleros preparados a la mañana por el personal de enfermería. Si hubiese alguna incidencia, se avisará al personal de enfermería de la Unidad de Convalecencia Psiquiátrica.
- El control de los inyectables Depot se lleva a cabo por las enfermeras.
- Hay un programa que denominamos AUTOMEDICACIÓN. El paciente accede al control de enfermería, donde recoge de unos casilleros su medicación, según su pauta de tratamiento y bajo la supervisión del personal de enfermería.

8.16.7. Si se utiliza la NANDA, NOC, NIC, ¿sobre la base de qué resultados se determinan las intervenciones a realizar?

No hay criterios objetivos concretos de valoración. Se toman decisiones en una especie de evaluación continua, ya que la inestabilidad de los pacientes y la situación de reclusión en la que viven hace difícil mantener una práctica estable, habiendo frecuentes recaídas y desestabilizaciones de los pacientes. El abordaje ha de ser integral; se basa fundamentalmente en lo sintomático. No se plantean actividades terapéuticas al margen de los tratamientos farmacológicos, dada la dificultad en el mantenimiento de las mismas.

En la URSM de Salamanca se utiliza un programa informático, llamado GACELA Care, específico de enfermería, que dispone de unos Diagnósticos Estándar (Paciente psicótico, Depresión, Maniaco, Ansiedad Aguda, Toxicomanías) con sus intervenciones a realizar. Y permite elaborar planes de cuidados con sus intervenciones a realizar, para mejorar la salud del paciente y su bienestar, ayudarle en sus problemas y aumentar sus capacidades.

El GACELA Care es un documento legal que refleja el trabajo de enfermería. Está formado por:

- **La Historia Clínica Electrónica** del paciente, que contiene los registros de cuidados.
- **Continuidad** del Plan de Cuidados.
- **Comunicación** entre profesionales.

8.16.8. ¿A qué programas o actividades se da prioridad al tener en cuenta un largo proceso de internamiento o reclusión?

En los centros penitenciarios, los pacientes agudos requieren mayor atención hasta que son estabilizados.

Se producen recaídas, dado que algunos permanecen cumpliendo pena durante años. En temporadas de estabilidad, se mantiene un perfil más bajo de atención; y en épocas de crisis agudas, la atención frecuente se hace más necesaria.

En la URSM, el programa informático GACELA Care deja seleccionar dentro de cada diagnóstico las necesidades y cuidados que precisa el paciente, a realizar por el personal de enfermería, en función de las carencias observadas en el mismo.

8.16.9. En caso de no utilizar el PAIEM, ¿Cómo se evalúa la eficacia del Plan Individual de Rehabilitación (PIR) o cualquier programa o plan que se aplique?

Como generalmente la terapéutica que se lleva a cabo es la farmacológica, en función del efecto sobre el paciente, se va determinando la necesidad de reducir o suspender la acción farmacológica.

Desarrollar actividades más allá de las comunes en un presidio (paseos, salidas a un polideportivo, asistencia a cines o teatros, eventos musicales, lectura, televisión, deporte, gimnasio o baile) es muy difícil, aunque sería muy positivo.

Actualmente, el servicio sanitario de Instituciones Penitenciarias (II PP) se desangra completamente por la carencia gravísima de personal médico, lo que hace muy difícil tanto el diagnóstico y puesta en tratamiento de las diferentes patologías de la población reclusa como el seguimiento de las mismas.

Es evidente que las instituciones penitenciarias pertenecen a un ámbito invisible socialmente. Un penal guarda delincuentes y personas con trastornos mentales que han delinquido. En España faltan psiquiátricos penitenciarios (solo hay dos). Los profesionales del centro penitenciario no pueden enviar a estos psiquiátricos a quienes estén diagnosticados. Así que se ven en la necesidad de suplir esa carencia como mejor pueden, conscientes de que una prisión no es un psiquiátrico penitenciario. A veces suplen a centros de menores, recibiendo a quienes conocemos como "menas" (MMS, menores migrantes solos), que han delinquido, por lo que debieran estar en el centro adecuado.

Por eso, ahora mismo, Prisiones está recogiendo a delincuentes, a enfermos mentales judicializados (que deberían estar cumpliendo pena en un psiquiátrico penitenciario) y a menores que han abusado de sustancias desde la niñez, que han cometido delitos. Como se comprenderá, el tratamiento en prisiones es un poco complicado.

En la URSM, tanto cuando se aplicaba el PIR (primero de una forma estandarizada y posteriormente sin ser tan estructurado), como cuando se instauró el GACELA Care para los cuidados de enfermería, siempre se han realizado las mismas actividades para todos los pacientes ingresados en la URSM, estuvieran judicializados o no.

Se fijan unos objetivos a cumplir por parte del paciente, y se valora y analiza su evolución a lo largo de entrevistas de seguimiento. La valoración de objetivos es muy subjetiva, viendo cómo va mejorando y evolucionando el paciente. Por ejemplo: regularizando horarios; cuidados en su aseo personal y entorno domiciliario, mejorando sus relaciones familiares y sociales; integrándose en grupos de apoyo; en la obtención de recursos económicos (pensiones); en la valoración de discapacidad y dependencia, etc.

Logrados los objetivos pertinentes, se decide darle el Alta de la Unidad a su domicilio o derivándole a otro tipo de Recurso Asistencial o Socio sanitario.

8.16.10. ¿Se llevan a cabo grupos terapéuticos?

En el centro penitenciario, desde el ámbito de la enfermería se hace imposible, debido a la sobrecarga que se padece ante la falta acuciante de médicos. Todo el tiempo queda ocupado en llevar a cabo las actividades mínimas. Esto impide desarrollar otras actividades necesarias para el mantenimiento de la salud de la población reclusa.

La falta de presupuesto del sector penitenciario hace que no se puedan llevar a cabo muchas medidas necesarias para la reeducación y reinserción social, que es el último fin de las prisiones.

En la URSM (Salamanca), se divide a los pacientes en grupos terapéuticos (actualmente, cuatro grupos de entre 4 a 6 pacientes, que van variando según el número de pacientes ingresados en la URSM. Unos programas terapéuticos se realizan en grupo y otros los realizan dos grupos juntos. Normalmente, por las mañanas dos grupos juntos; y por las tardes, grupos individuales. Cuando ha venido un paciente de un penitenciario, se le ha asignado un grupo y se le ha incluido como uno más para que asista y participe con su grupo en los diferentes programas terapéuticos.

8.16.11. A la hora de la externalización, ¿se les entrega un informe al alta de enfermería en el que conste el tratamiento (próximo Depot) y los cuidados a seguir?

El espacio de actuación con estas personas se circunscribe estrictamente al centro penitenciario, por lo que, una vez los pacientes salen de prisión, son dirigidos a los diferentes servicios de salud de la comunidad por parte del penal y, si ello es posible, sin que se mantenga un seguimiento posterior.

Es frecuente que el paciente recaiga al no hacer uso de los servicios comunitarios por circunstancias tales como desarraigo, falta de apoyo familiar, la propia enfermedad, adicciones, cultura de calle, etc. Y, por ello, es muy frecuente el reingreso en prisión.

Cuando un paciente (penitenciario) ha pasado por la URSM y se han cumplido los objetivos por los que se le derivó, se procede al alta. Se le adjunta el alta médico del Psiquiatra, donde consta su evolución, tratamiento que toma y —si tiene Depot—la próxima fecha de revisión con el psiquiatra de su ESM (Equipo de Salud Mental).

Enfermería también realiza un informe de enfermería (GACELA Care), donde se anotan las intervenciones NNN realizadas, unas recomendaciones y cuidados para el propio paciente, las últimas constantes, el inyectable Depot que tenga con la fecha de la última vez que se le puso y la fecha del próximo (para referencia de la enfermera de su ESM).

8.16.12 Y si no tienen papeles, ¿quién les proporciona la medicación? ¿Quién les practica seguimiento? ¿A qué recursos pueden optar?

Cuando los internos con TMG están en la prisión se logra estabilizarlos; están controlados, pero —cuando salen del centro— si no tienen una familia, una red social y/o medios económicos (la gran mayoría, un 80% vienen de familias desestructuradas) no se van a medicar ni acudir al centro de salud ni inyectarse la medicación Depot. Por lo que muy seguramente van a volver a cometer delitos.

A menudo, cuando salen de la prisión, no hay nadie que se ocupe de ellos más que las instituciones religiosas, ONG o empresas y fundaciones del Tercer Sector, a las que acuden los reclusos casi a nivel personal.

Es función de la trabajadora social de una URSM gestionar y conseguir los documentos necesarios para el paciente, solicitando el grado de discapacidad, el ingreso mínimo vital (IMV), la pensión no contributiva, etc.

Si la persona en rehabilitación dispone de apoyo familiar se le da el alta, después de un periodo en la URSM con posibles salidas a su domicilio los fines de semana. Y se le hace un seguimiento; que, si es en un entorno urbano, corre a cargo del Equipo de Comunitaria, y si el entorno es rural, el seguimiento se hace por el Equipo de Salud Mental de su zona (ESM).

La enfermera se desplaza con el psiquiatra al centro de Atención Primaria del pueblo principal de referencia de la comarca. El psiquiatra pasa la consulta de los pacientes de la comarca que hayan sido citados. Y la enfermera, desde allí, realiza las visitas domiciliarias, control de medicaciones y la puesta de inyectables Depot a los pacientes ubicados en los pueblos cercanos.

8.16.13. ¿Si tienen tarjeta sanitaria, el servicio médico del penal se pone en contacto con su CSM si lo tuviera o con Atención Primaria? ¿Le proporciona medicación hasta la fecha de la cita para que no interrumpa el tratamiento?

Los centros penitenciarios con médico suelen ponerse en contacto. En el penal, les entregan medicación para una semana, que es el tiempo que se les da para acudir al centro de salud y se afilien en él para que les hagan el seguimiento.

Si están en el tercer grado, cumpliendo condena en régimen semiabierto, acuden a un Centro de Inserción Social (CIS); algunos de estos centros tienen enfermeros, porque el tercer grado ya forma parte del Sistema Nacional de Salud.

En los CIS sin enfermeros se les indica cómo tomar la medicación; en otras ocasiones, de buena fe, la subdirectora del centro es quien la administra y controla.

La realidad es que, salvo excepciones, una vez que los reclusos acaban la condena, se les pierde la pista. No hay un vínculo entre centros penitenciarios y la vida civil, no hay una historia compartida. No hay prácticamente nada.

El criterio actual de la Red de Salud Mental consiste en canalizar al paciente que ha cumplido su condena en un centro penitenciario inmediatamente a su ESM (psiquiatra, enfermera). Citarles lo antes posible.

8.16.14. ¿Existe coordinación a la hora de haber cumplido las penas con alguna entidad religiosa o del tercer sector, para practicar seguimiento del proceso y/o toma de medicación a aquellos reclusos con TMG que carecen de familia, domicilio, red social o medios?

Si el paciente está en tratamiento y responde al mismo, una de estas organizaciones es la que le hace el seguimiento y realiza el control de la toma de medicación en desayuno, comida y cena; pero siempre partiendo de la buena fe y buen hacer del personal y organizaciones voluntarias, generalmente privadas, al no existir instituciones públicas creadas para ello.

Por ejemplo, la labor llevada por Cáritas Diocesana, en Salamanca, dentro de su Programa Ranquines[114].

> *Consiste en un Centro de Día que garantiza la atención integral y continuada a las personas con trastorno mental que más dificultades tienen para la integración social. Y va dirigido a muchas personas sin hogar. Para un mantenimiento y mejora del nivel de salud, rehabilitación y apoyo comunitario para que las personas alcancen el mayor nivel de autonomía posible. También contempla el apoyo y orientación a la familia, en su caso.*
>
> *Las personas destinatarias serían aquellas con perfil más vulnerable de riesgo (mayores de 45 años en situación precaria; mujeres víctimas de violencia y desigualdad; inmigrantes irregulares y personas procedentes de prisión)".*

8.16.15. ¿Con qué entidades se coordina el centro penitenciario de cara al cumplimiento de la pena y salida de la prisión y a través de qué figura?

En algunos centros penitenciarios en los que el psiquiatra suele aparecer una o dos veces al mes o cuando no hay médico, si ingresa en prisión una persona con T.M. sin diagnóstico o tratamiento, se recurre como favor a las organizaciones anteriormente citadas, para que uno de sus profesionales cualificados haga el diagnóstico y prescriba el tratamiento correspondiente.

---

114 Programa Ranquines.
   https://www.caritas.es/accion_social/proyecto-ranquines-de-salud-mental/

8.17. EL GRAN VALOR DE LAS FAMILIAS

Debido a la situación en los penitenciarios, quiero nombrar en este capítulo, por ser los más desfavorecidos, por su gran trabajo y porque son el lugar al que poder volver, a las familias y asociaciones de familiares y afectados de patología dual. No parece haber la suficiente conciencia en los poderes públicos de la importancia que tiene el cuidado de las familias de una persona que padece patología dual y que, además, está judicializada. El cuidado es fundamental para prevenir la enfermedad y supone un enorme esfuerzo para estas familias, al ser una enfermedad altamente destructiva para las personas enfermas y para sus familiares.

Precisamente, el 16/11/2023, en las Jornadas de la Sociedad Española de Patología Dual tituladas "Cuidar a las familias de pacientes es importante", la presidenta de FEDEPADUAL habló sobre el cuidado de las familias y de sus necesidades, a la par que sobre las actividades y objetivos que perseguían como federación[115].

Para aquellos que lo desconozcan, a fecha de hoy, FEDEPADUAL es la federación que agrupa a diversas asociaciones, entidades públicas y a familiares y afectados. Constituye un recurso de gran importancia, para las familias, los pacientes y sus entornos. Sus finalidades esenciales son la búsqueda de tratamiento, la prevención, la investigación y la formación en diferentes ámbitos en torno a la patología dual.

Un trastorno por adicción (con o sin sustancias) unido a otro psiquiátrico provoca tal complejidad entre las sintomatologías de ambos trastornos que resulta difícil de entender, abordar y tratar; la presidenta de la federación, la Sra. Zubía, refería en estas jornadas lo siguiente:

Las situaciones que los familiares y afectados de patología dual viven a diario, conlleva consecuencias muy graves, como son la desestructuración de las familias a nivel mental, relacional, social y también económicas, y no solo por lo durísimo de la enfermedad, sino también por no encontrar un espacio real donde hallar respuestas. Especialmente, cuando al buscar ayuda, se obtiene esta, desde recursos separados entre sí, como son los servicios de atención a las adicciones y por otro, de atención a la salud mental, por lo que se produce el llamado "síndrome de la puerta equivocada.

Y continuaba diciendo:

Estas consecuencias son las que nos han llevado como Federación a aunar esfuerzos frente a situaciones que consideramos injustas y que llevan a menudo a la desesperación, a la exclusión social, a la aparición de problemas con la justicia o la cárcel e incluso al suicidio.

Estas reivindicaciones tienen un gran sentido. El paciente que padece patología dual debiera recibir un tratamiento integral (así se llama), administrado en un mismo lugar, y siempre por el mismo equipo formado tanto en la patología adictiva,

---

115 La Barandilla: El cuidado de las Familias. 17 de noviembre de 2023 https://www.labarandilla.org/el-cuidado-de-las-familias/

como en la de la salud mental. No da resultado tratarlo primero de la adicción y después del trastorno, o viceversa. La experiencia que viven como familiares les ha enseñado que los abordajes y tratamientos tradicionales relativos a la patología dual (como el que acabo de citar) no funcionan.

El cuidado del familiar con este trastorno y que además delinque exige un despliegue de esfuerzos y sacrificios por parte de las familias, que suelen vivir atrapadas en la ansiedad y la incertidumbre. No es sorprendente que muchos necesiten apoyo psicológico para poder continuar. Considerando la escasez de medios y recursos en la asistencia pública, no debería resultar extraño que se prestara algún tipo de ayuda, para cubrir terapias en las que puedan hablar con un especialista y no ahogarse en su propia angustia ante la inquietud e inseguridad cotidiana que provoca la convivencia con una persona que padece este tipo de trastorno y que sufre.

Me comentaba un familiar de la Federación de Familiares de Personas con Patología Dual que, desgraciadamente, los pacientes judicializados en donde están mejor psicopatológicamente y más compensados es en el centro penitenciario. Se comprende, dado que este medio, como en su momento se ha escrito, proporciona un ambiente de contención y favorece la adherencia a la medicación. Resaltaba que, en la actualidad, de entre todos los asociados de la Federación, solo hay dos familiares en prisión. Esto, por otro lado, pone de manifiesto la labor de cuidado y contención que realiza su familia para muchos de los que delinquen.

Y son muchas las familias de las personas con TMG que, al salir del centro penitenciario, los atienden, recogen y contienen. Familias que, en su mayoría, no disponen de medios para tratar a los suyos ni pueden solicitar ayuda para no enfermar ellos (según qué situaciones o momentos), a pesar de tener indicación médica sobre la conveniencia de someterse a terapia. Terapias y apoyos que se precisan para poder seguir dando esa acogida y para la propia salud mental.

Se han logrado muchas cosas; se ha avanzado en los tratamientos y asistencia a la salud mental; pero también es cierto que tenemos una sociedad en la que los trastornos mentales han aumentado significativamente, arrastrando y comprometiendo la salud mental de las familias. Es fundamental prevenir los riesgos del enfermar en las poblaciones de mayor fragilidad.

Si cuidamos de las familias cuidamos de todos y todas.

8.18. CONCLUSIONES

Como complemento a este capítulo, hay que resaltar las siguientes conclusiones:

1. El profesional sanitario de los penitenciarios ha de tener una formación especial y determinada, para asistir a las personas judicializadas que padecen un trastorno mental.

   Muchas enfermeras que atienden a pacientes judicializados se quejan de que no existe una formación expresa ni se especifican, a lo largo del grado de enfermería, las competencias del enfermero de prisiones. Esto, en los casos en los que el médico o el psiquiatra están ausentes, puede ocasionar situaciones de posible intrusismo ocasionado por la urgencia del caso.

2. Hay grandes diferencias en la asistencia al paciente judicializado entre las comunidades autónomas. Ello es debido a que los recursos que se aplican no son los mismos en una comunidad que en otra. Por ello, lo que se aplica en unos centros penitenciarios se aleja de aquello que se puede hacer en otros.

3. En ausencia de protocolos establecidos, la resolución de los diversos problemas que surjan en algunos penitenciarios se produce gracias a la buena voluntad y compromiso de los profesionales, trabajadores y voluntariado.

4. El seguimiento del proceso evolutivo de las personas judicializadas que padecen un TMG es fundamental para la prevención de recaídas. Si los recursos son escasos, un seguimiento adecuado es imposible de hacer; sobre todo, si no hay personal suficiente y además cualificado para llevarlo a cabo.

5. Ser enfermero de prisiones requiere estar formado en determinadas áreas de salud mental: patología dual y trastornos de personalidad, entre otros conocimientos básicos de la patología mental y enfermedades graves de la misma.

6. También requiere de ciertas habilidades de comunicación, de resolución de conflictos e intervención en crisis, capacidad empática y saber estar cercano cuando es preciso.

7. Y todo esto, además del normal conocimiento de enfermera generalista o de atención primaria, que nos brinda el grado de nuestra profesión sobre las enfermedades infectocontagiosas, parasitarias y tropicales, y aquellas otras en general habituales. Siempre ha sido necesario comprender las diferentes culturas que proceden de la migración y conocer ciertos aspectos legales y forenses, además del contexto penitenciario, así como su normativa y legislación.

La asistencia al paciente mental judicializado se enriquecería aún más con la adquisición de conocimientos de enfermería legal y forense. Todas estas exigencias, por supuesto, debieran plasmarse en el perfil laboral y en la nómina.

Al respecto, se lee en la Revista Española de Sanidad Penitenciaria[116]: "actualmente, existen dos instituciones que desarrollan titulaciones específicas en el ámbito de la enfermería penitenciaria con el objetivo de cubrir estas necesidades formativas: la National Commission on Correctional Health Care (NCCHC) estadounidense desde el año 1991 y la Facultat de Ciències de la Salut Blanquerna de la Universitat Ramon Llull desde el año 2013 mediante formación de segundo ciclo".

Citaban, Sánchez-Roig y Coll-Cámara, al Reino Unido y Canadá, en donde, además de la formación generalista, se requiere formación en salud mental para

---

116 La enfermería penitenciaria y su formación. M Sánchez-Roiga, A Coll-Cámara Equipo de Atención Primaria Penitenciario Quatre Camins Instituto Catalán de la Salud. *Rev. Esp Sanid Penit* 2016; 18: 110-119 https://scielo.isciii.es/pdf/sanipe/v18n3/es_05_ especial.pdf

trabajar en los penitenciarios; o el caso de Francia, donde los equipos UCSA —unidades funcionales hospitalarias instaladas en las prisiones y centros de salud dependientes que proporcionan atención sanitaria en el medio penitenciario— reciben una formación específica previa a su incorporación al ámbito. Los UCSA incluyen médicos generalistas, especialistas, dentistas, farmacéuticos, enfermeros, fisioterapeutas, y personal administrativo.

Concluían que "los enfermeros que prestan sus atenciones en los centros penitenciarios precisan de una formación específica en conocimientos especializados, habilidades y toma de conciencia del medio, no habituales en los centros de salud externos". La formación de este personal es específica para el ámbito al que se les destina y la imparten los hospitales a los cuales pertenecen.

No se entiende que en este país no se apliquen las mismas condiciones y medidas para el personal sanitario implicado en la atención a la salud mental de la población penitenciaria, cuando la lógica y sensatez de estas medidas es evidente y nuestro nivel de avances sociales y científicos está en las coordenadas de los países citados, Canadá, Inglaterra o Francia.

9

LA ATENCIÓN SOCIOSANITARIA

INTRODUCCIÓN

La atención sociosanitaria intenta conseguir, con el apoyo comunitario, que las personas con trastorno mental crónico puedan realizar su proyecto vital dentro de sus posibilidades.

9.1. ATENCIÓN SOCIOSANITARIA. ¿QUÉ ES?

Definamos primero en qué consiste la atención sociosanitaria: Según la Ley 16/2003 de 28 de mayo de cohesión y calidad del Sistema Nacional de Salud[117],

La atención sociosanitaria, comprenderá el conjunto de cuidados destinados a las personas que, por causa de graves problemas de salud o limitaciones funcionales y/o de riesgo de exclusión social, necesitan una atención sanitaria y social simultánea, coordinada y estable, ajustada al principio de continuidad de la atención.

"Tres son los conceptos básicos contenidos en esta definición de atención sociosanitaria, que marcan los pasos a seguir:

1. **Conjunto de cuidados del sistema de salud y del sistema de servicios sociales** en la atención a la persona. Se centra en la atención individualizada, teniendo en cuenta las necesidades específicas de cada ser humano, y definiendo concretamente los cuidados: a quién se atiende, con qué cuidados, quién los financia, etc.

2. **Enfoque sociosanitario** con la actuación simultánea de la parte social y sanitaria, que obliga a una definición de protocolos que determinen con precisión quién hace qué, en combinación de los aspectos sociales y sanitarios en la atención. Exige tener en cuenta su entorno social, cultural y emocional

3. **Colaboración interdisciplinar** entre los profesionales que intervienen en su atención, garantizando a través de procesos de atención continuada la continuidad de los cuidados. Se busca, mediante la atención sociosanitaria,

---

117 Adaptado de: Propuesta de una estrategia de atención y coordinación sociosanitaria. Febrero 2015. Consejo General del Trabajo Social y Asociación Española de Trabajo Social y Salud. https://www.cgtrabajosocial.es/app/webroot/files/gipuzkoa/files/Consejo/2015_02%20Documento%20sociosanit%20FINAL%20%20FINAL%202015.pdf

proporcionar un cuidado integral que abarque tanto la salud física como la calidad de vida en general".

9.2. IMPORTANCIA DE LA ENFERMERÍA ESPECIALIZADA EN SALUD MENTAL Y DE LA CUALIFICACIÓN ESPECÍFICA DE LOS PROFESIONALES EN EL ESPACIO SOCIOSANITARIO

¿Por qué es importante una mayor presencia de la figura de la enfermera en estos espacios?

Sucede que las personas que tienen tratamiento psiquiátrico son seguidas por los CSM (Centros de Salud Mental) de zona, como mucho, una vez al mes si lo precisan, recurriendo a los servicios sanitarios con frecuencia cuando la situación ya es insostenible. Las personas que padecen trastornos mentales y que están alojadas en estos centros sociosanitarios se suelen ver privadas, por la ausencia de las enfermeras, de su labor preventiva y del seguimiento de su proceso. La enfermera les prestaría los cuidados oportunos y realizaría un plan de cuidados individualizado y personalizado.

9.2.1. Beneficios a destacar

Con su acompañamiento, observación y presencia, la enfermera facilita su estabilidad, pudiendo así evitar recaídas, ya sea por abandono del tratamiento u otras causas detectables a tiempo, dada su específica formación.

Se podrían prevenir otros trastornos, como posibles comportamientos de abuso de sustancias, consiguiendo así un mejor control y una mejora de la salud integral de la persona y su entorno. Evitando las recaídas, se evitan las consecuencias personales, sociales, sanitarias y económicas que implican.

Así, el papel de la enfermera cobra fuerza como elemento de prevención y de ahorro para el sistema, pues, al conocer los síntomas de la enfermedad, va a detectar si la respuesta a la medicación es la adecuada; o el estado de salud de la persona requiere asistencia médica u otras intervenciones que previenen de otras consecuencias mayores y, con frecuencia, de más gravedad.

Explicado esto y sabiendo que la ausencia de la enfermera en estos dispositivos comunitarios obedece con frecuencia a criterios economicistas, hay que recordar que la presencia de una enfermera en los espacios sociosanitarios no solo no encarece la atención; ahorra en ingresos hospitalarios o gastos farmacéuticos, pruebas complementarias u hospitalarias; y previene de situaciones de riesgo y enfermedad, tanto a personas residentes (en mini-residencias u hogares o en pisos tutelados) como a las asistentes a los centros de día dependientes de estos dispositivos sociosanitarios.

En relación con la asistencia en salud mental extrahospitalaria de Osakidetza, he aquí algunos datos del 2024[118]:

---

118 Adaptado de A.1) Estancias En Hospital, 3, Hospitalización Psiquiátrica. Pág. 12.

Estancia/Día	Precio	Artículo
Hospitalización	1.278	10001459 10007032(1)
Unidades Especiales	1933(3)	10001460
Convalecencia	451 (2)	10003550
C. Paliativos	316(2)	10003671
Sociosanitaria	194(2)	10003672
C y M. estancia Psiq.	398	10003673
Larga estancia Psiq.	228	10003674
Unidad especial Psiq.	454	10003675

Quien quiera profundizar más y de una manera general en lo que cuesta cada ciudadano puede acudir al coste efectivo de los servicios de Salud[119].

Para una aproximación más concreta y comprensible para el lector, en el año 2023 observábamos:

1. Gastos en asistencia de salud mental extrahospitalaria

- Primera consulta médica: 182 €.
- Consultas sucesivas: 94 €.
- Consulta médica supervisión programada: 44 €.
- Consulta de enfermería programada: 30 €.
- Visita enfermería a domicilio: 55 €.
- Sesión de terapia de grupo: 36 €.
- Sesión de terapia de familia: 182 €.

2. Gastos en asistencia de salud mental hospitalaria

Las tarifas oficiales y públicas que cobraba, por ejemplo el servicio vasco de salud (Osakidetza), en el área de SM son las siguientes:

- Tarifa estancia en hospitalización de corta y media estancia: 385 €/día.
- Tarifa estancia en hospitalización de larga estancia: 220 €/día.
- Tarifa estancia en unidades especiales de psiquiatría: 439 €/día.

Por otro lado, en relación con los costes sanitarios reales de una persona en la Sanidad Pública, la revista *Redacción Médica*, el 31 julio 2021[120] tasaba los citados costes; lo complemento con otro artículo de la misma revista; este, del 21 de julio

---

https://www.osakidetza.euskadi.eus/contenidos/informacion/osk_servic_para_empresas/es_def/adjuntos/LIBRO-DE-TARIFAS-2024-CAS_V2.pdf

119 Osakidetza. *Transparencia y Buen Gobierno*. https://www.osakidetza.euskadi.eus/coste-efectivo-servicios-de-salud/webosk00-tbgcon/es/

120 "Costes Sanitarios Reales". *Redacción Médica* del 21 de julio de 2021. https://www.redaccionmedica.com/virico/noticias/recado-a-los-cunados-que-creen-pagar-sueldos-medicos-con-sus-impuestos-2822?utm_source=redaccionmedica&utm_medium=email-2021-08-01&utm_campaign=boletin

de 2021[121]: Una médico publica los precios de la sanidad pública. Los gastos serían como sigue: "Tener asma: 2.700 €; desde el momento que el paciente entra por la puerta del hospital, esta acción ya supone un desembolso de 174 €, mientras que —según las cifras de esta facultativa— el traslado en ambulancia supondría un gasto de 845 € y una consulta, 200 €. Cada noche de hospital ronda los 1.000 €, concretamente 986; y el tratamiento para una reacción alérgica alcanza los 1.600 euros y para un paciente con asma, 2.700. Otras intervenciones médicas más costosas, como la implantación de un marcapasos, ronda los 11.400 euros".

Dado el impacto de las cifras, resulta evidente la necesidad de valorar el ahorro que genera la presencia de una enfermera especializada en salud mental en estos recursos, lo que subraya la importancia de contar con este perfil tanto en entornos sanitarios como en los sociosanitarios.

En la mayoría de los centros comunitarios sociosanitarios, el equipo suele estar formado únicamente por un psicólogo clínico, un trabajador social, educadores sociales y auxiliares de clínica. Esta configuración limita significativamente la capacidad para realizar un seguimiento adecuado de los cuidados, lo que refuerza la necesidad de integrar a una enfermera con formación en salud mental en los equipos comunitarios.

Con base en lo anterior, se destaca la relevancia de la enfermera especialista en salud mental para:

- Ofrecer orientación general y específica al personal que trabaja en centros de día o dispositivos residenciales (actualmente mayormente privados o concertados), ajustándose a las necesidades del residente. Su intervención permite proporcionar pautas de abordaje apropiadas para las situaciones de necesidad o patologías mentales que puedan surgir.
- Desarrollar una planificación, evaluación y valoración de los cuidados de enfermería, tareas esenciales para garantizar un seguimiento efectivo del proceso evolutivo del paciente, promoviendo su implicación activa.
- Prevenir el desarrollo de enfermedades más graves o complicaciones al intervenir de manera temprana en la detección de patologías.

9.2.2. Importancia de la necesidad de cada dispositivo y de su evaluación sistemática

Diversos recursos asistenciales sanitarios

Para exponer este epígrafe, me permito tomar como referencia la ciudad de Salamanca. Y es Francisco Javier Sánchez Calvo, enfermero especialista en Salud Mental, quien aporta los datos que ofrezco[122].

---

121 Una médico publica precios de la sanidad pública: "Tener asma: 2.700 euros" *Redacción Médica*, 25 de julio de 2025 https://www.redaccionmedica.com/virico/noticias/una-medico-publica-precios-de-la-sanidad-publica-tener-asma-2-700-euros--6700
122 Complejo Asistencial Universitario de Salamanca. Cartera de servicios de Psiquiatría y Salud Mental. https://www.saludcastillayleon.es/CASalamanca/es/cartera-servicios/psiquiatria

El Servicio de Psiquiatría de Salamanca se ocupa de la profilaxis, diagnóstico, tratamiento y rehabilitación de las enfermedades mentales. Ubicado en el Hospital Universitario (Planta baja, Bloque-A, Hospitalización), Edificio de Consultas 3 (antiguo Hospital Virgen de La Vega), Hospital de Día Infanto-Juvenil (HDI-J), Hospital Los Montalvos, Unidad de Rehabilitación de Salud mental (URSM), Unidad Convalecencia Salud Mental (UCSM), Centro Rehabilitación Psicosocial (CRPS), Unidad de Patología Dual (desintoxicación y Patología Dual), CAP San Juan (Tres ESM), CAP Capuchinos (Dos ESM) y Antiguo Hospital Provincial. También hay consultas en Ciudad Rodrigo, Béjar y otras poblaciones del área.

Tiene acreditación docente para la formación de Facultativos Internos Residentes (MIR, PIR, EIR)

Dispone de los siguientes recursos asistenciales, dependientes del Sacyl de Salamanca

- UHB (Unidad Hospitalización Breve). Anteriormente, equivaldría a la unidad de agudos, con un tiempo de ingreso de entre 21 días y un mes.
- Unidad Psicooncológica y Psiquiatría de Enlace.
- Unidad de Psiquiatría Biológica.
- HDP (Hospital de Día Psiquiátrico (adultos).
- HDI-J (Hospital de Día Infanto-Juvenil), con un horario de 8:30 h a 14:15 h.
- UCSM (Unidad de Convalecencia Salud Mental). Anteriormente, sería la unidad de subagudos, con un tiempo de ingreso de entre 1 y 3 meses
- URSM (Unidad de Rehabilitación Salud Mental). (Adviértase que la palabra "Psiquiatría" se ha cambiado por "Salud mental", cuestión que debiera tenerse en cuenta a la hora de denominar a todas las unidades que tratan y rehabilitan a las personas que padecen trastornos mentales, en aras de la desestigmatización.)
- CRPS (Centro de Rehabilitación Psicosocial).
- ESM. Hay cinco equipos de Salud Mental, más un sexto equipo en salud mental infanto-juvenil.
- EAC (Equipo Apoyo Comunitario). Es el encargado del seguimiento de Pisos Terapéuticos y Visitas Domiciliarias. Los miércoles, realizan una salida cultural a museos, cine, exposiciones, etc., con los pacientes que lo deseen.
- Pisos Terapéuticos (**Cuatro**). Son pisos de transición (1–6 meses).
- UTCA (Unidad de Día de Trastornos Conducta Alimentaria). Funciona durante el día, de 8 h a 18 h de la tarde. Tiene ámbito de carácter regional.

Para tratamiento de adicciones:

- UTA-C (Unidad de Trastornos relacionados con el Alcohol y la Cocaína). Seguimiento ambulatorio en coordinación con la asociación de alcohólicos anónimos. Depende de la gerencia hospitalaria de Salamanca.
- UPD (Unidad de Patología Dual). Referencia regional de toda la Comunidad de Castilla y León. Ubicada en el Hospital de Los Montalvos, de Salamanca.

- CAD (Centro Atención Ambulatoria a Drogodependientes). Llevan el programa de metadona (Cruz Roja).

Este último recurso es de una ONG; los demás son de la red de salud mental pública. Pero si se incluye al final, es para que el lector se pueda hacer una idea de quién trata ambulatoriamente el tema de las drogas.

De interés al respecto, es que el 4 de julio del presente año, el periódico regional de Salamanca, *La Gaceta*[123] informaba: "El servicio de Psiquiatría del Hospital de Salamanca contará a partir del próximo año —en Los Montalvos— con una unidad de ingreso para la población infanto-juvenil que sufra problema de adicciones y de salud mental".

9.3. RECURSOS Y DISPOSITIVOS DE SALUD MENTAL POR ÁREA EN SACYL (SALAMANCA, 2024). (VÉASE CUADRO EN ANEXO VIII)

Según refiere Francisco Javier Sánchez Calvo, enfermero especialista en salud mental, la Comunidad de Castilla y León dispone de:

Recursos ambulatorios con equipos de salud mental para adultos (ESM-A) e infanto-juveniles (ESM-IJ) en Ávila, Burgos, El Bierzo, León, Palencia, Salamanca, Segovia, Soria, Valladolid (2 equipos, uno en Valladolid Este y otro en Valladolid Oeste) y Zamora.

Y dispone de los siguientes recursos en régimen ambulatorio intermedio:

1. Hospitales de Día Psiquiátricos de Adultos (HDP) en Ávila, Burgos, El Bierzo, León, Palencia, Salamanca, Segovia y Valladolid.
2. Tienen Programas de Hospitalización Parcial (PHP) en Soria, Valladolid y Zamora
3. Hay Hospitales de Día Psiquiátricos Infanto-Juveniles (HDP IJ) en Burgos, León, Salamanca y Valladolid.
4. Y Centros de Rehabilitación Psicosocial (CRPS) en las diez cabeceras con equipos de salud mental enumerados arriba.

Así mismo, Castilla y León dispone de recursos en régimen de hospitalización (UHP) (lo que actualmente se conoce como Unidades de Hospitalización Breve), en cada una de las cabeceras ya citadas. Pero solo dispone de una Unidad de Hospitalización Psiquiátrica infanto-juvenil (UHP IJ) en Valladolid (en proyecto Burgos y León). Así como una Unidad de Trastornos de la Conducta Alimentaria en Burgos y otra en Salamanca. La unidad UCTA, de Salamanca, funciona como Unidad de Día de Referencia Regional. Esta ciudad cuenta, además, con una Unidad de

---

123 Hernández J. *La Gaceta de Salamanca* 4 de julio de 2024 https://www.lagac-etadesalamanca.es/salamanca/montalvos-ingreso-jovenes-problemas-adic-cion-salud-mental-20240704180734-nt.html#:~:text=En%20concreto%2C%20inform%C3%B3%20de%20%C2%ABla,discapacidad%20intelectual%20y%20enfer-medad%20mental%C2%BB.

Desintoxicación Hospitalaria y de Patología Dual de Adultos (Drogodependencia y Enfermedad Mental) también de referencia regional.

En El Bierzo existe una Unidad de Patología Dual de adultos con Discapacidad Intelectual y Enfermedad Mental.

Hay Unidades de Convalecencia Psiquiátrica (UCP) en Burgos, León (El Bierzo), Salamanca, Soria y Valladolid.

Tiene Unidades de Rehabilitación Psiquiátrica (URP) en Ávila, Burgos, León, Palencia (2 Unidades: una de las unidades de Rehabilitación es solo para pacientes de Palencia, la otra está concertada y es de referencia regional), Salamanca, Soria y Zamora.

Unidad Residencial de Cuidados Continuados, para casos de mayor dificultad y sumamente complicados en los tratamientos para la salud mental (Burgos, León y Palencia).

9.4. DISPOSITIVOS DE APOYO COMUNITARIO[124]

Colabora en el subapartado Pisos Terapéuticos: Francisco Javier Sánchez Calvo (enfermero especialista en salud mental), Unidad de Rehabilitación de Salud Mental-Salamanca.

Ante todo, quiero destacar como principal recurso, de entre todos, a la familia.

9.4.1. La familia

Es uno de los dispositivos y recursos comunitarios de gran importancia para el mantenimiento de la persona con un trastorno mental crónico.

Es fundamental acompañarla y apoyarla para que no se agote o quiebre. Por ello, sería positivo subvencionar a las más desfavorecidas y propiciar que dispongan de una semana o dos de vacaciones al año; o considerar que se les proporcione unos días de descanso, en las épocas en las que más lo necesiten, para que la familia se pueda reorganizar, recuperándose. Por otro lado, sería de interés favorecer aún más el aumento de plazas en hospitales de día o centros de día para crónicos de supervisión continua, de tal manera que cada miembro de la familia pueda seguir adelante con sus proyectos vitales.

Los grupos de mutua ayuda formados entre las mismas familias permiten encontrar espacios de acompañamiento, comunicación, desahogo y reflexión entre personas con la misma problemática.

9.4.2. Recursos sociosanitarios y del tercer sector

En ciertos recursos sociosanitarios —como son los recursos residenciales— y en algunos recursos de ocupación —por ejemplo, en los centros de día—, se echa de menos en los partes de asistencia al usuario, un apartado o espacio en el que:

---

124 Para una más extensa información sobre este apartado, puede consultarse *Enfermería en la Rehabilitación de la Enfermedad Mental Severa* (2015), edición de Elena Rodríguez Seoane.

- Se contemplen acciones que llevan a cabo las enfermeras en relación con el entorno familiar, social o laboral de la persona.
- En donde se observen y consideren aspectos más humanos, tales como:
  - Las emociones: amor, compasión, empatía, tristeza, alegría, etc.
  - Los valores: responsabilidad, honestidad, los sistemas de creencias.
  - La creatividad, la capacidad de aprender, la resiliencia, etc.

Es decir, un espacio muy necesario para ser cumplimentado por todos los profesionales de la enfermería, facilitándoles su labor, previniendo problemas y evitando dejar a la libre disposición y buena voluntad de cada profesional, la posible y necesaria intervención en esos aspectos citados para el bienestar de la persona. Y, en definitiva, un espacio esencial para poder valorar y evaluar *a posteriori* las acciones e intervenciones realizadas con estos usuarios y sus resultados.

Tienen estas acciones (con frecuencia rápidas y que hay que llevar a cabo dependiendo del perfil del paciente, de su trastorno, de sus necesidades y de otras variables, personales y del entorno) un objetivo concreto. Se encaminan a la promoción de la salud mental y a la prevención de los riesgos de enfermar.

Para situar al lector, los sistemas de protección sanitaria y social son los pilares fundamentales del estado de bienestar; pero si las características del entorno no son propicias o adecuadas, estas pueden convertirse en la causa que haga peligrar ese sentido de bienestar, para el que fueron creados.

Recordemos que el artículo 20 de la Ley General de Sanidad, aprobada en 1986, dictaba que "la atención a los problemas de salud mental de la población se realizará en el ámbito comunitario, potenciando los recursos asistenciales a nivel ambulatorio y domiciliario".

Así, la atención a la salud mental debe coordinarse con otras organizaciones que cubran las demandas de las personas con problemas de salud mental en el ámbito comunitario.

Recursos de ocupación

Centro de día

Es un recurso sociosanitario. Funciona en España para proporcionar actividades sociales, culturales y de ocio o entretenimiento. Su capacidad es de 20 a 25 plazas aproximadamente. Los usuarios cuentan con apoyo familiar o social; se benefician del recurso de lunes a viernes. Pueden participar de los programas personalizados que ofrece el centro desde la mañana hasta media tarde.

El personal asistencial está compuesto por psicólogos, trabajadores sociales, educadores, terapeutas, personal administrativo y personal de limpieza.

El tipo de usuarios son personas adultas, con considerables problemas de salud, entre las que se encuentran personas con enfermedad mental crónica. La mayoría con un importante deterioro de sus actividades funcionales y un quebranto de su actividad social y laboral. Suelen acudir derivados desde su centro de salud mental o desde el hospital.

El centro de día ofrece asistencia "integral" en los aspectos psicofísicos y en las relaciones sociales durante el día a aquellas personas con autonomía reducida (psicomotricidad, estimulación cognitiva para la prevención del deterioro de la misma); y a sus familiares. Dicha asistencia va dirigida a la rehabilitación funcional, psicológica y comunitaria (fisioterapia, terapia ocupacional, higiene personal...).

El centro de día también previene la institucionalización, potencia la rehabilitación, mantiene el nivel de autonomía y ralentiza los procesos crónicos degenerativos.

¿Qué puede ofrecer el Centro de Día para la rehabilitación e integración de personas con trastornos mentales crónicos?	• Talleres ocupacionales, charlas, cursos. • Apoyo a las familias. • Servicio de comedor. • Programas de estimulación en actividades de la vida diaria y de habilidades sociales para potenciar su autonomía. • Programas de rehabilitación social. • Actividades de ocio y tiempo libre. • Actuaciones que favorecen la convivencia entre sus miembros.

Centros de inserción sociolaboral

Si vamos a hablar de rehabilitación laboral es necesario tener presente la rehabilitación psicosocial. Es decir, si el paciente no es capaz de desenvolverse en su entorno social no es posible su inserción laboral. Por eso, se debe dotar al enfermo de roles que le habitúen con las responsabilidades propias de la vida paulatinamente.

La rehabilitación laboral consiste en transmitir habilidades, hábitos y la formación necesaria a los pacientes, para que puedan acceder al mundo laboral. Aspecto muy importante, ya que el trabajo exige realizar esfuerzos psicológicos para que la persona desempeñe un rol en su comunidad.

Hay diferentes factores que dificultan el acceso a la rehabilitación para el mundo del trabajo en estas personas. He aquí algunos:

- Las consecuencias de padecer la enfermedad (falta de habilidades sociales, inseguridad, temor).
- Los estigmas sociales.
- La competitividad del mercado laboral.

Objetivos que se trabajan:

- Realización de actividades ocupacionales (como opción para aquellas personas que no pueden desarrollar un trabajo y como puente para aquellas que sí pueden ejecutarlo).
- Acceso a un empleo protegido y normalizado.
- Mantenimiento del puesto de trabajo.

Cómo se interviene:

- Organizando un plan individualizado de trabajo con el enfermo; se marcarán —por consenso—, los objetivos a seguir; y se adaptarán a los cambios que se vayan produciendo en caso necesario. El plan otorgará mayores o menores responsabilidades a la persona, según evolucione.
- Ajustando las actividades que se efectúen a la orientación vocacional del individuo.
- Trabajando las habilidades sociales relacionadas con el trabajo.
- Promoviendo la formación profesional.
- Informando sobre las diferentes opciones relacionadas con la búsqueda de empleo.

Dónde se ejecutan estas intervenciones:

- En los programas de terapia ocupacional, en los que se exigirá menos en el trabajo y en el horario que a un trabajador normal.
- En los centros de rehabilitación laboral.
- En los centros especiales de empleo.
- En las empresas sociales.
- En el empleo normalizado.
- En los contratos temporales, en puestos más o menos estables.

Empleo protegido

Es una oportunidad para quienes necesitan prepararse para acceder a un puesto de trabajo normalizado; o para quienes no vayan a poder insertarse normalmente en el mundo laboral.

En España destaca, entre otras, la Fundación Empleo y Salud Mental[125]. Esta Fundación persigue mejorar el acceso al empleo mediante formación, capacitación y adaptación al mercado laboral de las personas con TMG. En 2019, la tasa de empleo para personas con problemas mentales era de un 16,9 %[126]; tanto el Gobierno[127,128] como la iniciativa de empresas privadas[129,130] (entre otras, Leroy Merlín, Mahou San Miguel, AstraZeneca, HP, Aqualia, etc.) se están moviendo para mejorar estos datos;

125 Fundación Empleo y Salud Mental. https://empleoysaludmental.org/
126 La tasa de empleo de personas con trastorno mental baja al 16,9% (consaludmental.org) https://consaludmental.org/sala-prensa/tasa-empleo-salud-mental-disminuye-2019/
127 Nuevo permiso laboral de 15 días para la salud mental 100% retribuido (businessinsider.es https://www.businessinsider.es/nuevo-permiso-laboral-15-dias-salud-mental-100-retribuido-1309212
128 Así funciona el nuevo permiso laboral de 15 días para la salud mental 100% retribuido (huffingtonpost.es). https://noticiastrabajo.huffingtonpost.es/empleo/derechos-trabajador/nuevo-permiso-laboral-15-dias-salud-mental-retribuido/
129 Las empresas se sientan en el diván: las bajas por problemas de salud mental aumentan un 17% | Negocios | *EL PAÍS* (elpais.com). https://elpais.com/economia/negocios/2022-12-12/las-empresas-se-sientan-en-el-divan-las-bajas-por-problemas-de-salud-mental-aumentan-un-17.html
130 Nace Fundamentales, la primera alianza de empresas comprometidas con la salud mental | Minsait. https://www.minsait.com/es/actualidad/media-room/nace-fundamentales-la-primera-alianza-de-empresas-comprometidas-con-la-salud

ofreciendo empleo a este segmento social y promoviendo su inclusión laboral y el bienestar de sus empleados.

El empleo protegido se caracteriza por una supervisión continuada y por desarrollarse en un contexto, apoyado por monitores, estructurado y positivo, favoreciendo la integración de sus componentes, así como la productividad de sus actividades.

La plantilla de estos centros suele estar compuesta por:

- 1 psicólogo.
- 1 terapeuta ocupacional.
- 1 técnico en apoyo sociolaboral.
- 2 o 3 maestros de taller.
- 1 auxiliar administrativo.

Dentro de este recurso hay algunas variantes: centros ocupacionales, centros especiales de empleo, empleo normalizado

Centros ocupacionales

El grupo de usuarios que desarrollan las actividades de estos centros no se encuentra en nómina. Se encargan de realizar trabajos para diferentes empresas en las que los beneficios producidos por su actividad se repartirán entre gastos derivados de la actividad y entre los usuarios.

Un ejemplo de centro ocupacional lo podemos tener en AFES, entidad canaria sin ánimo de lucro que funciona desde 1982. Las usuarias de los seis recursos (1. Apoyo Psicológico y Psiquiátrico. 2. Programas de Rehabilitación Psicosocial. 3. Asesoramiento y Apoyo a familias. 4. Servicios de Atención Comunitaria. 5. Actividades Recreativas y Culturales. 6. Programas de Prevención y Rehabilitación) lograron llevar a cabo el proyecto de "Intercambios de Ida y Vuelta", un gran proyecto que modificó el enfoque de la "ocupación".

Un gran proyecto de creación artesanal en red, en el que ellas construyen la metodología y lideran cada una de las etapas del proceso: diseño, desarrollo, control de calidad, inventario y gestión de stock. Implicadas en un desarrollo real de producto, con salida (y notable éxito) en el mercado, han hecho de la artesanía y del trabajo cooperativo un medio clave para avanzar en su recuperación[131].

Centros especiales de empleo

Los centros especiales de empleo nacen con la LISMI (Ley 13/1982, de 7 de abril, de Integración Social de los Minusválidos) en el año 82, que se mantuvo vigente hasta el año 2014 en el que se produce la unificación de varias normativas dando como resultado la actual Ley General de los derechos de las personas con discapacidad y de su inclusión social (conocida como Ley General de Discapacidad o LGD)[132].

---

131 Innovación Artesanal. En Red Para Impulsar El Talento Creador. Centros ocupacionales. https://saludmentalafes.org/programas/centros-ocupacionales/
132 Ley LGD BOE-A-2013-12632 https://www.boe.es/eli/es/rdlg/2013/11/29/1/con

Un recurso importante de este tipo, además de otros, es CONACEE, (Confederación Española de Centros Especiales de Empleo).[133]

El objetivo de CONACEE es asegurar un empleo remunerado para las personas con discapacidad, incluyendo a quienes padecen problemas de salud mental.

Los pacientes que acuden a estos centros están en nómina y trabajan para diferentes empresas del mercado abierto (es un empleo normalizado por ley), contando con la supervisión de monitores laborales y el psicólogo. En estos casos, si hubiera una prestación económica por minusvalía, se retirará mientras la persona esté trabajando, aunque la actividad en estos centros especiales se puede compatibilizar con otras ayudas, como, por ejemplo, las pensiones de orfandad.

Empleo normalizado

Se trata de puestos auténticos de trabajo. En algunos casos lograrán un puesto de trabajo en su comunidad. En otros, estarán mejor en el empleo protegido.

Un ejemplo de trabajo protegido es USOA[134], empresa sin ánimo de lucro fundada inicialmente por el Ayuntamiento de Barakaldo (Bizkaia). Su labor es proporcionar oportunidades laborales estables y normalizadas a personas con discapacidad, que permitan a la vez su integración social. Llevan más de 25 años atendiendo a personas con todo tipo de discapacidad física, sensorial, intelectual y mental. Su objetivo a través de su equipo de formadores, monitores y técnicos es formar y capacitar a las personas de USOA.

Trabajan en colaboración con diferentes organismos e instituciones, como, por ejemplo, en Bizkaia, las Unidades de Apoyo del Ayuntamiento de Barakaldo, otras asociaciones de discapacitados, centros de salud mental, centros educativos, etc.

Las personas con trastornos mentales también tienen metas en su vida de acuerdo a sus posibilidades; y es que las dificultades que encuentran para lograr un trabajo normalizado, y estable, no hacen más que favorecer su dependencia económica, pobreza y marginación.

Recordando un poco de historia, el artículo 38, de la Ley de Integración Social de los Minusválidos (LISMI), decía: "Las Empresas públicas y privadas que empleen un número de trabajadores fijos que exceda de 50 vendrán obligadas a emplear un número de trabajadores minusválidos no inferior al 2% de la plantilla"[135]. Esto supuso un cambio de mentalidad definitivo, de cara a la integración laboral de las personas con discapacidad, hasta entonces excluidas del mercado laboral. Era, gracias a esta ley, la respuesta más eficaz a lo que hasta entonces era un derecho constitucional que no se respetaba. En 2014, para actualizar la legislación, se aprobó la Ley General de los Derechos de las Personas con Discapacidad y su Inclusión Social, también conocida como Ley General de Discapacidad o LGD[136].

---

133 El Empleo Protegido en los Centros Especiales de Empleo - CONACEE. https://conacee.org/centros-especiales-de-empleo/

134 USOA https://www.barakaldo.eus/portal/es/web/accion-social/usoa

135 Ley 13/1982, de 7 de abril, de integración social de los minusválidos. BOE de 30 de abril de 1982. https://noticias.juridicas.com/base_datos/Admin/l13-1982.html

136 Ley General de Discapacidad o LGD (antigua LISMI). https://fundacionadecco.org/azimut/de-la-lismi-a-ley-general-de-discapacidad-lgd/

Esto ha permitido crear un modelo de integración más avanzado, pero todavía presenta muchos retos sociales, políticos y empresariales.

El problema es que no hay suficiente nivel de cumplimiento; y que es una realidad, que el porcentaje de trabajadores con este tipo de minusvalías es bajo, motivo por el que todavía se debe de recorrer un largo camino hasta mejorar las intervenciones a las que se refería la LISMI, atendiendo a cada persona individualmente, motivándola, animándolos y confiando en ellos para que se inicien y se mantengan en el mundo laboral.

Servicio de Orientación Laboral

Se crea para apoyar y orientar a las personas en situación de vulnerabilidad y riesgo de exclusión social.

A través de este servicio se les ofrece un acompañamiento individualizado e integral. Forma parte de los itinerarios integrados de inserción laboral, donde las personas están recibiendo otras atenciones desde la formación, la atención personalizada o el acompañamiento grupal, entre otras. La orientación sociolaboral se lleva a cabo desde su empoderamiento, promoviendo que la persona acompañada tome sus propias decisiones y lidere su proceso.

Veamos a continuación algunos ejemplos de servicios de orientación laboral para personas con enfermedad mental:

- **Guía de orientación laboral para personas con enfermedad mental**[137]: incluye recomendaciones para entrevistas, cómo crear un buen CV y cartas de presentación.
- **ASAPME**[138]: abarca distintos programas para mejorar la empleabilidad de personas con TM u otros colectivos en riesgo de exclusión, mediante asesoramiento y formación para su integración tanto social como laboral.
- **La Fundación Joia**[139]: su objetivo es alcanzar la integración de las personas con TM para su inserción laboral, potenciando sus capacidades.
- **IDEA SA:** GRUPO DE EMPRESAS SOCIALES ANDALUZAS PARA LA INTEGRACIÓN LABORAL. Es lo más potente en cuestión de servicios de orientación laboral (Iniciativas de Empleo Andaluzas, Sociedad Anónima). Según Explica D. Marcelino Álvarez, como veremos más adelante, en el Proyecto Chamberlain, es una empresa instrumental, *"creada para el desarrollo de empresas sociales para personas con trastornos mentales graves"*.
- La **Asociación Espiral Loranca**[140]: entidad sin ánimo de lucro, inscrita en el registro de Entidades de Acción Social y Servicios Sociales de la Comunidad de Madrid. "Se constituye fundamentalmente para contribuir al

137 *Guía Para La Integración Laboral De Personas Con Enfermedad Mental.* https://consaludmental.org/centro-documentacion/guia-orientacion-laboral-persoas-enfermidade-mentale/
138 ASAPME. https://asapme.org/conocenos/trabaja-con-nosotros/
139 Prelaborales | Fundació Joia (fundaciojoia.org) https://fundaciojoia.org/es/prelaborales
140 Asociación Espiral. https://centroespiral.org/quienes-somos-1

crecimiento de menores, jóvenes y personas adultas en situaciones de vulne-rabilidad y riesgo, así como a la mejora de su entorno social".

La Asociación está vinculada al Instituto de los Hermanos Maristas de la Enseñanza en su inspiración, en sus principios educativos y en su línea pedagógica. El 29 de mayo de 2008 fue declarada oficialmente de utilidad pública.

Para poder optar al apoyo de Espiral es necesario:

- Estar en situación de desempleo por un periodo de larga duración, presen-tar inestabilidad laboral en la realización de distintos contratos de corta duración y en diversos entornos productivos; tener problemas económicos, futuro laboral incierto, sentimientos de "no servir",, pérdida de la autonomía personal y desesperanza.

Agencias de empleo temporal

Si ya la búsqueda de empleo, *per se*, es un asunto de dificultad, cuando se trata de circunstancias especiales —como la salud mental— puede ser un auténtico desa-fío. En España, existen agencias de empleo temporal y organizaciones que pueden ayudar a las personas con problemas de salud mental a encontrar oportunidades laborales adecuadas. Algunas de ellas:

- **FEAFES Empleo**[141]: "Con el objetivo de lograr la normalización del em-pleo en el colectivo de personas con trastorno mental grave la Confede-ración Salud Mental España (FEAFES) se planteó crear una Asociación de Centros Especiales de Empleo españoles, específicos del colectivo y sin ánimo de lucro. Así nace el 16 de septiembre de 2004 la Asociación FE-AFES Integración Laboral con FEAFES Empleo, creándose "Es + Salud mental", empresa y centro especial de empleo cuyo objetivo es participar en la normalización del empleo para personas con TMG".
- **Emplea Salud Mental**[142]: es un programa, gestionado por la Fundación Manantial [143], que se centra en la inserción laboral de personas con TM. Su objetivo es: "Ofrecer soluciones para mejorar la situación laboral de las personas con problemas de salud mental, en especial de las personas con trastorno mental grave, a través del refuerzo de la empleabilidad, la forma-ción, recalificación y adecuación al mercado laboral".
- **Red Araña**[144]: "Es una asociación de 13 organizaciones no lucrativas de acción social (ONL) distribuidas por toda España que, desde 1987, tra-bajan conjuntamente para mejorar la empleabilidad y facilitar la inserción

---

141 Es + salud mental https://www.esmassaludmental.org/nosotros.php
142 Empleo y Salud mental.https://www.empleoysaludmental.org/
143 Fundación Manantial. https://www.fundacionmanantial.org/trabaja-en-fundacion-manantial
144 Red Araña. Programas de Empleo: https://www.empleoenred.org/centros_empleo_entidades_socias.html

sociolaboral de las personas en situación de desempleo. Ofrecen un servicio de empleo integral y personalizado que incluye información y orientación laboral, formación para el empleo y autoempleo, mediación en la contratación y networking así como asesoramiento para el emprendimiento. Su actividad se dirige a aquellos que buscan trabajo, con más dificultades para acceder al mercado laboral, como las personas jóvenes, inmigrantes, mujeres, drogodependientes en proceso de desintoxicación, mayores de 45 años, (ex) reclusos/as y minorías étnicas".

- **Aranzadi Social**: esta organización proporciona, en los casos necesarios, asesoramiento en temas laborales y sociales.

En relación con la búsqueda de empleo

La Consejería de Salud y Consumo de Andalucía tiene en su estructura la Fundación Pública Andaluza para la Integración Social de Personas con Enfermedad Mental (FAISEM), que dispone, a su vez, de un Servicio de Orientación y Apoyo al Empleo (SOAE).

Marcelino López, director de Programas, Evaluación e Investigación de FAISEM, refiere sobre el SOAE. "Se sabe que el trabajo es eficaz en la reintegración. Como estructura de coordinación del conjunto del programa (ocupacional y laboral) hay 8 Servicios provinciales de Orientación y Apoyo al Empleo (SOAE) que realizan además funciones de valoración y definición de itinerarios profesionales a las distintas personas que acuden a ellos, además de orientarlas en la búsqueda de empleo y apoyarlas para su mantenimiento"[145].

Recursos de tipo residencial

Residencias. Residencias de la tercera edad (llamadas residencias geriátricas, antiguamente)

Son recursos sociales destinados a servir de vivienda permanente y común para las personas de tercera edad, quienes, por su problemática social, familiar o económica, no pueden ser atendidas en su propio domicilio. Admiten también enfermos mentales graves y crónicos, con deterioro en su autonomía personal y social. Todos ellos conviven en estos centros. Pero la escasez de personal y la variabilidad del mismo, unida a la ausencia de una partida presupuestaria que apoye a empresarios y trabajadores (a la par que resulte adecuada para cubrir las necesidades y la atención de este colectivo de personas mayores y personas con TM), hace muy difícil hablar de atención a la salud mental sin un personal experto o especializado en un modelo de negocio, en el que el elemento residencial que presenta es considerado en muchos casos como "el lugar para morir".

La nueva Formación Profesional en Cuidados Sociosanitarios amenaza el bienestar de las personas que viven en residencias. Ya no digamos de quienes ingresados en el medio residencial padecen un trastorno mental. El 25 de enero de 2022, el

---

145 FAISEM, una referencia europea. Entrevista a Marcelino López Álvarez https://proyectochamberlin.org/documentos_web/cuestiona%20marcelino%20lopez._.pdf

Consejo General de Enfermería publicaba: "el nuevo módulo formativo de super-visión de la atención sociosanitaria supone una clara devaluación de la atención que reciben las personas que son atendidas en un centro sociosanitario"[146].

El personal de supervisión de estos centros debe ser claramente una enfermera generalista, formada en geriatría y salud mental, si se quiere prestar una atención individualizada adecuada a las necesidades e integral como se preconiza. Además de poseer habilidades y capacidad organizativa.

Mini-residencias u hogares privados sin ánimo de lucro

Suelen ser centros residenciales de 20 a 30 plazas; proporcionan alojamiento, ma-nutención, cuidado, apoyo personal y social, rehabilitación e integración comuni-taria con carácter temporal o indefinido a quienes no cuentan con apoyo familiar y que, debido a su grado de deterioro psicosocial, precisan de estos servicios.

La plantilla de estos centros suele estar formada por:

- 1 director/a
- Trabajador/a social
- Psicólogo/a.
- 1 terapeuta ocupacional.
- Educadores-cuidadores.

Se rotan para cubrir las 24 horas del día y los 365 días del año con apoyo y su-pervisión continuada.

Como ejemplo, en Bizkaia, tenemos Bitartean[147], una rama asistencial de Emaús. Es una entidad de carácter social, laica, sin ánimo de lucro, que busca una sociedad más justa, solidaria y equitativa. Sus objetivos:

1. Mejorar las condiciones de vida de personas y colectividades que se en-cuentran en situación o grave riesgo de pobreza y/o exclusión. Lo hacen facilitando y acompañando los procesos de integración social y laboral; y potenciando el mayor grado de autonomía alcanzable.
2. Sensibilizar a la sociedad sobre las causas, implicaciones y posibles solucio-nes a los problemas de justicia, pobreza y desarrollo.

La propuesta del programa incluye los siguientes elementos:
- **Centro de Día** para atender necesidades de inclusión social.
- **Centro Residencial** para personas en situación de exclusión y marginación y sobre todo para personas que presentan una situación cronificada.
- **Servicio de apoyo** a la vida independiente.
- **Servicio de intervención socioeducativa y/o psicosocial con familia.**

---

146 La nueva Formación Profesional en cuidados sociosanitarios del Gobierno amenaza el bienestar de las personas que viven en residencias. https://enfermeriademurcia.org/la-nueva-formacion-profesional-en-cuidados-sociosanitarios-del-gobierno-amena-za-el-bienestar-de-las-personas-que-viven-en-residencias/
147 Información obtenida a través de entrevista personal con gerencia de Bitartean psicóloga y educadores/cuidadores.

EJEMPLO HORARIO, ACTIVIDADES Y TALLERES DEL CENTRO DE DÍA BITARTEAN (EMAÚS), DERIO

HORA	LUNES	MARTES	MIÉRCOLES	JUEVES	VIERNES
9-9:30 h	Desayuno y Ducha				
9:30-10 h	Reunión - Organización del Día				
10-11:30 h	Radio Euskera	Frontón Ejercicio Físico	Cocina Informática	Educación para la salud	Radio Euskera
11:30-12 h	Café		Café	Café	Café
12-13:30 h	Radio Euskera Reunión Semanal	10 h/12 h Ducha Café	Gimnasia 12 h/13 h	Estimulación cognitiva, lectura, actualidad, pensamiento crítico	Informática Cocina
13:30-15 h	Comida y Descanso				
15-16 h					Asamblea Ocio Convivencia del Centro Limpieza Medicación
16-17 h	Orden, limpieza y cierre				
			Mindfulness	Grupo pintura	

EJEMPLO HORARIO DE RESIDENCIA Y ACTIVIDADES DE LOS PARTICIPANTES (BITARTEAN/EMAÚS), GAMINIZ BIZKAIA

HORA	LUNES	MARTES	MIÉRCOLES	JUEVES	VIERNES	SÁBADO	DOMINGO
9:30-10:30 h	Limpieza habitación ventilación	Reunión de la mañana: 09,00 Estiramientos, Limpieza ventilación habitación. Grupo Convivencia/BATZARRE: MIÉRCOLES Para mejoras Informativas formales: Coordinación, equipo (cada 2 meses)					Salida
9:45	ATHLETIC						
10:30-11 h	CAFÉ					Compras	Salida
11-12:45 h	COCINA Educación para EL CIVISMO	Gestión doméstica Voluntariado Civismo	Cocina grupo mujeres informal Trabajo de Mesa	Huerta Carpintería Lectura fácil Trabajo de Mesa	Cocina Grupo Terapeútico		Salida
15:30 h 16:30 h 17:30 h	16 h: Expresión Creativa Taller de juegos	15 h 15´ Grupo Terapéutico Manualidades Higiene	Expresión Creativa Estimulación Cognitiva-Informática/ RRSS-NNTT	Cine Fórum Tertulia Dialógica Preparación Ocio Findes	Taller Externo Taller HHSS		
16:45 h		Salida	Salida		Salida		
17:30 h	Café					17 h salida	salida
18 h 19 h	Talleres pensados por ellos/as, que pagan ellos/as o en los que uno/a enseña "algo" a otro/a.						

Pisos protegidos o tutelados

Estos pisos se crean para alojar enfermos psíquicos o con otras minusvalías. Sirven para albergar a personas con problemática social o familiar grave; lo coordina o dirige un equipo, que supervisa el cumplimiento de un programa ya preestablecido.

También los hay para personas autónomas con minusvalía mental u otras, que carecen de vivienda en condiciones adecuadas.

Su objetivo consiste en potenciar las habilidades ocultas, mejorar sus hábitos alimenticios e higiénicos, adquirir un mayor orden de vida y unas adecuadas relaciones de convivencia.

Serán candidatos potenciales aquellos enfermos que necesitan de un modelo referencial y un tutelaje, tras haber demostrado su incapacidad para organizarse solos o convivir con sus familias, tras haber recibido el alta del hospital psiquiátrico. Los usuarios no han de padecer enfermedad infectocontagiosa y la finalidad que persiguen es aliviar estados defectuales de la persona que se acoja a esta modalidad.

Para elaborar un programa en un piso tutelado es aconsejable seguir los siguientes criterios:

- Valorar la patología psíquica y orgánica de cada enfermo; saber lo que se puede esperar de él y no incurrir en posibles utopías.
- Contar con personal previamente formado y que esté comprometido con la institución.
- Organizar las tareas de la casa de forma que estén compartidas, evitando así las posibles inhibiciones ante las mismas tan típicas de estos pacientes.
- Mantener reuniones periódicas con el personal asistencial, así como estar al día de los incidentes ocurridos en el piso, tanto telefónicamente como por los registros diarios del personal; se remitirán semanalmente al responsable de la organización del piso tutelado.

Una evaluación del programa del piso tutelado

Al ingresar el paciente, se hace un diagnóstico provisional de su situación. Cada grupo profesional elabora el suyo, con sus correspondientes escalas. Se hace la puesta en común. Después se establecen los objetivos y se evalúan cada mes, valorando los logros conforme a los objetivos establecidos y analizando los objetivos incumplidos y sus causas. *A posteriori* se establecen otros objetivos; o los mismos, si se ve que se necesita más tiempo para su cumplimiento.

1. Es importante captar el interés de los pacientes, realizando preguntas y reforzándoles cuando consiguen los objetivos y tareas que realizan.
2. Una vez ejecutado el modelado, el profesional entrenado para ello pide al paciente que repita la acción; en el caso de que el ejemplo sea realizado correctamente, se le reforzará.
3. Efectuar refuerzo positivo ayuda al paciente a elevar la autoestima al reconocer que lo ha hecho muy bien. Ello le motiva en la consecución del objetivo final, que es la autonomía del usuario.

4. Por el contrario, si le ha costado realizar la acción, se le indica que preste atención, ya que el profesional la repetirá para que él lo intente de nuevo.

5. Después de haber explicado a los residentes en el piso tutelado las tareas a ejecutar, se pide a los participantes que lo relaten con la finalidad de verificar si han interiorizado correctamente los contenidos.

Pisos terapéuticos (datos aportados por D. Francisco Javier Sánchez Calvo, enfermero de Sacyl)

Son pisos, para aquellos que, habiendo recibido un tratamiento de salud mental, se encuentran en proceso de recuperación.

Se presenta como ejemplo de piso terapéutico, el programa de tratamiento comunitario en pisos terapéuticos para pacientes con enfermedades mentales graves y prolongadas. El objetivo es entrenar a estos pacientes, una vez superados los periodos agudos de sus dolencias, para la vida autónoma en el ámbito comunitario, facilitando así la incorporación a su domicilio.

En Salamanca, se dispone actualmente de 4 pisos terapéuticos[148] cuya coordinación depende de la Unidad de Rehabilitación de Salud Mental (URSM), con apoyo del EAC (Equipo de Atención Comunitaria), formado por dos TCAE (Técnicos de Cuidados Auxiliares de Enfermería), quien realiza el seguimiento diario.

Hasta ahora, una psiquiatra de la unidad de rehabilitación los llevaba y seguía su proceso; pero se intenta integrar al psiquiatra y enfermera de referencia de cada centro de Salud Mental que le corresponda al paciente.

Estos pisos[149] de los que se hablará más adelante, constituyen estructuras intermedias entre los dispositivos de rehabilitación y la vida completamente autónoma en su domicilio. Esta estancia está limitada en el tiempo por el plan individual de rehabilitación, pero no puede rebasar un periodo de 6 meses en 2 años de tratamiento.

Pensiones protegidas

Son pensiones convencionales con las que se establece un concierto desde la Administración Social para ofrecer un alojamiento digno y la cobertura de las necesidades básicas de enfermos mentales que, poseyendo un buen nivel de autonomía, tienen escasos o nulos recursos económicos.

Con este programa de Salud Mental se intenta evitar procesos de marginación. El paciente, además de residir en la pensión, tiene la opción de acudir a otras ofertas, como el hospital de día; si recayera, puede solicitar atención al hospital de referencia. Serán los dueños de la pensión quienes avisen a los profesionales responsables del centro hospitalario que le corresponda al paciente, si fuera necesario, siempre que el paciente no lo hiciera.

---

148 Programa de tratamiento comunitario en pisos terapéuticos para pacientes con enfermedades mentales graves y prolongadas. https://www.saludcastillayleon.es/institucion/es/noticias-9fb71/programa-tratamiento-comunitario-pisos-terapeuticos-pacient

149 Fundación INTRAS. http://www.intras.es

Ocio y tiempo libre

Club social

Como antecedente, ya citamos anteriormente a Joshua Bierer (1901-1984), psiquiatra austrobritánico y estudioso de la psicología individual en la escuela de Alfred Adler, que fue pionero en la creación de un club social en 1941, dirigido y gestionado por los propios pacientes del Runwell Mental Hospital en Essex, donde trabajaba. Su objetivo principal era ofrecer a los pacientes una ocupación significativa y promover las relaciones sociales. Además, Bierer es reconocido por haber fundado la primera comunidad terapéutica en Londres, marcando un hito en el tratamiento de la salud mental.

Los clubes sociales para pacientes mentales ofrecen una serie de beneficios importantes para quienes participan en ellos. Gestionados por familiares y pacientes, facilitan las relaciones sociales con otras personas (evitando el aislamiento), con las que comparten experiencias parecidas, interactuando con ellas y sintiéndose apoyados, aceptados y comprendidos.

Mejoran las habilidades sociales y brindan oportunidades para la organización del ocio y tiempo libre, a la par que proporcionan el sentido de pertenencia a un grupo y fomentan la autonomía, al permitir a sus miembros la toma de decisiones sobre las actividades a desarrollar en el club.

Proporcionan información sobre los recursos disponibles en la comunidad para el tratamiento y apoyo a la salud mental.

En resumen, los clubes sociales para pacientes mentales constituyen un entorno libre de juicios y seguro. Ayuda al bienestar emocional de los participantes, a la mejora de su calidad de vida y a su integración social.

Ejemplo de actividad de un club social. Horario de lunes a viernes (de 15 h a 19 h) y fin de semana de un hipotético mes. Los domingos por la tarde el club puede permanecer abierto de 16 h a 20 h siempre y cuando la asamblea lo decida y exista una persona que se responsabilice de abrir y cerrar el club.

			JUEVES 1	VIERNES 2	SÁBADO 3
			16 h Programa radio 17 h Grupo de ayuda mutua (GAM) 18 h Guitarra	Grupo Limpieza 15-17:30 h Club Abierto	Salida a feria, o concierto
LUNES 5	MARTES 6	MIÉRCOLES 7	JUEVES 8	VIERNES 9	SÁBADO 10
17 h Curso de HHSS	15:30 h GAM 16 h Literatura 17:45 h Paseo	16 h Asamblea 17 h Inglés 17 h Grupo Mujeres 17 h Meditación	16 h Programa radio 17 h. GAM 17:30 h Euskera 18 h Guitarra	Fiesta del club, excursión o senderismo	Exposición pictórica o Excursión

LUNES 12	MARTES 13	MIÉRCOLES 14	JUEVES 15	VIERNES 16	SÁBADO 17
El club está cerrado	15h30 GAM 16 h literatura 17 h Meditación 17 h Curso HHSS	11:30 a 16:30 h Museo bellas artes Hamburguesería Museo Guggenheim	16 h Cinefórum	12 h Barbacoa en el jardín	Visita guiada
LUNES 19	**MARTES 20**	**MIÉRCOLES 21**	**JUEVES 22**	**VIERNES 23**	**SÁBADO 24**
17 h Curso de HHSS	15:30 h GAM 16 h. Literatura 17 h Meditación 17 h Curso HHSS	16 h Asamblea 17 h Inglés 18 h Mercado solidario del libro usado	16 h Programa radio 17 h GAM 17:30 h Euskera 18 h Guitarra	15 h Salida a la playa	Fiesta barrio
LUNES 26	**MARTES 27**	**MIÉRCOLES 28**	**JUEVES 29**	**VIERNES 30**	**SÁBADO 1**
El club está cerrado	15:30 h GAM 16 h Literatura 17 h Meditación 17 h Curso HHSS	16 h Asamblea 17 h Grupo mujeres 17 h Inglés		15 h Partido futbito	Concurso de arroces

Apoyo de secciones de agrupaciones deportivas, culturales, musicales, entre otras. El ejercicio como herramienta terapéutica y de concienciación social

El apoyo de estas secciones del tercer sector para enfermos mentales va a favorecer la creación de una conciencia social más amplia sobre la importancia de la inclusión y el apoyo a estas personas.

La participación en actividades culturales, musicales o artísticas es una forma de terapia; proporciona a la persona una ocasión de manifestar las emociones de una manera no verbal, bien a través de la música o de la pintura.

La participación en actividades religiosas, según el sistema de valores y creencias de cada cual, también es importante, al ofrecerles apoyo espiritual.

El ejercicio físico, el deporte, mejora el bienestar mental y reduce el estrés, fomenta la socialización y las relaciones sociales.

Por ejemplo, la Fundación del Athletic Club[150] ha creado una liga de Fútbol Sala Intercentros de Salud Mental en la Comunidad Autónoma Vasca (Euskadi); organiza sesiones de entrenamiento de fútbol semanales y multideporte, con diferentes entidades y organizaciones colaboradoras, implicadas de una manera activa en la recuperación de estos pacientes. Entre ellas, la Red de Salud Mental de Bizkaia, la Red de Salud Mental de Araba, y otras entidades de carácter privado, AVIFES, Argía, Eragintza, Asasam y San Juan de Dios, que trabajan también en el campo de la salud mental.

La Fundación ayuda a quienes padecen este tipo de problemas a mejorar su situación y a mantenerse en el entorno comunitario, mediante sesiones semanales

---

150 Intercentros De Salud Mental. https://athleticclubfundazioa.eus/proyectos-sociales/ intercentros-de-salud-mental/

de entrenamiento, tanto de multideporte como de fútbol sala y con los partidos que se llevan a cabo entre los equipos de cada centro.

La Fundación Athletic organiza alrededor de 25 sesiones de entrenamiento a la semana con los usuarios de estos centros.

Hogares de Jubilados Sociales

Los hogares de jubilados sociales pueden ser un recurso valioso para personas mayores con enfermedades mentales dentro del marco del tercer sector.

Proporcionan una red social y de apoyo para quienes la desean, seguridad y supervisión constante, algo primordial para las personas con enfermedades mentales que pueden afectar a la cognición o la capacidad de cuidarse a sí mismos.

Los hogares de jubilados reducen el aislamiento social y ofrecen un ambiente estructurado de apoyo (muy favorecedor para la salud mental); proporcionan cuidado especializado, mediante su personal capacitado; hay hogares que tienen hasta atención médica, terapia ocupacional y apoyo emocional.

Ofrecen actividades estructuradas y programas recreativos; incluyen, en muchos casos, terapias artísticas, clases de ejercicio y eventos sociales, muy beneficiosos para la salud mental.

9.4.3. Ayudas sociales a la discapacidad por TMG

Ayudas sociales

Las ayudas sociales, en general, para personas con discapacidad van a ser diferentes, dependiendo de cada país y también de las políticas específicas de cada región o comunidad autónoma, si nos referimos a España.

En España, existe:

- **Reconocimiento de la discapacidad**. Se evalúa la discapacidad del solicitante y se le asigna el grado correspondiente, con acceso a los beneficios asociados.
- **Prestación por incapacidad permanente**. Se concede cuando una persona no puede trabajar debido a problemas de salud.
- **Renta Activa de Inserción (RAI)**. O ayuda económica para personas desempleadas con un grado de discapacidad del 33% o más.
- **Pensión no contributiva por invalidez**. Dirigida a personas con discapacidad que no han cotizado lo suficiente para recibir una pensión contributiva.
- **Tarjeta de estacionamiento**. Facilita el aparcamiento en zonas reservadas para personas con movilidad reducida.
- **Bonificaciones y deducciones fiscales**. Reducción en el Impuesto sobre la Renta (IRPF) y otros beneficios fiscales.
- **Asistencia sanitaria y social**. Programas y servicios especiales para personas con trastornos mentales graves.

Estados Unidos[151]

1. **Social Security Disability Insurance (SSDI)**: quienes han trabajado y cotizado al sistema tienen derecho al seguro de discapacidad del Seguro Social.
2. **Supplemental Security Income (SSI)**: se otorga como complemento para aquellas personas de bajos ingresos con discapacidad.
3. **Medicaid y Medicare:** son programas de asistencia sanitaria para personas con discapacidad:
   Medicaid es un programa estatal y federal que brinda cobertura médica si se tiene bajos ingresos.
   Medicare es un programa federal que brinda cobertura médica si se tiene 65 años o más, o si se es menor de 65 años y se tiene una discapacidad. Así, su elegibilidad no depende del nivel de ingresos, sino de la edad y ciertas condiciones médicas.
4. **Housing Assistance**: son ayudas para vivienda a través de programas como "Section 8", conocido como programa de "vales de elección de vivienda".
5. **Employment Support**: apoyos para el empleo a través de programas como Ticket to Work.

En el Reino Unido

El National Health Service (NHS) es la entidad de prestaciones sanitarias públicas del Reino Unido. El 8 de abril de 2024, NHS presentaba un informe, con el análisis de los costes de la salud mental[152]. Y el 19 de abril de 2024 el Periódico de España, publicaba que NHS pensaba endurecer el acceso a prestaciones por discapacidad.[153]
Las ayudas, hasta la fecha, son:

1. *Personal Independence Payment (PIP):* se concede como ayuda complementaria a los costes de vivir con una discapacidad y a las personas con discapacidades o enfermedades de larga duración; asciende a un máximo de 732 libras mensuales (854 euros).
2. *Employment and Support Allowance (ESA):* ayudas para personas que no pueden trabajar por tener una discapacidad.
3. *Universal Credit:* incluye componentes adicionales para personas con discapacidad.
4. *Council Tax Reduction:* reducciones en el impuesto municipal para personas con discapacidad.

---

151 USA Gov en español: Servicios para personas con discapacidades. https://www.usa.gov/es/servicios-personas-con-discapacidades
152 Expertos británicos analizan los costes sociales y económicos de la salud mental. https://www.infocop.es/expertos-britanicos-analizan-los-costes-sociales-y-economicos-de-la-salud-mental/
153 El Gobierno británico limitará el acceso a prestaciones sociales para reincorporar trabajadores al mercado laboral | *El Periódico* de España (epe.es). https://www.epe.es/es/internacional/20240419/gobierno-britanico-limitara-acceso-prestaciones-sociales-101290842

5. **Disabled Facilities Grant**: ayudas para adaptar el hogar a las necesidades de la discapacidad.

En América Latina:

- **En la Argentina** existe la Pensión no contributiva por invalidez; y asignaciones familiares por hijo con discapacidad.
- **En México**, hay Programas de la Secretaría del Bienestar y apoyos específicos en instituciones de salud y seguridad social como el IMSS e ISSSTE.
- **En Colombia**: Beneficios a través del Sistema General de Seguridad Social en Salud (SGSSS) y subsidios del Estado.

Muchos países ofrecen ayudas a la atención médica y psicológica de las personas con TMG. Se recomienda consultar con las entidades gubernamentales correspondientes y organizaciones de apoyo a las personas con estos trastornos para obtener información detallada y actualizada sobre los programas disponibles en la zona, la comunidad autónoma, región, país…

Para acceder a las ayudas, se requiere que la persona haya sido evaluada. La evaluación del grado de dependencia la realizan los servicios sociales correspondientes de las comunidades autónomas (en el caso español); y se ha de disponer de la certificación de la discapacidad.

La evaluación tiene en cuenta diversos factores: la movilidad, el cuidado personal, la capacidad de comunicación y las habilidades cognitivas y sociales de la persona.

Desgravaciones fiscales

En España, existen diversas desgravaciones fiscales y beneficios tributarios para las personas con discapacidad y sus familias. Consultadas las fuentes oficiales gubernamentales[154], encontramos las desgravaciones fiscales disponibles en el Estado español.

Deducciones en el Impuesto sobre la Renta de las Personas Físicas (IRPF)

1. **Deducción por contribuyentes con discapacidad:**

   Se aplica a todos los tipos de discapacidad, incluyendo los trastornos mentales, siempre que se acredite un grado de discapacidad igual o superior al 33%.

   - Los contribuyentes con un grado de discapacidad igual o superior al 33% pueden aplicar una deducción adicional en su base imponible.
   - La cuantía de la deducción varía dependiendo del grado de discapacidad: para discapacidades iguales o superiores al 33% e inferiores al 65%, la deducción es de 3.000 euros anuales.

---

154 https://sede.agenciatributaria.gob.es/Sede/search.html?q=deducciones+por+discapacidad

- Para discapacidades iguales o superiores al 65%, la deducción es de 9.000 euros anuales.

2. **Deducción por descendientes con discapacidad:**

No se especifica el tipo de discapacidad; se aplica a cualquier tipo de discapacidad reconocida oficialmente.

- Los contribuyentes que tengan a su cargo descendientes con discapacidad también pueden beneficiarse de una deducción adicional.
- Las cuantías de la deducción son similares a las del propio contribuyente con discapacidad y pueden variar dependiendo del grado de discapacidad del descendiente.

3. **Deducción por ascendientes con discapacidad:**
No se especifica el tipo de discapacidad; se aplica a cualquier tipo de discapacidad reconocida oficialmente.

- Similar a la deducción por descendientes, los contribuyentes que tengan a su cargo ascendientes con discapacidad también pueden aplicar una deducción adicional en su base imponible.
- Las cuantías de la deducción dependen del grado de discapacidad del ascendiente.

4. **Deducción por cónyuge con discapacidad a cargo:**
- Existe una deducción específica para los contribuyentes con cónyuge con discapacidad a cargo, siempre que éste no tenga rentas anuales superiores a 8.000 euros y no presente declaración de IRPF.
- La cuantía de la deducción es de 1.200 euros anuales.

5. **Deducción por familia numerosa o por personas con discapacidad a cargo:**
- Las familias numerosas o las que tengan a su cargo personas con discapacidad pueden aplicar una deducción de 1.200 euros anuales. Esta deducción puede incrementarse hasta 2.400 euros anuales si se trata de una familia numerosa de categoría especial.

Otros beneficios fiscales

1. **Exención del Impuesto sobre Vehículos de Tracción Mecánica (IVTM):**

Los vehículos matriculados a nombre de personas con discapacidad están exentos del pago de este impuesto, siempre que se utilicen para su transporte exclusivo.

2. **Exención del Impuesto sobre Matriculación:**

Los vehículos adquiridos por personas con discapacidad están exentos del impuesto de matriculación, siempre que se cumplan ciertos requisitos.

3. **IVA reducido en la adquisición de vehículos:**

Los vehículos adquiridos por personas con discapacidad para su uso exclusivo tienen un tipo reducido de IVA del 4%.

4. **Exención del Impuesto sobre la Renta de las Personas Físicas (IRPF) para ciertos beneficios y prestaciones:**

   Determinadas ayudas y prestaciones percibidas por personas con discapacidad, como las pensiones por incapacidad permanente absoluta o gran invalidez, están exentas del IRPF.

5. **Reducción del Impuesto sobre Sucesiones y Donaciones:**

   Las personas con discapacidad pueden beneficiarse de reducciones en la base imponible del Impuesto sobre Sucesiones y Donaciones.

Consideraciones adicionales

Para obtener muchas de estas desgravaciones y exenciones fiscales se requiere la acreditación oficial del grado de discapacidad. Por ello, es recomendable contar con la certificación correspondiente y, en caso de dudas, consultar con un asesor fiscal o con la Agencia Tributaria para asegurarse de cumplir con todos los requisitos y aprovechar al máximo los beneficios fiscales disponibles.

Además, algunas comunidades autónomas pueden ofrecer beneficios adicionales específicos, por lo que también es útil verificar las normativas locales.

- Plan de Salud Mental de la Comunidad Autónoma de Aragón (2017-2021)[155].

Los datos presentados se aplican a todas las personas con discapacidad, ya sea física, sensorial, intelectual o mental, sin distinción específica entre estos tipos. Las desgravaciones fiscales y los beneficios mencionados no suelen diferenciar entre los distintos tipos de discapacidad, aunque se requiere cumplir con ciertos grados de discapacidad reconocidos y, en algunos casos, con requisitos adicionales específicos para acceder a determinados tipos de ayuda.

La información sobre deducciones y beneficios fiscales para personas con trastorno mental grave y sus familias en España se basa en la normativa vigente del Impuesto sobre la Renta de las Personas Físicas (IRPF) y en documentos oficiales de la Agencia Tributaria, así como en otras fuentes gubernamentales, que se detallan a continuación:

Fuentes de los datos

1. **Manual Práctico de Renta y Patrimonio:** es una publicación anual de la Agencia Tributaria; contiene secciones específicas sobre deducciones para personas con discapacidad.
2. **Consultas tributarias:** la Agencia Tributaria ofrece un servicio de consultas donde se pueden resolver dudas específicas sobre la aplicación de deducciones y exenciones para distintos tipos de discapacidad.

---

155 *Plan de Salud Mental de la Comunidad Autónoma de Aragón* (2017-2021). https://www.fadesaludmental.es/images/planes-de-salud-mental/PSMA_2017_2021.pdf

3. **Agencia Tributaria española (AEAT):** su normativa y guías fiscales, proporcionan detalles sobre las deducciones y beneficios fiscales disponibles para personas con discapacidad.
4. **Guías de asociaciones:** muchas asociaciones de personas con discapacidad publican guías detalladas sobre los beneficios fiscales disponibles.
5. **Legislación española:** leyes como la Ley del IRPF y la Ley General de Derechos de las Personas con Discapacidad y de su Inclusión Social.
6. **Publicaciones oficiales y boletines:** el Boletín Oficial del Estado (BOE) publica normativas fiscales y beneficios para personas con discapacidad.
7. **Organizaciones y asociaciones:** el Comité Español de Representantes de Personas con Discapacidad y otras asociaciones especializadas en discapacidad suelen editar guías y publicar recursos útiles.

Aplicación específica a trastornos mentales

Las personas con trastornos mentales graves también pueden beneficiarse de estas desgravaciones y ayudas siempre que tengan reconocido un grado de discapacidad igual o superior al 33%. En muchos casos, el proceso de reconocimiento de discapacidad incluye evaluaciones tanto de las limitaciones físicas como de las mentales.

9.4.4. Grados de Dependencia

En el contexto de la Ley de Dependencia en España (Ley 39/2006, de 14 de diciembre [156], de Promoción de la Autonomía Personal y Atención a las personas en situación de dependencia), se establecen tres grados de dependencia, en función de la capacidad de la persona para llevar a cabo las actividades básicas de la vida diaria (ABVD) y de la necesidad de apoyo de otra persona para llevar a cabo estas actividades.

Grados de Dependencia

1. **Grado I. Dependencia Moderada**
   - **Definición:** la persona precisa de ayuda para realizar varias actividades básicas de la vida diaria, al menos una vez al día, o bien necesita ayuda intermitente o limitada para su autonomía personal.
   - **Características:** la persona puede realizar algunas actividades por sí misma, pero necesita asistencia puntual.

2. **Grado II. Dependencia Severa**
   - **Definición:** la persona no requiere el apoyo constante de un cuidador, pero precisa ayuda para realizar varias actividades básicas de la vida diaria (AVD).
   - **Características:** la persona tiene una mayor necesidad de apoyo y supervisión a lo largo del día.

---

156 Ley 39/2006, de 14 de diciembre, de Promoción de la Autonomía Personal y Atención a las personas en situación de dependencia. BOE-A-2006-21990. https://www.boe.es/eli/es/l/2006/12/14/39/con

3. **Grado III. Gran Dependencia**

- **Definición:** la persona necesita ayuda para realizar varias AVD, varias veces al día; por su pérdida total de autonomía mental o física, necesita el apoyo indispensable y continuo de otra persona.
- **Características:** la persona depende completamente de la ayuda de otra persona para prácticamente todas las actividades diarias y requiere atención constante.

9.4.5. Acceso a ayudas y servicios

Según el grado de dependencia reconocido, la persona podrá acceder a distintos tipos de ayudas y servicios:

- **Asistencia personal:** para promover la autonomía personal.
- **Teleasistencia:** servicios de ayuda a distancia.
- **Atención residencial:** en centros de día o residencias.
- **Ayudas económicas:** para el cuidado en el entorno familiar o para contratar a un asistente personal.
- **Servicios de prevención y promoción de la autonomía:** actividades para mantener o mejorar la autonomía personal.

Es importante que las personas interesadas o sus familiares se pongan en contacto con los servicios sociales de su comunidad autónoma o región para iniciar el proceso de evaluación y determinar el grado de dependencia, así como para recibir información detallada sobre los recursos y apoyos disponibles.

9.5. ASOCIACIONES Y SU LABOR PIONERA

Las familias se agrupan en **asociaciones, federaciones y confederaciones**, constituyendo uno de los grandes pilares del Tercer Sector.

La intención de este apartado es facilitar e informar al lector sobre los recursos a los que acudir en busca de ayuda si tienen a alguien con un trastorno mental cercano o en familia.

En el País Vasco, la **federación de Euskadi**, FEDEAFES, **agrupa a las asociaciones vascas de familiares** y personas con problemas de salud mental: Agifes en Gipuzkoa; Asafes en Vitoria-Gasteiz, Álava; Asasam en el Valle de Ayala, Álava; y Avifes en Bizkaia.

Me parece de interés destacar que la entonces presidenta de FEDEAFES, María Ángeles Arbaizagoitia, obtuvo el premio Sareen Saria en el año 2021 por su compromiso con la salud mental[157]. Sus comienzos en el movimiento asociativo por la salud mental tuvieron que ver con el suicidio de su hijo de 30 años, precisamente por un problema de salud mental.

---

157 Mª Ángeles Arbaizagoitia, presidenta de Fedeafes, recibe el premio Sareen Saria por compromiso con la salud mental. https://consaludmental.org/sala-prensa/angeles-arbaizagoitia-presidenta-de-fedeafes-premio-sareen-saria/

La Sra. Arbaizagoitia, en su discurso durante la entrega de este premio, relataba: "Fue tal la injusticia que sentí… comprobar cómo se arrinconaba a las personas por tener un problema de salud mental. Se las empujaba a la soledad y sin esperanza de un proyecto de vida digno. Por ello, y conociendo la falta de recursos de apoyo, me decidí a seguir trabajando por las personas, a pesar del suicidio de mi hijo, para exigir una atención adecuada para las personas con problemas de salud mental".

Y continuaba: "Las familias hemos ido por delante de la Administración y hemos ofrecido apoyo cuando no existían recursos. Y todo desde un trabajo voluntario". Y puntualiza: "Creamos recursos que no ofrecían las administraciones públicas y que hoy son servicios de responsabilidad pública".

Y precisamente por esos recursos creados por las asociaciones de familiares, por su esfuerzo continuado, por cubrir espacios allá en donde los poderes públicos no llegan, es por lo que son PIONERAS y es necesario apoyarlas. No se puede pretender que lo que el Estado no es capaz de asumir lo asuman las familias, ni se puede abandonar a quienes tanto bien aportan a la sociedad, con un sacrificio y costo personal impagable.

Las principales confederaciones/federaciones/asociaciones que trabajan y constituyen un recurso en el Estado español son las siguientes:

- **FEAFES**[158] **(Confederación Salud Mental España).** Nace en 1983 agrupando a las asociaciones y federaciones de familiares, con el objetivo de adquirir y lograr todas las medidas necesarias que contribuyan a la mejora de la calidad de vida de las personas con trastorno mental y la de sus familias; para defender sus derechos y representar al movimiento asociativo, creado en torno, a la salud mental.

Asociaciones de familiares

- **FEDEPADUAL** o Federación Española de Asociaciones de Familiares y Profesionales de Patología Dual.
  De reciente aparición (se formalizó en septiembre de 2023, constituye un importante recurso para la atención a los familiares, entorno y personas que padecen patología dual, ya que éstas sufren mayor marginación, más desempleo; y presentan más conductas agresivas que las personas que tienen una sola patología. Prioritariamente, la colaboración y el apoyo profesional que reciben proviene de la Sociedad Española de Patología Dual (SEPD) quien deriva a las familias que acuden a ellos a FEDEPADUAL como espacio referente de apoyo, asesoramiento, formación e información, para los familiares.
- **KATEAREN LOTURAK,** asociación vinculada a FEDEPADUAL, de reciente creación en el País Vasco (2019), está integrada por familiares de per-

---

158 DIRECTORIO ASOCIACIONES - Confederación Salud Mental España (con salud mental.org)

sonas con problemas de adicciones y, en muchos casos, con Patología Dual (adicción y enfermedad mental).

Según Mariasun Zubia Murguiondo, vicepresidenta de Katearen Loturak y presidenta de FEDEPADUAL (2024), las funciones de esta asociación son:

- Su objetivo principal es denunciar la falta de medios y solicitar la creación de más recursos para la patología dual.
- Procurar una comunicación directa para poder servir de nexo de unión y orientación conjunta entre sus asociados y asociadas.
- A nivel provincial, su objetivo prioritario es informar y sensibilizar a la opinión pública, a las administraciones y al personal sanitario en general sobre las características y la problemática de la patología dual.
- En esta línea, la Asociación Estatal de patología dual tiene como objetivo el establecimiento de relaciones y convenios con otras asociaciones, federaciones, entidades y foros de estudios científicos sobre la Patología Dual.
- Dispone de convenios firmados con varias asociaciones y entidades (AFA-TRAC de Barcelona, por ejemplo), participando y promoviendo jornadas como la realizada en noviembre de 2023, "Patología Dual: Salud Mental en prisión", organizadas por el Consejo Español para la Defensa de la Discapacidad y la Dependencia (CEDDD); o como la jornada de diciembre de 2023 en Jerez de la Frontera, Cádiz, titulada "Prevención del Suicidio en Patología Dual", en colaboración con asociaciones como PAPAGENO y la participación de grandes profesionales en prevención del suicidio.
- Como actividades propias tienen grupos de GAM (ayuda mutua), vía on line y presenciales, todos los martes y jueves, funcionando desde hace meses.

Se ha de comprender que si la situación (en cuanto a apoyos y atención a la salud mental) de la Confederación de Salud Mental de España, Confederación Española de Agrupaciones de Familiares y Personas con Enfermedad Mental, de la Federación de Euskadi de Asociaciones de Familiares y Personas con Enfermedad Mental, la Fundación Pública Andaluza para la Integración Social de Personas con Enfermedad Mental (FAISEM), y otras fundaciones, federaciones, asociaciones, varias, es durísima de llevar a cabo, la de la Asociación Estatal de Patología Dual es, para las familias, desgarradora, al no reconocer la adicción al mismo nivel que otra enfermedad mental. Recordemos que no se les presta los mismos recursos ni los apoyos económicos, siendo para las familias su abordaje y cuidado de una extraordinaria dificultad.

Como federación, FEDEPADUAL reivindica

1. Más información y formación en patología dual en todos los ámbitos.
   Más recursos públicos disponibles.
2. Un modelo de atención continuada con una infraestructura compuesta por equipos multidisciplinares (con psiquiatras y otros profesionales de la salud,

especialistas en adicciones, como médicos, psicólogos clínicos, profesionales de enfermería y trabajadores sociales).

3. Una mayor y mejor coordinación entre los profesionales implicados en el abordaje y tratamiento de la patología dual.

4. Más apoyo e integración de los familiares en dichos procesos, porque entienden que *per se*, ya constituyen un apoyo en la mejora tanto del pronóstico de recuperación como en la de su calidad de vida.

La experiencia que viven como familiares les ha enseñado que los tratamientos y abordajes tradicionales relativos a la patología dual no funcionan.

Por ello, también la presidenta de la **Confederación de Salud Mental de España** (FEDEAFES), María Ángeles Arbaizagoitia, reclamaba en su día una mayor inversión en recursos para apoyar a las familias, y no solo a quienes enferman de un trastorno mental, sino a aquellos que a la vez padecen, asociado a ese trastorno mental, otro trastorno adictivo porque son estas, principalmente, quienes asumen el grueso de las labores de cuidado y el acompañamiento continuo.

En 29 de enero de 2024 *El País* publicaba algo esperanzador: "España lidera la iniciativa europea para acabar con el 'síndrome de la puerta equivocada' en la patología dual"[159]. Afirmaba el artículo que la política de salud mental de la Unión Europea reconoce que deben abordarse las necesidades asistenciales especiales de las personas con *comorbilidades* —patología dual, *dual disorders*— para facilitar el acceso a tratamientos eficaces; en particular, para las personas con trastornos relacionados con el consumo de drogas, en consonancia con la Estrategia de la UE sobre Drogas 2021-2025.

La Secretaría General del Consejo de Europa (diciembre 2023) publicó sus conclusiones sobre las personas que padecen trastornos relacionados con el consumo de drogas que se producen conjuntamente con otros trastornos de salud mental. Admitiendo el enfoque global de la salud mental y fundamentándose en tres principios rectores que deben aplicarse a todos los ciudadanos:

I. Tener acceso a una prevención adecuada y eficaz.

II. Tener acceso a una asistencia sanitaria y un tratamiento mentales asequibles y de alta calidad.

III. Poder reintegrarse en la sociedad tras la recuperación"[160].

Aquellas conclusiones del Consejo de Europa proponen como objetivo investigar y financiar la atención a las personas con patología dual por lo que, al darles una atención integral, se espera se evite el "Síndrome de la Puerta Equivocada".

---

159 "España lidera la iniciativa europea para acabar con el 'síndrome de la puerta equivocada' en la patología dual. https://elpais.com/salud-y-bienestar/2024-01-29/espana-lidera-la-iniciativa-europea-para-acabar-con-el-sindrome-de-la-puerta-equivocada-en-la-patologia-dual.html?ssm=TW_CC#

160 Conclusiones del Consejo sobre las personas que padecen trastornos relacionados con el consumo de drogas que se producen conjuntamente con otros trastornos de salud mental. https://data.consilium.europa.eu/doc/document/ST-16112-2023-INIT/es/pdf

Hoy por hoy, para las personas con adicción las drogas, el acceso a una asistencia sanitaria y tratamiento mental de calidad, se encuentra en centros que son privados y sus precios no son asequibles muchos. Solo aquellas que al enfermar se vuelven consumidoras o que ya estaban siendo atendidas en los centros de la red asistencial pública, disponen de esta atención.

Federación Salud Mental Andalucía[161]
(Antigua FEAFES ANDALUCÍA). SEVILLA

Presenta estos programas y servicios:

- Atención a personas con enfermedad mental en régimen penal penitenciario.
- Respiro Familiar.
- PROSPECT (Empoderamiento).
- Psicoeducación (Escuela de Familias).
- Atención domiciliaria-Acompañamiento Integral.
- Vacaciones IMSERSO.
- Servicio de Comunicación.
- Servicio de Información y Orientación.
- Servicio de Asesoría Jurídica.
- Campañas de sensibilización.
- Voluntariado.
- Programa de intervención con personas judicializadas.
- Programas de sensibilización en materia de género.
- Comité Pro Salud Mental en Primera Persona.

AVIFES (Asociación Vizcaína de Familiares y Personas con Enfermedad Mental) dispone de siete centros de día. Estos se encuentran en Bilbao (Sarriko), Santurtzi, Portugalete, Zalla, Gernika y Durango

1. **Centros de día**

   Sus objetivos y finalidades son:

   a. Ocupar el tiempo de manera satisfactoria, de forma que el día no se haga eterno.
   b. Adquirir habilidades según las necesidades de cada uno, que les ayuden a desarrollar una mayor autonomía y a obtener una mejor calidad de vida.
   c. Ofrecer el espacio adecuado donde poder compartir experiencias y hacer amistades nuevas.

   El horario de estos centros de día —en general— es de lunes a viernes; y se ajusta a las necesidades del usuario que puede acudir todo el día de 9:30 a 17:30 h; a pensión completa o a media jornada, con o sin comedor.

---

161 Feafes Andalucía ha actualizado su marca y pasa a llamarse Federación Salud Mental Andalucía. https://consaludmental.org/sala-prensa/feafes-andalucia-pasa-lla-marse-federacion-salud-mental-andalucia/

Apoyo a la vida independiente: acompañan sobre todo a quienes viven solos, padeciendo un trastorno mental; se les facilita el día a día, acompañando a las consultas médicas, orientándoles sobre arreglos domésticos si se precisan, orden de vida, preocupaciones, etc.

2. **Viviendas con apoyo:** para quienes quieren independizarse, vivir en pareja o solos. Enseñan cocina básica, plancha, todo sobre las labores de hogar y la casa para que su inicial desconocimiento no sea un problema y puedan valerse solos, obteniendo una mejor calidad de vida. La asociación cuenta con un total de 15 pisos tutelados, distribuidos de la siguiente manera: once viviendas en Bilbao, dos en Leioa y una en Galdakao. Ofrecen apoyo a 58 personas con enfermedad mental.

3. **Los GAM o Grupos de Apoyo Mutuo** entre pacientes ofrecen confidencialidad (aquello que se dice, se queda en el grupo y no sale de él), se apoyan y comparten inquietudes, problemas, emociones, sentimientos… El GAM es un lugar en donde se sienten cómodos en compañía de otros. Estos grupos están diseñados para diferentes necesidades y etapas de la vida. Entre ellas, y además de los GAM, se encuentran:

   - *Escuela de Familias:* dirigida a familiares de personas con problemas de salud mental. Ofrece formación y apoyo sobre cómo manejar la situación en el hogar y mejorar la convivencia.
   - *Grupo de Apoyo para Madres Cuidadoras:* un espacio dedicado a las madres de personas con enfermedades mentales. Se enfocan al autocuidado y al apoyo emocional.
   - *Grupo Terapéutico para Padres de Jóvenes con Enfermedad Mental:* este grupo se centra en ayudar a los padres de adolescentes y jóvenes a entender y gestionar mejor los comportamientos y necesidades de sus hijos, con orientación terapéutica.

AVIFES ofrece:

a. **Talleres y sesiones psicoeducativas individuales** para proporcionar herramientas y estrategias adicionales a las familias y personas afectadas por problemas de salud mental.

b. **Orientación, apoyo e información gratuita a través de un equipo profesional compuesto por trabajadoras sociales, psicólogas y juristas.** Se informa sobre los servicios o programas existentes para mejorar la situación de la persona que padece un trastorno mental. Se explica cómo tramitar una valoración, cómo solicitar unas prestaciones o dónde hacerlo. Los derechos que asisten y cómo reivindicarlos. Cómo ayudar a un familiar con enfermedad mental cuando no se sabe cómo hacerlo. Se explican los apoyos que existen para cada situación particular.

c. **Se promociona el ejercicio y deporte,** con el apoyo de los ayuntamientos y las diputaciones.

d. **Apoyo a familias.** Un lugar en donde ser escuchadas y recibir asesoramiento y consejo para su caso.

e. **Servicio de ocio y tiempo libre:** en donde compartir aficiones, exposiciones, conciertos, fiestas de barrios, excursiones, senderismo, playa, descubrir nuevos lugares en compañía, vivir nuevas experiencias, elegir lo que más guste, conocer gente nueva y hacer amistades.

f. **A lo largo del año,** actividades distintas, tales como ir al cine, visitar museos, viajes culturales, viajes a playas de la costa peninsular…, excursiones donde no falta la buena gastronomía. Todo esto, contando en el País Vasco con el apoyo de la Diputación Foral de Bizkaia, Departamento de Acción Social.

9.5.1. Asociacionismo familiar para personas con enfermedades mentales crónicas en la ciudad de Salamanca

Sobre la situación del asociacionismo familiar para personas con enfermedades mentales crónicas en la ciudad de Salamanca, vamos a fundamentarnos en la información que ha realizado para este libro Francisco Javier Sánchez Calvo.

AFEMC –Salamanca[162], es una asociación sin ánimo de lucro creada en 1992 por un grupo de familiares y profesionales con el objetivo de mejorar la calidad de vida de las personas con problemas de salud mental y la de sus familiares. Así como defender sus derechos y representar el movimiento asociativo. Salud Mental Salamanca ofrece un total de 11 programas, desarrollados por más de 30 profesionales con el objetivo de mejorar la calidad de vida de las personas con problemas de salud mental y sus familiares.

Trabajan contra el estigma y la discriminación del colectivo, a través de la celebración de campañas, jornadas divulgativas, celebración del Día Mundial de la Salud Mental, Jornadas de Puertas Abiertas, participación en redes comunitarias, etc.

- **Disponen de un Centro de Día:** es un centro de atención diurna, especializada e integral para personas con discapacidad por enfermedad mental que, teniendo dificultades para la incorporación al mundo laboral, pretende conseguir la integración social y comunitaria, logrando los mayores niveles de autonomía posibles, así como la promoción de la vida activa, el desarrollo personal y social y la adecuada utilización del ocio y tiempo libre.

- **Ofrecen un Servicio de Promoción de la Autonomía Personal:** su objetivo es desarrollar y mantener la capacidad personal de controlar, afrontar y tomar decisiones acerca de cómo vivir de acuerdo con las normas y preferencias propias y facilitar la ejecución de actividades básicas de la vida diaria.

- **Aplican los siguientes programas:**
  I. Estimulación Cognitiva.
  II. Habilitación Psicosocial.
  III. Actividades Culturales, deportivas, ocio y tiempo libre.

---

162 NUESTROS SERVICIOS   https://saludmentalsalamanca.org/programas-y-servicios/

IV. Promoción, mantenimiento y recuperación de la Autonomía Personal.

- **Disponen de un Programa de Apoyo a Familias:** con el que ofrecen información, formación, asesoramiento y apoyo para mejorar su capacidad de manejo de la enfermedad mental, contribuyendo con ello a promover la autonomía personal de las personas con enfermedad mental y a mejorar su calidad de vida.

Y otros Subprogramas: Grupos de Escuela de Familias, Grupos de Ayuda Mutua (Psicoeducación)

- **Asistencia Personal:** el objetivo de este servicio es facilitar el desarrollo de una vida independiente y autónoma, conforme a sus necesidades, intereses y expectativas, proporcionando los apoyos necesarios en su entorno habitual.
- **Programa de Atención Integral:** servicio de Apoyo en el Domicilio para Personas con Enfermedad Mental (SADEM). Incluye un conjunto de prestaciones de carácter psicosocial especializado, dirigido a personas con enfermedad mental grave y a sus familias, que por distintos motivos no pueden asistir a los programas que se realizan en la entidad.
- **Viviendas Supervisadas:** el objetivo es ofrecer un recurso residencial estable, con una dinámica de relación y convivencia de tipo familiar; estos pisos funcionan como alojamientos integrados en la comunidad, en los propios barrios. Tienen la supervisión de un cuidador durante unas horas al día, como apoyo y punto de referencia para organizar y compartir la actividad cotidiana en la casa. En la actualidad, la entidad cuenta con 9 viviendas supervisadas de 3-4 plazas cada una.
- **Itinerarios de Intermediación Laboral:** el programa de Itinerarios Personalizados de Inserción Sociolaboral para Personas con Discapacidad está subvencionado por el Fondo Social Europeo, Sistema de Garantía Juvenil y Gerencia de Servicios Sociales.
- **Intervención en Centros Penitenciarios:** la alta prevalencia de personas con enfermedad mental en el ámbito penitenciario y sus múltiples necesidades hacen precisa la intervención de entidades del tercer sector.

Actividades:

1. Complementar el trabajo del Equipo Multidisciplinar de Rehabilitación y de Reincorporación Social por medio de nuestras entidades.
2. Acciones en coordinación con los profesionales penitenciarios y con los Coordinadores de los Programas de Rehabilitación y de Reincorporación Social.

- **Sección Infanto-Juvenil:** sección destinada a la atención de personas entre 0 y 18 años.
- **Salud mental comunitaria:** programa dirigido a la población general, a personas usuarias de asociaciones de ayuda mutua y salud, asociaciones de

personas con discapacidad, asociaciones de vecinos, asociaciones de mayores y a cualquier otro colectivo susceptible de poder beneficiarse de dichas acciones con el principal objetivo de potenciar el cuidado de la salud mental en el contexto comunitario.

- **Delegaciones:** la entidad cuenta con dos centros en la provincia de Salamanca, uno en la localidad de Ciudad Rodrigo y otro en Guijuelo.

9.6. COLABORACIÓN PÚBLICA Y PRIVADA

Fundaciones. A distinguir de las asociaciones. Unos ejemplos son:

- **FUNDACIÓN FAISEM** o Fundación Pública Andaluza (Comunidad Autónoma Andaluza), para la Integración Social de Personas con Enfermedad Mental.

Ofrece min-residencias, pisos tutelados y financiación de necesidades de tipo laboral, ocupacional, de soporte diurno (centro de día), arte, cultura y deportes y ocio. Mediante su financiación aparecen los Programas Residenciales, de Ocio y Tiempo Libre y El Programa de Integración Laboral. Los Talleres Protegidos, Centros Cívicos, Centro de Educación para Adultos, Fundaciones Deportivas para Personas Discapacitadas; o del Tipo Hogar o Barrio.

Andalucía cerró oficialmente los últimos psiquiátricos públicos en 1990. Mientras, en el Hospital Miraflores de Sevilla se creó una casa hogar para aquellos que no tenían donde ir, cerrándose en 1997. En medio de aquella interinidad, en el año 1993 se creó FAISEM por presión directa de familiares y a instancias del Parlamento de Andalucía[163]. La Fundación se ha convertido en una referencia para toda Europa desde aquel año 1993. Según explicaba D. Marcelino López Álvarez[164], director de Programas, Evaluación e Investigación en una entrevista (Proyecto Chamberlin), FAISEM aspira a servir de modelo en objetivos, proyectos, recursos o tipos de empresa social para nuevas iniciativas por toda la geografía española.

FAISEM gestiona recursos de apoyo social para personas con trastornos mentales graves, derivados desde los servicios públicos de salud mental. Estos servicios derivan a las personas con TMG *a mini-residencias (o Casas Hogares, así llamadas en Andalucía, sin personal sanitario) o a pisos tutelados que se encuentran a menudo llenos u ocupados, con largas listas de espera, lo que produce el fenómeno conocido como puerta giratoria.*

Apoya el fomento de Fundaciones Tutelares que prestan medidas de apoyo a las personas con discapacidad para el ejercicio de su capacidad jurídica, la atención a personas en situación de privación de libertad y la atención a personas con enfermedad mental sin hogar.

---

163 FAISEM, https://www.faisem.es/
164 FAISEM, una referencia europea. Entrevista a Marcelino López Álvarez. https:// proyectochamberlin.org/documentos_web/cuestiona%20marcelino%20lopez._.pdf

"Fundaciones Tutelares", otro de los programas de FAISEM, se encarga de designar al tutor o la curatela o curador del incapaz. FAISEM sería el curador o tutor. El fiscal vela porque esa tutela sea la adecuada.

Su objetivo es el desarrollo y la gestión de recursos de apoyo social para personas con dependencia y discapacidad derivada de padecer un trastorno mental grave.

La atención a estas personas con TMG se lleva a cabo en los servicios sanitarios y sociales, y en una red específica de recursos de apoyo social que gestiona esta fundación FAISEM.

Aparecen los clubs sociales, gestionados por familiares y subvencionados por FAISEM.

La Confederación de Salud Mental España intenta prestar los mismos servicios en todas las comunidades autónomas del Estado español. Así vemos que tanto las federaciones como las fundaciones y otras empresas del tercer sector privadas, con o sin ánimo de lucro, intentan ofrecer, yendo en una misma línea, aquello que cubra las necesidades de las personas con TMG, de acuerdo y conforme a sus presupuestos y capacidades.

- **FUNDACIÓN ARGÍA**. Cuyo patronato lo forman la Institución religiosa Padres Trinitarios, la Diócesis de Bilbao y la Obra Social de la BBK en Getxo (Bizkaia).

Ofrece:

- **Residencias.** Dieciocho, once y catorce plazas, respectivamente.
- **Hospital de día.**
- **Viviendas con Apoyo (pisos tutelados).** Funcionando desde 1990. Para personas con trastorno mental grave, que precisan de una supervisión y apoyo continuado, sin necesitar atención 24 horas.
- Club Social.

- **FUNDACIÓN INTRAS**[165]. Fundación privada sin ánimo de lucro (nombrada anteriormente); creada en 1994, con un equipo de casi 600 profesionales, acompaña a personas con problemas de salud mental en la recuperación de sus proyectos de vida.

Ofrece servicios profesionales para atender las necesidades de las personas: alojamiento, formación, empleo, asistencia personal, ocio y tiempo libre, apoyo mutuo, investigación, psicología y rehabilitación psicosocial… Acompañan a estas personas para que puedan dirigir su vida, elegir dónde, cómo y con quién quieren estar.

Cuenta con centros en 6 provincias de Castilla y León (**Valladolid, Zamora, Salamanca, Burgos, Palencia y Ávila**) y **Madrid**; trabaja en red con entidades de toda Europa a través del desarrollo de proyectos.

¿Qué es lo que hacen? Gestionan **residencias** para personas con discapacidad por enfermedad mental y **viviendas supervisadas** de diferentes características, distribuidas por la comunidad de Castilla y León, que brindan la posibilidad a

---

165 FUNDACIÖN INTRAS. https://www.intras.es/

las personas de ser atendidos en su lugar de pertenencia y/o referencia, favoreciendo de esta manera su proceso de recuperación.

Como herramienta utilizan los **proyectos de vida**: la proyección individual que cada persona construye sobre todas las dimensiones que forman parte de su desarrollo personal y social. Incluye sus metas y los apoyos informales de su entorno familiar y social, los apoyos naturales existentes en su comunidad y los apoyos formales sociales, sanitarios...

Para que el proyecto de vida pueda llevarse a la práctica trabajan con la persona un **Plan de Atención o de apoyos individual**. Así, cada persona, con el apoyo de otras personas significativas para ella, formula sus metas, sus estrategias, medios y acciones para conseguir avances en lo que ha elegido y desea hacer en su vida. El proyecto de vida es un proceso que exige flexibilidad, que está sujeto a reajustes permanentes para adaptarse a las situaciones cambiantes de la vida.

Fundación INTRAS dispone de una red de recursos de alojamiento que proporcionan un espacio propio para cada persona con malestar psíquico sobre el que apoyar su proyecto de vida, con sentido y satisfacción.

El objetivo es favorecer la recuperación, con una atención las 24 horas del día en las residencias y diferentes niveles de supervisión y teléfonos de guardia para el resto de los recursos.

Sus **pisos y residencias** cuentan con el apoyo de profesionales que se centran en las necesidades de las personas. Una intervención individualizada, favoreciendo su autonomía, respetando los derechos y deseos del usuario, creando propuestas flexibles que llegan, en función de los casos, a una atención 24 horas/día.

Su oferta de alojamiento[166]

La flexibilidad de los recursos de alojamiento hace que dispongan de variados espacios de convivencia con el objetivo de que cada persona pueda cumplir su deseo de dónde y con quién quiere vivir.

Un total de **117 plazas concertadas** con la Gerencia de Servicios Sociales de la Junta de Castilla y León.

Pero hay personas que desean tener más autonomía e independencia. Para ellas cuentan con un **catálogo de viviendas con apoyos** en las localidades de **Valladolid, Zamora, Toro, Benavente, Burgos, Salamanca y Ávila**.

Sus equipos ofrecen una atención diaria con **diferentes grados de intensidad**, en la que se valora la autonomía de las personas que están en la vivienda y dan apoyos para lograr paulatinamente una mayor independencia. Cuentan además con un servicio de acceso telefónico 24 horas para la atención de las incidencias que pudieran surgir en las viviendas.

---

166 INTRAS. *Nuestra oferta de alojamiento*. https://www.intras.es/articulos/nuestra-oferta-de-alojamiento

En función de esas necesidades tienen:

- Viviendas en las que desarrollan programas más intensivos porque requieren un grado más alto de apoyo.
- Otras viviendas de moderado o leve apoyo.
- Viviendas de control de daños y baja exigencia.
- Viviendas en zonas rurales para que la persona pueda continuar viviendo en su entorno.
- Viviendas y apoyos para la vida independiente dentro del programa de itinerarios integrados de inclusión sociolaboral para personas con discapacidad, vinculadas al soporte de un asistente personal.
- También tienen un programa integrador de apoyo al alojamiento para la inclusión laboral de mujeres con discapacidad por enfermedad mental y víctimas de violencia de género.
- Hacia la personalización del alojamiento sin límites (por ejemplo: paciente que vive en una *roulotte*).

Acompañando al empleo, promueven acciones de búsqueda de empleo, creando y manteniendo redes de contactos y relaciones con las empresas del entorno, así como desarrollando acciones de formación y orientación para la inserción laboral (Centro de Día de Benavente, Centro de Día de Toro, Taller prelaboral de Peñafiel, Centro de Día de Coreses y Artmo Bene (ZAMORA).

- **FUNDACIÓN GIZAKIA**

  Ha colaborado en la elaboración de esta información Pilar Iruretagoyena Inchaurza. Enfermera de Gizakia desde el año 2005.

  Gizakia, conocida antiguamente, como Proyecto Hombre, es una entidad social que el 18 de febrero de 2022, recibió la medalla de oro de la Orden al Mérito del Plan Nacional Sobre Drogas.

  Dispone de más de 70 profesionales multidisciplinares, apoyados por voluntariado, y posee diferentes recursos distribuidos entre Bilbao, Gordexola y Etxebarri.

  En 1985 se pone en marcha Proyecto Hombre de Bizkaia impulsado por la Asociación Adro, creada por el Obispado de Bilbao, para dar respuesta a los graves problemas que estaba generando el consumo de drogas en la sociedad.

  En **1991**, se crea la **Fundación Gizakia,** que releva a la Asociación Adro en la promoción de Proyecto Hombre de Bizkaia y se inicia un periodo de crecimiento y desarrollo con nuevos programas que buscan dar respuesta a las diferentes necesidades de las personas con las que se trabajaba.

  Además, como entidad sin ánimo de lucro, de utilidad pública y declarada de interés social, trabaja para que nadie que lo necesite se quede sin atención por falta de recursos. Para ello, gracias a la financiación de instituciones públicas, donaciones y aportaciones, se ofrece atención gratuita para aquellas personas que lo necesitan. Actualmente, forma parte de las redes de intervención social, salud, justicia y empleo de los sistemas públicos.

Es un magnífico recurso, pero insuficiente para la demanda actual, lo que supone formar parte de la lista de espera.

Con más de 37 años de experiencia, sus áreas de actuación son:

- Prevención *frente a conductas de riesgo en la adolescencia.*
- Tratamiento *e inserción social de personas con adicciones.*
- Inserción *laboral de colectivos de difícil empleabilidad.*
- Sensibilización *y formación para profesionales y la sociedad en general.*

La revista Oiñarri[167] relataba que Gizakia se especializó, entre 1985 y 2002, en trabajar en la atención a las adicciones con una visión humanista y psicosocial hacia las personas drogodependientes, pero que, a partir del 2003, con la incorporación de la figura de enfermería, esta visión se transformó en un enfoque biopsicosocial, coincidiendo con la apertura del Tratamiento Sustitutivo con Opiáceos (TSO), dirigido a personas dependientes de opiáceos que desean abandonar su consumo. El objetivo principal es evitar el síndrome de abstinencia con la administración por vía oral de dos opioides controlados (metadona o buprenorfina), bajo supervisión sanitaria.

En 2015 Gizakia comenzó a gestionar la Sala de Consumo Supervisado (CeSSAA), recurso orientado a la reducción de daños, donde la enfermería adquiere un papel fundamental. Los usuarios en consumo activo que acuden a esta sala, a la par que se les proporciona el material necesario para su consumo, se vigila posibles sobredosis y se previenen enfermedades de transmisión.

En 2020, coincidiendo con la pandemia de covid-19 y analizando las dificultades sociales que podía originar el confinamiento, se crea el Programa de Atención de Proximidad (ERDU) formado por cuatro entidades (Gizakia, Etorkintza, Agipad y Jeiki) de toda la comunidad autónoma. Está dirigido a personas con problemática de adicciones y salud mental con serias dificultades para establecer un vínculo con los recursos existentes. Dispone de unidades móviles para intervenciones en calle y domicilios. Se ofrece atención médica, administración y seguimiento farmacológico, y se trabaja en la conexión con el sistema sanitario y social.

Entre los recursos residenciales que dispone esta entidad está el Centro de Atención Residencial. Se trata de un dispositivo con metodología de comunidad terapéutica que ofrece la rehabilitación integral a personas con problemas de adicciones y/o patologías añadidas. La enfermería de este recurso aplica el modelo de educación para la salud, cuyo objetivo es lograr que las personas adquieran una manera de relacionarse y un comportamiento tal que facilite la promoción, el mantenimiento y la restauración de la salud. Sus talleres facilitan la adherencia al tratamiento y la gestión emocional. A partir de la patología física, se trabajan conceptos de salud mental y la conciencia de enfermedad siguiendo la metodología de Peplau, en la que la relación establecida entre la

---

167 Revista *Oiñarri* 2/2023 n.º 114 Opinión Pág.24/25. "Enfermería en Salud mental en Gizakia: La gran desconocida".

enfermera y paciente es recíproca, por lo que las acciones de enfermería no son solo en, para y hacia el paciente, sino con él, e implican respeto, desarrollo y aprendizaje para ambos.

Otro de los recursos es el Servicio de atención a mujeres víctimas de violencia machista con otras problemáticas añadidas (EKIN). Cuenta con un recurso de apoyo alojativo complementario a la intervención socioeducativa y psicosocial donde las principales funciones de enfermería son la gestión de medicación, EpS y talleres de Adherencia Terapéutica.

Finalmente, están los Pisos de apoyo a tratamiento (EGIZU), dirigido a personas mayores con diagnóstico de abuso y/o problemática asociada que no disponga de vivienda y que tras lograr avances significativos en el tratamiento, se encuentre en un momento de abordar su proceso de inserción social con mayor nivel de autonomía. Entre las funciones de enfermería en estos pisos están la coordinación con los CSM, CS y ambulatorios para la derivación de las pautas médicas y EpS orientada a la preparación de pastilleros y seguimiento de posibles patologías orgánicas.

En la atención a las adicciones a nivel ambulatorio se encuentra el Servicio de día dirigido a personas en exclusión social cuya finalidad es favorecer el máximo grado de autonomía de las personas con problemas de adicción, así como su inclusión social. Entre las funciones de enfermería se encuentran las citas individuales para la elaboración de diagnósticos de enfermería, seguimiento de la medicación, EpS y talleres de adherencia terapéutica orientados a la higiene del sueño, higiene de la alimentación, hábitos saludables…

Otro recurso ambulatorio es el "Centro de tratamiento intensivo e inserción social" (GARAPENA). Se trata de un espacio de atención diurna e intensiva para personas con patología dual/problemas de adicción cuyo objetivo es favorecer el máximo grado de autonomía de las personas usuarias, así como la inclusión social. Dispone de tres itinerarios en función de las necesidades. El itinerario II o Centro de Día tiene una duración aproximada de 6 meses, de lunes a viernes, en horario de 9 a 17:30 horas. La enfermería adquiere un papel importante en el centro de día con los ciclos de talleres de adherencia terapéutica todos los meses, junto con las citas individuales y de seguimiento, además del control de medicación y analíticas de orina. Además, la Fundación Gizakia dispone a nivel ambulatorio del "Centro de Atención Integral a las Adicciones (KAIA), que ofrece un amplio abanico de prestaciones técnicas.

- **BITARTEAN** (Emaús Fundación social). Para la atención a las personas sin techo o sin hogar (y de cuyas ofertas hemos hablado anteriormente). Prestan atención a personas que viven en la marginalidad, a menas, a los sin techo, a pacientes de salud mental que no se adaptan y se quedan sin cobertura familiar o la familia se desentiende de ellos. Excarcelados, adictos, exmilitares o ex legionarios que acuden a pisos, residencias o centros de día, bien de diputaciones o concertados (algunos de titularidad pública, pero de gestión privada). Promueven procesos transformadores, individuales o colectivos, acompañando a la persona; priorizan la mejora de sus condiciones de vida y empoderamiento en situaciones graves o de riesgo de exclusión.

9.7. INSTITUCIONES U ÓRDENES RELIGIOSAS QUE COLABORAN CON EL APOYO Y CARISMA DE LA IGLESIA CATÓLICA

1. **Hermanas Hospitalarias del Sagrado Corazón de Jesús**: fundada en España en 1881, esta congregación gestiona hospitales y centros especializados para la atención de personas con enfermedades mentales y discapacidades, en varios países.
2. **Compañía de las Hijas de la Caridad de San Vicente de Paúl**: poseen una larga tradición en el cuidado de los enfermos y los necesitados, esta orden gestiona hospitales y centros de salud mental en diversos países.
3. **Hermanitas de los Pobres:** esta congregación religiosa católica fundada en 1839, trabaja con personas mayores y en situación de necesidad, incluidas aquellas que pueden tener trastornos mentales o hayan estado en prisión. Proporcionan alojamiento y atención médica.
4. **Hermanos de San Juan de Dios**: fundada por San Juan de Dios en el siglo XVI, esta orden gestiona numerosos hospitales y centros de salud mental en todo el mundo, ofreciendo atención integral a pacientes con enfermedades mentales.
5. **Religiosas de la Asunción:** es una congregación comprometida en la educación y la atención sanitaria, en la que incluyen programas de apoyo para personas con enfermedades mentales.
6. **Misioneras de la Caridad**: fundada por Madre Teresa de Calcuta, esta congregación trabaja con personas en situación de extrema pobreza, incluyendo aquellas con enfermedades mentales, ofreciendo atención y cuidado en sus casas de acogida.

La labor de estas instituciones y órdenes religiosas es combinar su misión espiritual con el servicio médico y social, brindando una atención holística a las personas con enfermedades mentales graves. Además, colaboran con profesionales de la salud para ofrecer una atención multidisciplinaria e integral.

9.8. OTRAS INSTITUCIONES U ORGANIZACIONES COLABORADORAS

Algunas de ellas, como se ha visto en el Capítulo 8 de este libro, también colaboran en las prisiones.

- **Fundación Tomillo:** aunque no es una orden religiosa, la Fundación Tomillo trabaja en proyectos de rehabilitación social y ayuda a personas en riesgo de exclusión social, incluidos aquellos que han estado en prisión y tienen problemas de salud mental. Ofrecen programas de vivienda, empleo y apoyo psicológico.

- **Cruz Roja Española:** Cruz Roja tiene programas de apoyo a personas en situación de vulnerabilidad. Ofrecen servicios de atención médica, asistencia social y apoyo psicológico.
- **Cáritas:** es una organización católica que opera en todo el mundo dependiendo de cada diócesis local; trabaja con personas en situación de vulnerabilidad, y que tienen trastornos mentales.
- **Asociación Pro Salud Mental (PROSAME):** esta organización colabora estrechamente con la Iglesia católica y se dedica a la promoción de la salud mental y la atención a personas con enfermedades mentales graves.
- **Alcohólicos anónimos**[168] es otra de las organizaciones que interviene en el apoyo de la persona que padece un TMG. Incluidas aquellas que están judicializadas. En los casos en los que la población carcelaria cambia rápidamente, los A.A. de afuera —siempre en cooperación con los funcionarios de la cárcel— facilitan reuniones y siguen trabajando con los individuos después de que sean puestos en libertad.

9.9. FUNDACIONES TUTELARES

Son entidades sin fines de lucro, cuyo objetivo es la protección legal y social de personas que no pueden ejercer plenamente su capacidad jurídica o gestionar adecuadamente su vida y sus bienes a causa de un trastorno mental, discapacidad intelectual, u otra condición. Para ello, asumen una determinada figura jurídica como la tutela, o curatela, y así garantizan la protección de los derechos de estas personas y el apoyo necesario para llevar a cabo su vida diaria.

Principales funciones de una fundación tutelar:

1. Tutela y curatela: ambas figuras actúan como tutores o curadores, velando por el bienestar personal y patrimonial de la persona incapacitada.
2. Gestión patrimonial, administrando los bienes de las personas bajo su tutela o curatela.
3. Apoyo en decisiones relacionadas con la salud, vivienda, educación y otras áreas esenciales de las personas a su cargo.
4. Defensa de los derechos sanitarios, sociales y legales de quienes dependen de la fundación.
5. Integración social: facilitan la inclusión social y laboral de las personas bajo su cuidado.

Cuando se busca una mayor inclusión y protección para las personas vulnerables, este tipo de fundaciones son muy importantes, al permitir que estas personas tengan una vida lo más plena y autónoma posible, siempre respetando sus derechos y dignidad.

---

168 A. A. en las instituciones correccionales Traducción Copyright © 2017 por Alcoholics Anonymous World Services, Inc. https://www.aa.org/sites/default/files/literature/assets/sp-26_AAinCF.pdf

Como ejemplo, tenemos Liber[169] o Asociación de Entidades de Apoyo a la Toma de Decisiones

Anteriormente llamada "Asociación Española de Fundaciones Tutelares": **apoya** a las personas con discapacidad mental y del desarrollo. Concede protección jurídica y apoyo social a personas con enfermedad mental y a sus familias, cuando lo necesitan y el juez así lo decide.

---

169 Asociacion liber; Äreas de Actuación. https://www.asociacionliber.org/areas-de-actuacion/

ANEXOS

NUEVOS PLANES SALUD MENTAL DESDE 1986

Andalucía

- II Plan Integral de Salud Mental de Andalucía (2008-2012)
- III Plan Integral de Salud Mental de Andalucía (2016-2020)

Aragón

- Plan Estratégico de Atención a la Salud Mental en la Comunidad Autónoma de Aragón (2002-2010)

Asturias

- Plan de Salud Mental del Principado de Asturias (2015-2020)

Cantabria

- Plan de Salud Mental de Cantabria (2015-2019)

Castilla-La Mancha

- Estrategia en Salud Mental de Castilla-La Mancha (2015-2017)
- Plan de Salud Mental de Castilla-La Mancha (2018-2025)

Castilla y León

- Estrategia Regional de Salud Mental y Asistencia Psiquiátrica de Castilla y León (2003-2007)

Cataluña

- Plan Integral de Atención a las personas con trastorno mental y adicciones de Cataluña (2014-2016)
- Plan Integral de Atención a las personas con trastorno mental y adicciones de Cataluña (2017-2019)

Extremadura

- Plan Integral de Salud Mental de Extremadura (2007-2012)
- III Plan Integral de Salud Mental de Extremadura (2016-2020)

Galicia

- Plan Estratégico de Salud Mental de Galicia (2006-2011)

La Rioja

- Plan de Salud Mental de La Rioja (2010-2015)
- Plan de Salud Mental de La Rioja (2015-2019)

Madrid:

- Plan Estratégico de Salud Mental de la Comunidad Autónoma de Madrid (2010-2014)
- Plan Estratégico de Salud Mental de la Comunidad de Madrid (2018-2020)

Murcia

- Plan de Salud Mental de la Región de Murcia (2010-2013)

Navarra

- Plan Estratégico de Salud Mental de Navarra (2012-2016)

País Vasco

- Estrategia en Salud Mental de la Comunidad Autónoma del País Vasco (2010)

Comunidad Autónoma Valenciana

- Plan de Salud Mental de la Comunidad Valenciana (2001)
- IV Plan de Salud Mental de la Comunidad Valenciana (2016-2020)

Ministerio de Sanidad, julio de 2021, pendiente de aprobación

- Nueva Estrategia de Salud Mental. Ministerio de Sanidad para los años 2021-2026.

RESUMEN DEL PROCESO DE DESINSTITUCIONALIZACIÓN EN CADA COMUNIDAD AUTÓNOMA

- **ANDALUCÍA:** no existe Hospital Psiquiátrico. *El proceso de desinstitucionalización, desmantelamiento y cierre de los 8 Hospitales Psiquiátricos que existían se realizó entre los años 1985 y 1999. Al mismo tiempo que se cerraban los Hospitales, se abrían Comunidades Terapéuticas y Casas Hogares.*
- **ARAGÓN:** los Hospitales Psiquiátricos se denominan Centros de Rehabilitación Psicosocial. *Existen en las tres provincias de Aragón y se componen de Unidad de Media Estancia, Unidad de Larga Estancia y Unidad Geropsiquiátrica (actualmente solo existe en Zaragoza; en Huesca y Teruel están en obras).*
  Los pacientes de los Hospitales Psiquiátricos que fueron externalizados se enviaron a Residencias, Centros de Deficientes, Recursos Residenciales protegidos (pisos, casa, hogares) y Familias.
- **ASTURIAS:** no existe Hospital Psiquiátrico. *En los terrenos del antiguo Hospital Psiquiátrico existen actualmente la Unidad Residencial, Unidad de Psicogeriatría y Unidad de Rehabilitación.*
  Previo al proceso de derribo de los edificios del antiguo Hospital Psiquiátrico de Oviedo en el año 2003, se derivaron pacientes de las Unidades Residenciales a establecimientos residenciales en toda Asturias.
- **BALEARES:** el Hospital Psiquiátrico se denomina Área de Salud Mental del Complejo Hospitalario de Mallorca. *La gestión la realiza la empresa pública con gestión privada, Gestión Sanitaria de Mallorca (GESMA). En estos momentos, en el recinto del Hospital Psiquiátrico se encuentran el Psicogeriátrico (58 plazas), Unidad de Larga Estancia y Residencia Mixta (48 plazas), Pabellón Lluerna (24 plazas) y Unidad de Hospitalización Breve (30 camas) con Servicio de Urgencias Psiquiátricas.*
  El proceso de desinstitucionalización se inició hace un año, aunque desde hace varios años ya no ingresan pacientes en las Unidades de Larga Estancia.
  Los pacientes (155) fueron evaluados entre 2000-2001 y han sido externalizados a Residencias, Recursos Residenciales protegidos (pisos, casas, hogares) y Familias.
- **CANARIAS:** no existe Hospital Psiquiátrico. *Las distintas Unidades de los Hospitales Psiquiátricos se han ido transformando en Unidades de Rehabilitación Activas. A la vez se han ido creado alternativas residenciales comunitarias.*
- **CANTABRIA:** los Hospitales Psiquiátricos se denominan Centro de Rehabilitación Psiquiátrica de Parayas (*depende administrativamente del Servicio Cántabro de Salud*) y Padre Menni *(Concertado). Tienen en total 443 plazas.*

- **CASTILLA Y LEÓN:** existe un Hospital Psiquiátrico *que se denomina Unidad Residencial Psiquiátrica de referencia Regional con 50 camas.*
- **CASTILLA-LA MANCHA:** el único que en estos momentos existe como Hospital Psiquiátrico es el de Alcohete. *Los demás Hospitales Psiquiátricos que existían (6 en total, con 450 plazas) están en proceso de reconversión en Unidades de Media Estancia, Unidades Residenciales y Residencias Sociosanitarias, excepto el de Ciudad Real que es Unidad de Media Estancia y Residencia Psicogeriátrica desde diciembre de 1998.*

  El Hospital Psiquiátrico de Albacete Las Tiesas se cerró en el 2006.

  Los pacientes después de un proceso de evaluación, fueron externalizados a Residencias, Centros de deficientes, Recursos residenciales protegidos, Familia, etc.
- **CATALUÑA:** existe Hospital Psiquiátrico, pero se denomina Hospital Monográfico. *Hay 7 centros en Cataluña que dependen administrativamente de Sanidad. El total de plazas que tienen es de 2.875.*

  El proceso de desinstitucionalización está actualmente en curso. Se está realizando el estudio de los pacientes de *larga estancia* para su externalización y reubicación en otros dispositivos. Los pacientes que ya se han externalizado han sido destinados a Residencias, Familia y Unidades Polivalentes.

  El acuerdo de reconversión de los Hospitales Monográficos plantea la creación de Unidades de Agudos, Unidades Polivalentes: De alta dependencia, de Patología Dual, Unidad de Hospitalización Psiquiátrica Penitenciaria y una Unidad de Alta Seguridad.
- **EUSKADI:** existen Hospitales Psiquiátricos. *El Servicio Vasco de Salud (Osakidetza) tiene 4 Hospitales Psiquiátricos (Álava, Bermeo, Zaldibar y Zamudio) con un total de 800 plazas. Además, existen tres Hospitales Psiquiátricos (Aita Menni) con plazas concertadas.*

  El proceso de desinstitucionalización ha sido progresivo y el destino de los pacientes externalizados ha sido en Residencias, Recursos Residenciales protegidos (pisos, casa, hogares) y Familia.
- **EXTREMADURA:** existen 2 Hospitales Psiquiátricos, uno en Badajoz y otro en Cáceres. *Tienen un total de 835 plazas y dependen administrativamente de las diputaciones provinciales. En la actualidad están en un proceso de integración en el Servicio Extremeño de Salud.*

  En el año 1996, se aprobó el Proyecto Augusta para externalización de pacientes. Hasta estos momentos se han externalizado a pisos a 49 pacientes.
- **GALICIA:** existe un hospital psiquiátrico dependiente de la Diputación de Lugo que actualmente está en proceso de transferencia a la comunidad autónoma.
- **LA RIOJA:** el Hospital Psiquiátrico se denomina Centro Asistencial Reina Sofía. *Depende administrativamente del Servicio Riojano de Salud y de la Consejería de Bienestar Social. Tiene aproximadamente 200 plazas.*

  El proceso de desinstitucionalización de los pacientes del Hospital Psiquiátrico se iniciará a partir del 2004. Desde hace 10 años, para ingresar en el hospital han de pasar

por una comisión constituida por diferentes psiquiatras. En la actualidad se está en proceso de evaluación de pacientes para poder remitirlos a Residencias, Recursos Residenciales protegidos, Centros de deficientes, Familia, etc.
El Hospital Psiquiátrico cuenta actualmente con diferentes pabellones: Larga Estancia, Media Estancia, Residencia Geriátrica y Residencia de Minusválidos Psíquicos.

•

- **MADRID:** existen tres Hospitales Psiquiátricos: Centro San Juan de Dios, Centro Benito Menni y Hospital Psiquiátrico. *Dependen administrativamente de la Consejería de Sanidad y de la Consejería de Servicios Sociales. El número de plazas totales es de 1.712. Los hospitales cuentan con Unidad de Hospitalización Breve (123 camas de agudos), Unidad de Media Estancia (131), Unidad de Larga Estancia (524), Psicogeriatría (498) y Centros de Deficientes Mentales (426).*
El programa de desinstitucionalización se llevó a cabo en los años 80. Actualmente no existe.

- **MELILLA:** no existe Hospital Psiquiátrico.

- **MURCIA:** existe un Hospital Psiquiátrico. *Tiene varias unidades: 2 Unidades de agudos con un total de 52 camas, además una Unidad denominada de Subagudos con 48 camas y una Unidad de Rehabilitación con 60 plazas. Administrativamente depende del Servicio Murciano de Salud.*
La Consejería de Bienestar Social del Gobierno Murciano tiene el Instituto de Servicios Sociales (ISSORN) y de él dependen la Unidad de Crónicos Luis Valenciano (50 camas), la Unidad de Psicogeriatría Javier Asturiano (54 camas) y otra Unidad de Psicogeriatría que es una residencia para la tercera edad (30 camas).

- **NAVARRA:** no existe Hospital Psiquiátrico.
Entre 1986 y 1991 se trasladaron varios pacientes del Hospital Psiquiátrico a otros recursos: 73 a Residencias, 48 a Residencias Protegidas, 18 fueron con su familia y 20 pacientes quedaron sin ubicación. Por otra parte, se realizó la transferencia de una Residencia de Deficientes Mentales (donde estaban 100 pacientes) desde la Consejería de Sanidad a la Consejería de Bienestar Social. En 1998, se aprueba por decreto la transformación del Hospital Psiquiátrico en Centro Psicogeriátrico.

- **VALENCIA:** existen dos hospitales psiquiátricos: Padre Jofré en Bétera (Valencia) y el Sanatorio de Santa Faz (Alicante). *La dependencia administrativa es de las diputaciones provinciales. No se sabe el número de plazas de los Hospitales. Actualmente, no ingresan prácticamente pacientes.*

Como ejemplo, en el País Vasco, se dispone de una extensa red de dispositivos.

DISPOSITIVOS ACTUALES PARA LA ATENCIÓN A LA ENFERMEDAD MENTAL[170]

TERRITORIO DE BIZKAIA

Red de Salud mental de Bizkaia

- 3 Hospitales (en Bermeo, Zamudio y Zaldibar), con un total de 342 camas.
- 24 Centros de Salud Mental distribuidos en las cuatro Comarcas Sanitarias de Bizkaia. 3 de estos centros atienden a adicciones exclusivamente y 3 primeros episodios.
- 4 Centros de Salud Mental de Niños y Adolescentes, que atienden a la población menor de 18 años (1 centro por Comarca).
- 15 Hospitales de Día distribuidos en las cuatro Comarcas Sanitarias de Bizkaia.
- 5 Equipos de Tratamiento Asertivo Comunitario distribuidos en las cuatro Comarcas Sanitarias de Bizkaia.
- 1 Equipo de Tac con cobertura a la Comarca Bilbao, para personas sin hogar y en coordinación con el Ayuntamiento de Bilbao.
- 1 Centro Terapéutico educativo con la colaboración del Departamento de Educación, con cobertura territorial.
- Hospital de Día de Adicciones, con cobertura territorial.
- 1 equipo asistencial en la Cárcel de Basauri que presta la atención en Salud Mental en la penitenciaria, desde 2013.

Los servicios de salud mental de Osakidetza se completan con 3 unidades de hospitalización para pacientes agudos, situados en los Hospitales generales de Galdakao, Cruces y Basurto gestionados por sus correspondientes OSIS. La RSMB mantiene procesos de coordinación y continuidad de cuidados con los mismos.

---

170 DISPOSITIVOS ACTUALES PARA LA ATENCIÓN A LA ENFERMEDAD MENTAL. OSAKIDETZA
Red de Salud Mental de Bizkaia. https://www.osakidetza.euskadi.eus/portada-red-salud-mental-bizkaia/
Red de Salud mental de Guipúzcoa. https://www.osakidetza.euskadi.eus/portada-red-salud-mental-gipuzkoa/
Red de Salud Mental de Araba. https://www.osakidetza.euskadi.eus/portada-red-salud-mental-araba/

TERRITORIO DE GUIPÚZCOA

"La Red de Salud Mental de Gipuzkoa es una organización de servicios integrados monográfica de Osakidetza que atiende, de manera ambulatoria, a las personas con enfermedad mental del Territorio Histórico de Gipuzkoa mediante un total de 18 centros y 166 profesionales distribuidos por el Territorio."

CENTROS DE SALUD MENTAL (CSM)

- Programa General Adultos
- Programa Infanto-Juvenil
- Alcoholismo
- Toxicomanías no alcohólicas
- Programa de Mantenimiento con Metadona
- Programa de Trastornos de la Conducta Alimentaria
- Programa de Trastorno Mental Grave
- Programa de Unidades Psicogeriátricas

EQUIPO DE PSIQUIATRÍA INFANTO-JUVENIL

- Programa de Trastorno Mental Grave Infanto-Juvenil.
- Programa Infanto-Juvenil

CENTRO DE TOXICOMANÍAS

- Programa de Mantenimiento con Metadona
- Programa de Patología Dual
- Programa Libre de Drogas
- Otras Toxicomanías

ESTRUCTURAS DE REHABILITACIÓN

- Programa de Mantenimiento con Metadona
- Programa de Patología Dual
- Programa Libre de Drogas
- Otras Toxicomanías

PRESTACIONES

- Técnicas diagnósticas
- Diagnóstico clínico
- Diagnóstico social

TÉCNICAS TERAPÉUTICAS

- Psicoterapia
- Tratamientos biológicos
- Programas psicoeducativos y de rehabilitación

CUIDADOS DE ENFERMERÍA

- Generales
- Especializados
- Consultas
- Gestión de ingreso

CONTINUIDAD DE CUIDADOS

- Continuidad de cuidados

DOCENCIA

- Postgrado
- Pregrado
- Agentes comunitarios

CENTROS DE SALUD MENTAL (CSM)

- 14 Centros de Salud Mental
- 2 unidades infanto-juveniles y adolescentes

ESTRUCTURAS DE REHABILITACIÓN

- 2 Centros de Día (Irún, Rentería)
- 1 Hospital de Día en Zumárraga
- 1 Programa de Objetivos intermedio Bitarte (Adicciones)
- 1 Unidad de Atención Precoz
- 1 Unidad Terapéutica Educativa
- 1 Unidad de Rehabilitación

TERRITORIO DE ARABA (ÁLAVA)

La Red de Salud Mental de Araba está formada por el Hospital Psiquiátrico de Araba y varios centros de salud.

HOSPITAL PSIQUIÁTRICO DE ARABA

El Hospital Psiquiátrico de Araba es un centro de alta especialización en la asistencia psiquiátrica, basado en la rehabilitación, y cuenta con tres áreas en función de los objetivos terapéuticos a trabajar:

- Atención subaguda
- Rehabilitación intensiva
- Rehabilitación o recuperación funcional

CENTROS DE SALUD (CSM)

Los tres centros de salud mental de adultos:

- 1 Salburua en Vitoria-Gasteiz.
- 1 Zabalgana en Vitoria-Gasteiz.
- 1 Aiala-Llodio en Llodio, atienden de forma ambulatoria a todas las personas mayores de 18 años con necesidad de asistencia sanitaria en salud mental.

LA UNIDAD DE SALUD MENTAL INFANTO-JUVENIL

- Atiende de forma ambulatoria a menores de 18 años y cuenta con su propio Hospital de Día para tratamiento intensivo.

EL HOSPITAL DE DÍA DE PSIQUIATRÍA, PARA TRATAMIENTO INTENSIVO

- Atiende a jóvenes mayores de 18 años.

EL CENTRO DE ORIENTACIÓN Y TRATAMIENTO DE ADICCIONES

- Es un centro especializado en la atención de las personas con patologías relacionadas con el abuso o dependencia de sustancias psicoactivas (alcohol, heroína, cocaína, cannabis, etc.), con el juego patológico y con las denominadas nuevas adicciones (Internet, móviles, etc.). Incluye la orientación para pacientes, familiares y población general.

EL SERVICIO DE REHABILITACIÓN COMUNITARIA

- Presta atención psiquiátrica biopsicosocial, y cuidados integrales a las personas con Trastorno Mental Grave (TMG) que precisan un seguimiento más intensivo que lo que pueden ofertar los centros de salud mental"[171].

A la vista de estos servicios para la atención a la enfermedad mental se podría pensar que en esta comunidad autónoma, puesta como ejemplo, no falta nada para tratar, cuidar, atender a este colectivo de pacientes tan vulnerable. El asunto es que los recursos existen pero no con el personal necesario ni con las plazas suficientes para la, cada vez más, variada y creciente demanda.

Esta pandemia, además de aumentar esa demanda, ha venido, como medida preventiva, a reducir la asistencia a los diferentes recursos, al limitar los foros y exigir distancias que no son viables en determinados dispositivos, por lo que de momento han disminuido su actividad o se han dejado de utilizar.

Lo mismo ocurre con las consultas, debiendo pasar la mayoría a telefónicas, dada la situación que ha ocasionado la pandemia. Son tiempos de adaptación, a la espera de otros mejores.

---

171 Servicios comunitarios de salud mental fundamentados en los derechos. 10 de junio 2021. https://www.who.int/es/news-room/feature-stories/detail/community-based-mental-health-services-using-a-rights-based-approach

Otro ejemplo de estructura asistencial lo encontramos en la Comunidad Autónoma de Castilla y León, que también dispone de una desarrollada red de dispositivos.

ESTRUCTURA DE LA RED DE SALUD MENTAL Y ASISTENCIA PSIQUIÁTRICA DEL ÁREA DE SALUD DE SALAMANCA (SACYL)

EQUIPOS DE SALUD MENTAL

1. Relación de equipos de salud mental de distrito.
2. Equipo de salud mental infanto-juvenil.

UNIDADES HOSPITALARIAS

1. Unidad de hospitalización psiquiátrica (Unidad de Hospitalización Breve (UHB).
2. Equipo de medicina psicosomática, psiquiatría de enlace y psicooncología.
3. Unidad de convalecencia.
4. Unidad de rehabilitación psiquiátrica.
5. Unidad de desintoxicación y patología dual (de referencia regional). Comisión de Coordinación Sociosanitaria de Salamanca.

UNIDADES EXTRAHOSPITALARIAS Y/O DE HOSPITALIZACIÓN PARCIAL

1. Hospital de día psiquiátrico (hospitalización a tiempo parcial).
2. Unidad de Tratamiento Ambulatorio de Alcoholismo (UTA).
3. Unidad de rehabilitación psicosocial.
4. Unidad de trastornos de la conducta alimentaria (Hospital de Día).

OTROS RECURSOS Y PROGRAMAS DEL SISTEMA SANITARIO

1. Programa de gestión de caso.
2. Programa de atención a personas con discapacidad intelectual y enfermedad mental. Psiquiatra de referencia para los centros de personas con discapacidad intelectual.
3. Programa de violencia de género en salud mental.
4. Programa de tratamiento comunitario: Piso Terapéutico.

UNIDADES DE REFERENCIA Y CONCERTADAS CON UBICACIÓN EN OTRAS PROVINCIAS

1. Unidad regional de trastornos del comportamiento alimentario. Burgos.
2. Unidad de rehabilitación psiquiátrica de larga estancia "Fuente Bermeja". Burgos.
3. Unidad de patología dual trastorno dual/discapacidad intelectual. León.
4. Unidad de rehabilitación psiquiátrica de larga estancia. León.
5. Unidad de rehabilitación psiquiátrica de larga estancia. Palencia.
6. Unidad de cuidados continuados. Palencia.
7. Unidad de hospitalización breve en psiquiatría infanto-juvenil. Valladolid.

RECURSOS ASISTENCIALES PARA PACIENTES CON ENFERMEDAD MENTAL DEPENDIENTES A SUSTANCIAS

A. UBICADOS EN LA PROVINCIA DE SALAMANCA

1. Centros específicos de primer nivel para alcohólicos.
2. Centros específicos de primer nivel para toxicómanos.
3. Unidades móviles.
4. Centros específicos de asistencia ambulatoria.
5. Comunidades terapéuticas.

B. UBICADOS EN OTRA PROVINCIA

1. Centros residenciales para rehabilitación de alcoholismo.
2. Comunidades terapéuticas para rehabilitación de toxicomanías.

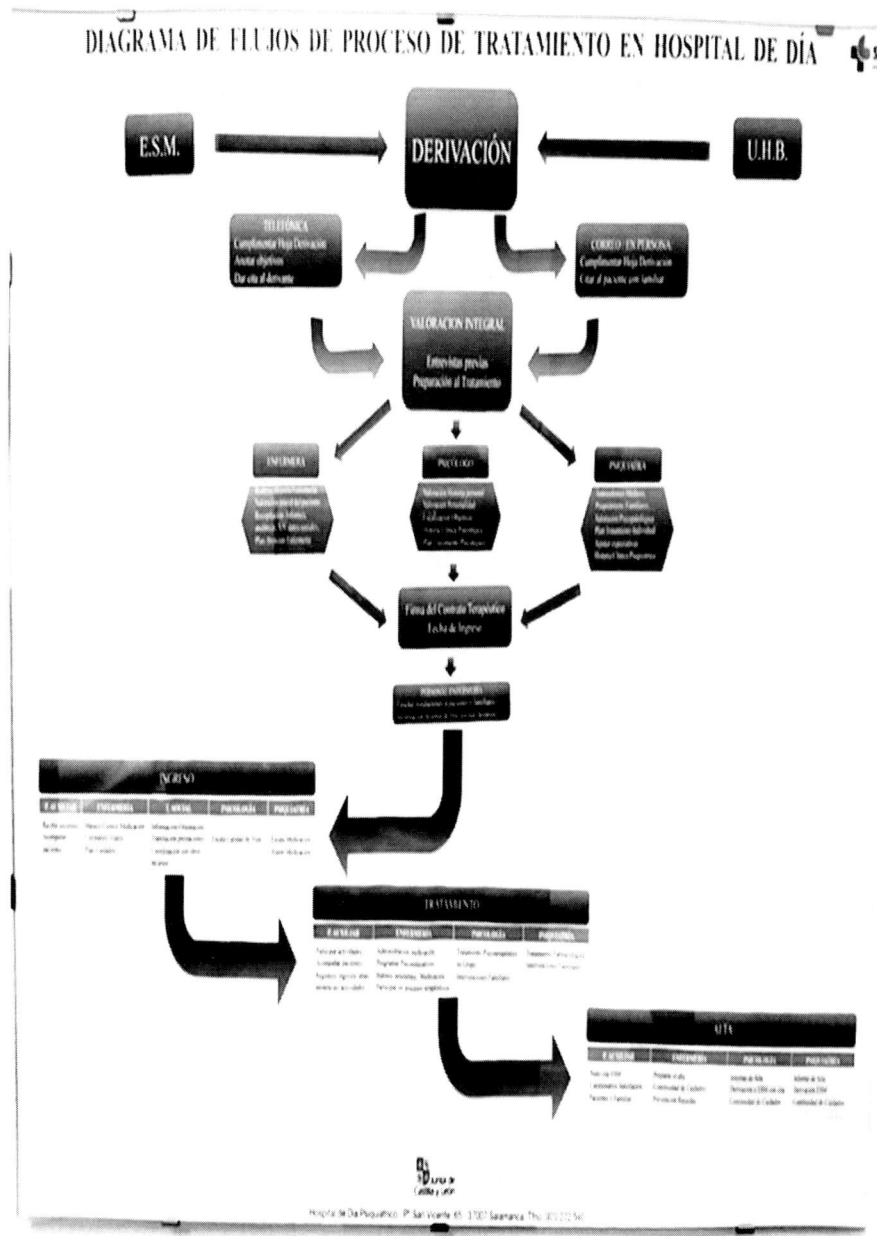

"PLAN ESTRATÉGICO 2022-2025 RED DE SALUD MENTAL DE BIZKAIA[172]

El Plan Nacional de Salud Mental 2019-2022, lanzado hace tres años, se quedó más bien, aunque se hicieron cosas, en un programa de buenas intenciones. Esperemos que éste, ambicioso sin duda, vea la luz en todo su esplendor.

RETO 1

MODELO ASISTENCIAL COMUNITARIO

Atender a las personas en su entorno más cercano

1. Adecuar la oferta asistencial y Cartera de Servicios.

    a. Revisar el modelo de adicciones e incorporar las nuevas adicciones sin sustancia.
    b. Desplegar herramientas y estrategia de prevención del suicidio.
    c. Consolidar y garantizar el despliegue del plan de psicogeriatría.
    d. Establecer una cartera de servicios de psicoterapia.
    e. Incorporar el perfil de enfermera de salud mental a los equipos de atención a la infancia y adolescencia.
    f. Planificar el estudio de nuevas demandas en infancia y adolescencia.
    g. Medir la satisfacción de la atención a infancia y adolescencia.
    h. Consolidar la atención que prestamos a las residencias de discapacidad intelectual.
    i. Desarrollar las directrices del Consejo Asesor de Salud Mental.

2. Avanzar en la estratificación e identificación de la población vulnerable en salud mental.

3. Mejorar la accesibilidad, seguridad y continuidad de cuidados.

4. Impulsar la coordinación interinstitucional e intersectorial, favoreciendo espacios de encuentro entre los agentes implicados.

    a. Continuar con el despliegue de la atención sociosanitaria y equipos sociosanitarios de salud mental.

---

172 Plan Estratégico 2022-2025. Red de Salud Mental de Bizkaia. https://www.osakide-tza.euskadi.eus/contenidos/informacion/osk_samebi_bienvenida_ambito/es_def/adjuntos/Plan-Estrategico-2022-2025-Castellano.pdf

b. Avanzar en la coordinación de acuerdo a las prioridades marcadas por la Comisión de seguimiento del convenio de la Diputación Foral de Bizkaia y del Departamento de Salud.

RETO 2

ATENCIÓN CENTRADA EN LAS PERSONAS Y RESULTADOS EN SALUD

Lograr que las personas y su red de apoyo participen en las decisiones a lo largo del proceso asistencial e incorporen su opinión, visión y experiencia a la organización de la RSMB.

Medir el impacto de la práctica asistencial y sus resultados en Salud.

1. Promoción y prevención de la salud mental.
2. Avanzar en el Modelo de Recuperación.
   a. Aumentar la participación de las personas en su Plan de Atención Individualizado (PAI), tanto en su elaboración, como en su seguimiento y en su evaluación.
   b. Reforzar la búsqueda de empleo de las personas para lograr la inserción laboral.
   c. Potenciar las competencias digitales de las personas: acceso a carpeta de salud, web.
3. Avanzar en el Modelo de Humanización.
4. Incorporar la experiencia de las personas y de su entorno en la mejora y rediseño de procesos, programas y servicios de la organización (avanzar en el proyecto TIEP, desarrollo proyecto Lehenak, avanzar en proyecto HHDD, etc.).
5. Avanzar en la medicina basada en el valor, orientando la práctica asistencial hacia unos mejores resultados de salud teniendo en cuenta lo relevante para la persona.

RETO 3

PROFESIONALES

Planificar y gestionar las necesidades actuales y futuras de los profesionales potenciando su formación, compromiso, liderazgo compartido y cultura de trabajo en equipo e interdisciplinar

1. Dimensionar la plantilla, los perfiles y la clasificación de profesionales.
2. Mejorar y adecuar la comunicación interna.
3. Avanzar en la igualdad y perspectiva de género.
4. Desarrollar III Plan de Euskera.

5. Fidelizar, reconocer y cuidar a las personas de la organización.
6. Desarrollar entornos de trabajo seguros.
7. Acreditar la especialidad de Psiquiatría Infantil.
8. Incrementar la acreditación docente de MIR, PIR, EIR.
9. Garantizar el plan de formación continuada incluyendo las nuevas necesidades.

RETO 4

GESTIÓN AVANZADA Y SOSTENIBLE

Impulsar la gestión eficiente de los recursos públicos, la efectividad de la atención y la mejora de los resultados, comprometiéndonos con la sociedad y el medio ambiente.

1. Desarrollar la contabilidad analítica a través del análisis coste-paciente.
2. Avanzar en la comunicación externa para difundir y mejorar la imagen corporativa de la RSMB.
3. Potenciar el compromiso con la Sociedad.
   a. Planificar actuaciones asociadas a nuestro compromiso social.
   b. Medir el impacto de la organización en la sociedad.
4. Impulsar el compromiso con el medioambiente.
5. Incorporar los Objetivos de Desarrollo Sostenibles (ODS) a la gestión de la organización.
6. Establecer un plan de ciberseguridad.
7. Mejorar las instalaciones, infraestructuras y equipamientos. Redactar y ejecutar el Plan de inversiones 2022-2025.
   a. Mejora y creación de equipamientos hospitalarios y de nuevos dispositivos comunitarios (CSM Zalla, CSMNA Barrualde, etc.).
   b. Mejorar la accesibilidad telefónica incorporando tecnología.
   c. Implantar de forma progresiva las energías renovables: reducción de CO_2 y minimización de huella de carbono.

RETO 5

INVESTIGACIÓN E INNOVACIÓN

Impulsar actividades de investigación e innovación para un mejor desempeño de la organización y la mejora de la salud de las personas:

1. Implantar el proceso de gestión de la innovación.
2. Mejorar la cultura investigadora e innovadora de la organización.
3. Mejorar la captación de ideas innovadoras, potenciando canales y estructuras en la organización.

4. Crear la Comisión de Innovación para identificar, priorizar y seleccionar los proyectos innovadores acordes a la estrategia.
5. Diseñar y poner en marcha el proceso de vigilancia tecnológica e inteligencia competitiva en colaboración con otras organizaciones sanitarias aliadas.
6. Promover la participación y co-creación con personas usuarias y su entorno.
7. Potenciar la co-creación abierta, intensificando la colaboración con universidades y empresas para desarrollar proyectos innovadores.
8. Generar sinergias internas y externas que nos permitan aumentar nuestra capacidad investigadora e innovadora.
9. Potenciar la difusión de buenas prácticas innovadoras y la difusión del conocimiento.
10. Mantenernos como grupo de investigación consolidado excelente de Biocruces Bizkaia.
11. Desplegar el proyecto *Nursing Research Challenge*.
12. Avanzar en la práctica basada en la evidencia.

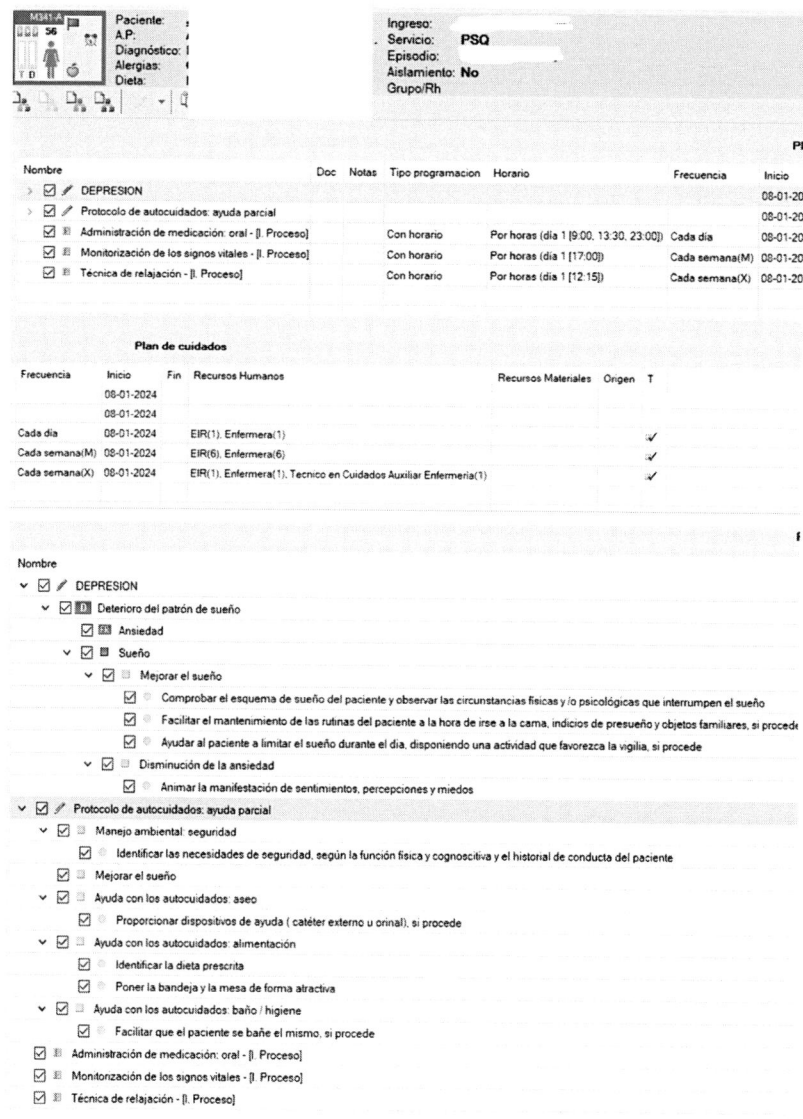

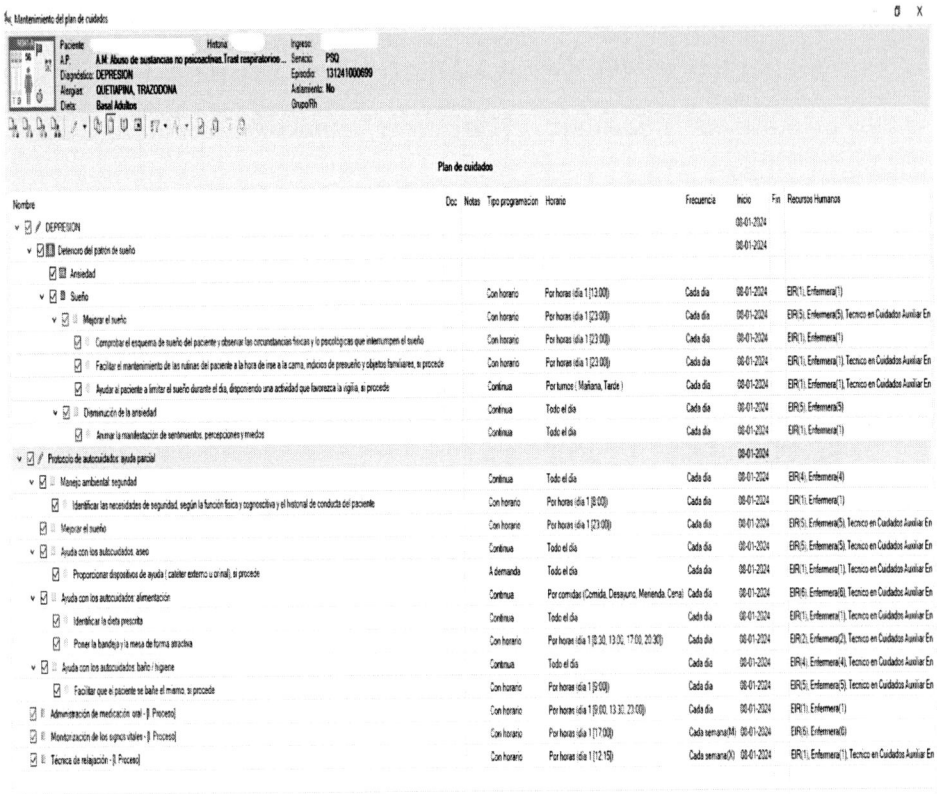

ANEXO VIII

CUADRO DE LOS RECURSOS Y DISPOSITIVOS DE SALUD MENTAL POR ÁREA EN SACYL, SALAMANCA, 2024. SERVICIO ASISTENCIAL DE CASTILLA Y LEÓN. GERENCIA REGIONAL DE SALUD

		Ávila	Burgos	León	El Bierzo	Palencia	Salamanca	Segovia	Soria	Vall. Este	Vall. Oeste	Zamora
Recursos Ambulatorios	Equipos de Salud Mental Adultos (ESM)	X	X	X	X	X	X	X	X	X	X	X
	Equipos de Salud Mental Infanto-Juveniles (ESM IJ)	X	X	X	X	X	X	X	X	X	X	X
Recursos en régimen ambulatorio intermedio	Hospitales de Día Psiquiátricos de Adultos (HDP)	X	X	X	X	X	X	X		X		
	Programas de Hospitalización Parcial (PHP)								X		X	X
	Hospitales de Día Psiquiátricos Infanto-Juveniles (HDP IJ)		X**	X**			X			X		
	Centros de Rehabilitación Psicosocial (CRPS)	X	X	X	X	X	X	X	X		X	X
Recursos en régimen de Hospitalización	U. de Hospitalización Psiquiátrica (UHP)	X	X	X	X	X	X	X	X	X	X	X
	U. Hospitalización Psiquiátrica Infanto-Juvenil (UHP IJ).									X		
	U. de Trastornos de la Conducta Alimentaria (UCTA)		X				X***					
	U. de Desintoxicación Hospitalaria						X					
	U. de Patología Dual de adultos: Drogodependencia y Enfermedad Mental						X					
Recursos en régimen de Hospitalización	U. de Patología Dual de adultos: Discapacidad Intelectual y Enfermedad Mental.			X								
	U. de Convalecencia Psiquiátrica (UCP).		X	X			X		X	X		
	U. de Rehabilitación Psiquiátrica (URP)	X	X	X	X*	X*	X		X			X
	U. Residencial de Cuidados Continuados		X	X		X						

BIBLIOGRAFÍA

1.	BOE. Programa Oficial de la especialidad de Enfermería en Salud Mental. Orden SPI/1356/2011, de 11 de mayo. Boletín Oficial del Estado [Internet]. 2012 May 24 [cited 2024 Jul 24]. Available from: https://www.boe.es/diario_boe/txt.php?id=BOE-A-2011-9081

2.	Rodríguez Seoane EM. *Atención y Cuidados de la Enfermería en la Rehabilitación de la Enfermedad Mental Severa*. Madrid: Díaz de Santos, 2015. Págs. 3-4.

3.	Pileño Martínez ME *et al.* El enfermo mental. Historia y cuidados desde la época medieval. *Cultura de los Cuidados* 2003; VII (13):29-35. Available from: http://hdl.handle.net/10045/4814

4.	El primer hospital de al-Ándalus vuelve a la vida: el Maristán de Granada recupera su esplendor [Internet]. *El Confidencial* 2022 Mar 7 [cited 2024 Jul 24]. Available from: https://www.elconfidencial.com/espana/andalucia/2022-03-07/la-vuelta-a-la-vida-del-maristan-de-granada-el-primer-hospital-de-al-andalus_3386617/

5.	El Antiguo Hospital de La Santa Creu [Internet]. *Barcelona.cat*. Available from: https://www.barcelona.cat/es/conocebcn/pics/el-antiguo-hospital-de-la-santa-creu-92086008748

6.	¿Sabías que un sacerdote fundó el primer hospital psiquiátrico del mundo? [Internet]. *ACI Prensa* 2020 Oct 10 [cited 2024 Sep. 24]. Available from: https://www.aciprensa.com/noticias/sabias-que-un-sacerdote-fundo-el-primer-hospital-psiquiátrico-del-mundo-91466

7.	Hospital Real y General de Nuestra Señora de Gracia. Última actualización realizada el 30/08/2011. GEA. Gran Enciclopedia Aragonesa [Internet]. Available from: https://ifc.dpz.es/publicaciones/ver/id/3425http://www.enciclopediaaragonesa.com/voz.asp?voz_id=6882

8.	Contreras Más A. Patients in the Majorca General Hospital at the end of the 15th century (Enfermos del Hospital General de Mallorca a fines del siglo XV). *Medicina Balear* 2012; 27(3):48-57. Available from: https://www.medicinabalear.org/numanteriors.php?idr=25&idioma=3
https://www.medicinabalear.org/pdfs/Vol27N3.pdf#page=50

9.	El Hospital General de Catany. *El Mundo*. Palma 2010 Feb 16. Available from: https://www.elmundo.es/elmundo/2010/02/16/baleares/1266308427.html

10.	Ventosa Esquinaldo F. *Cuidados Psiquiátricos de Enfermería en España. Siglos XV al XX (Una aproximación histórica)*. Madrid: Díaz de Santos, 2000.

11.	Jean-Baptiste Pussin [Internet]. Wikipedia. Available from: https://es.wikipedia.org/wiki/Jean-Baptiste_Pussin

12.	Pinnel, Philippe. *Traité Médico-Philosophique sur l'aliénation mentale*. París, 1801. Available from https://archive.org/details/traitmdicoph00pine/page/n7/mode/2up

13.	Campos FJ, Fernández De Sevilla O. *Textos legales de las desamortizaciones eclesiásticas españolas y con ellas relacionados*. Estudios Superiores de El Escorial. Págs. 14-16. Available from: https://dialnet.unirioja.es/servlet/articulo?codigo=2777281file:///C:/Users/USER/Downloads/DialnetTextosLegalesDeLasDesamortizacionesEclesiasticasEs-2777281.pdf

14. Martínez Soto, AP. La protección social en la época liberal: de la beneficencia a la previsión social (1820-1908). Áreas. Revista Internacional de Ciencias Sociales 2018 (37):108-26. Recuperado y disponible a partir de https://revistas.um.es/areas/article/view/335531

15. Alcaide González R. La introducción y el desarrollo del higienismo en España durante el siglo XIX. Precursores, continuadores y marco legal de un proyecto científico y social. *Scripta Nova. Revista Electrónica de Geografía y Ciencias Sociales* Nº 50, 15 de octubre de 1999. Universidad de Barcelona [ISSN 1138-9788]. Available from: https://www.ub.edu/geocrit/sn-50.htm

16. Campos R, Novella E. Mental hygiene in early Francoism. From racial hygiene to the prevention of mental illness (1939-1960). *Dynamis*. 2017;37(1). Available from: https://scielo.isciii.es/scielo.php?script=sci_arttext&pid=S0211-95362017000100004

17. Reglamento General de Beneficencia Pública decretado por las Cortes Extraordinarias en 27 de diciembre de 1822, y sancionado por S.M. León: Pablo Miñon, 1822. Available from: https://bvpb.mcu.es/es/catalogo_imagenes/grupo.do?path=11141194

18. Nuevo Decreto para la asistencia a los enfermos mentales. Disposiciones generales. Artículo 1º, 3 julio 1931, firmado por Alcalá Zamora, presidente provisional de la República y Miguel Maura, ministro de Gobernación. Available from: https://www.revistaaen.es/index.php/aen/article/view/15720/15579

19. Recorrido histórico en la profesionalización de la enfermera especialista en salud mental en España [Internet]. Available from: https://www.aeesme.org/formacion-en-la-especialidad /evolucion/evolucion/https://www.boe.es/gazeta/dias/1932/05/20/pdfs/GMD-1932-141.pdf

20. Belmont Molina A. La evolución de la Enfermería Psiquiátrica. *Enf Neurol*. 2011;10(1):53-5. Available from: https://www.medigraphic.com/pdfs/enfneu/ene-2011/ene111j.pdf

21. Manuales Para Enfermeras Psiquiátricas: La Introducción de la Mujer en el Cuidado De Los Enfermos Mentales. 1909-1955. Available from https://enfeps.blogspot.com/2017/04/manuales-para-enfermeras-psiquiatricas.html

22. González Canalejo, C. Historia de la Enfermería psiquiátrica. Available from https://www.cerasa.es/media/areces/files/book-attachment-2262.pdf

23. Decreto de 4 de diciembre de 1953 por el que se unifican los estudios de las profesiones de Auxiliares Sanitarios. Available from https://www.boe.es/buscar/doc.php?id=BOE-A-1953-16590

24. Real Decreto 2128/1977, de 23 de julio, sobre integración en la Universidad dé las Escuelas de Ayudantes Técnicos Sanitarios como Escuelas Universitarias de Enfermería. BOE núm. 200, de 22 de agosto de 1977. Available from https://www.boe.es/boe/dias/1977/08/22/pdfs/A18716-18717.pdf

25. Informe de la Comisión Ministerial Para La Reforma Psiquiátrica. PDF Ernest Lluch. Abril1985. Available from https://www.sanidad.gob.es/areas/calidadAsistencial/estrategias/saludMental/docs/opsc_est15.pdf

26. Jefatura del Estado. Ley 14/1986, de 25 de abril, General de Sanidad. Boletín Oficial del Estado [Internet]. 1986 Apr 29 [cited 2024 Jul 24];102. Available from: https://www.boe.es/eli/es/l/1986/04/25/14/con

27. Jefatura del Estado. BOE núm. 102, de 29 de abril de 1986. Referencia: BOE-A-1986-10499. Available from https://www.boe.es/buscar/pdf/1986/BOE-A-1986-10499-consolidado.pdf Pág. 17. Epígrafe 1

28. Real Decreto 992/1987, de 3 de julio, por el que se regula la obtención del título de Enfermero especialista. Available from: https://www.boe.es/boe/dias/1987/08/01/pdfs/A23642-23644.pdf
Available from https://www.boe.es/eli/es/rd/1987/07/03/992

29. Belmont Molina A. La evolución de la Enfermería Psiquiátrica. *Enf. Neurol.* (Mex) Vol. 10, No. 1. 2011:53-55 ©INNN, 2010 Available from: https://www.medigraphic.com/pdfs/enfneu/ene-2011/ene111j.pdf

30. Real Decreto 1393/2007, de 29 de octubre (RD 27 febrero 2008), por el que se establece la ordenación de las enseñanzas universitarias oficiales. Available from: https://www.boe.es/buscar/pdf/2007/BOE-A-2007-18770-consolidado.pdf

31. El proceso de desinstitucionalización de los hospitales psiquiátricos. *Rev. Asoc. Esp. Neuropsiq.* 2005; 93:1. Available from: https://scielo.isciii.es/scielo.php?script=sci_arttext&pid=S0211-57352005000100004&lng=es&nrm=iso

32. Bernardo A, Álvarez del Vayo M, Tuñas O. 35 años después del cierre de los antiguos psiquiátricos: la reforma aún sin terminar. Civio [Internet]. 2021 Apr 22 [cited 2024 Jul 24]. Available from: https://civio.es/medicamentalia/2021/04/22/salud-mental-esquizofrenia-reforma-psiquiatrica-atencion-comunitaria/

33. Comunidad terapéutica para adicciones. Available from: https://www.adictalia.es/comunidad-terapeutica-para-adicciones/

34. Desviat M. La reforma psiquiátrica 25 años después de la Ley General de Sanidad. *Rev. Esp. Salud Pública* [Internet]. 2011 oct [citado 2024 Ago 02]; 85(5): 427-436. Available from: http://scielo.isciii.es/scielo.php?script=sci_arttext&pid=S1135-57272011000500002&lng=es.

35. Fernández J, García M. Documento: la nueva estrategia de salud mental que planea sanidad completa [Internet]. *Redacción Médica.* Available from: https://www.redaccionmedica.com/secciones/psiquiatria/documento-la-nueva-estrategia-de-salud-mental-que-planea-sanidad-completa-2162

36. Ley 41/2002, de 14 de noviembre, básica reguladora de la autonomía del paciente y de derechos y obligaciones en materia de información y documentación clínica. BOE núm. 274, de 15 de noviembre de 2002, págs. 40126 a 40132 (7 págs.). Available from: https://www.boe.es/eli/es/l/2002/11/14/41)

37. Acceso a la salud mental en Europa: España [Internet]. *Civio* 2021 Mar 9 [cited 2024 Jul 24]. Available from: https://civio.es/medicamentalia/2021/03/09/acceso-a-la-salud-mental-en-europa-espana/

38. Sanidad presenta la nueva Estrategia de Salud Mental del Sistema Nacional de Salud para el periodo 2022-2026. Available from: https://www.sanidad.gob.es/gabinete/notasPrensa.do?id=5590

39. Guía de Recursos para la Atención a Personas con Enfermedad Mental [Internet]. Comisión de Coordinación Sociosanitaria de Salamanca. Available from: https://rehabilitacionsaludmental.blogia.com/2012/030201-recursos-asistenciales-en-salud-mental.-salamanca.php

40. Documento de la nueva Estrategia de Salud Mental (redaccionmedica.com). Available from: https://www.redaccionmedica.com/secciones/psiquiatria/documento-la-nueva-estrategia-de-salud-mental-que-planea-sanidad-completa-2162

41. Joshua Bierer. Vida. Available from: https://de.wikipedia.org/wiki/Joshua_Bierer

42. Huertas, R. Salud pública y salud mental: El nacimiento de la política de sector en psiquiatría Salud Pública y Salud mental. *Rev. Asoc. Esp. Neuropsiq.* Vol. XI. N.º 37. 1991:76. Available from: https://revistaaen.es/index.php/aen/article/download/15194/15059/0

43. Guinea, R. El hospital de día psiquiátrico como dispositivo terapéutico, una revisión. Septiembre 2002. Available from: http://www.rguinea.info/Ricardo_Guinea/Publicaciones_files/El%20hospital%20de%20di%CC%81a%20psiquia%CC%81trico%20como%20dispositivo%20terape%CC%81utico.pdf

44. Olivos, P. Historia de los Hospitales Diurnos. *Rev. Psiquiatría* 1985. II:23-27. Chile. Available from: https://schilesaludmental.cl/web/wp-content/uploads/2022/10/85-N%C2%B0-5-003-Historia-de-los-hospitales-diurnos.pdf

45. Rodríguez Seoane, E. *Conocer la enfermedad mental.* Madrid: Editorial Díaz Santos, 2012.

46. Rodríguez Seoane, E. *Manual de Enfermería en Adicciones a Sustancias y Patología Dual.* Madrid: Editorial Díaz Santos, 2018.

47. Recomendaciones para el Tto. Del suicidio por los medios de comunicación. Manual de apoyo para sus profesionales. Ministerio de Sanidad Gobierno de España. Available from: https://www.sanidad.gob.es/areas/calidadAsistencial/estrategias/saludMental/docs/MANUAL_APOYO_MMCC_SUICIDIO_03.pdf

48. Gudeman JE, Shore MF, Dickley B. Day Hospitalization and an INn Instead Inpatient Care for Psychiatric Patients. *The New England J. of Medicine* 1983. 308. 13:749-752.

49. Ortega Beviá, FJ. *Hospital de día psiquiátrico.* Edita: Visto Bueno Equipo Creativo Astra Zeneca Neurociencias, 2009. 134 páginas.

50. Carballal, Chelo. El papel de la enfermería en un hospital de día de salud mental. 10-02-03. Available from: http://hdl.handle.net/2183/7103 https://ruc.udc.es/dspace/handle/2183/7103 https://studylib.es/doc/529186/papel-de-enfermer%C3%ADa-en-un-hospital-de-d%C3%ADa

51. Rodríguez Seoane, E. *Atención y Cuidados de Enfermería en la Rehabilitación de la Enfermedad Mental Severa.* Madrid: Editorial Díaz de Santos, 2015.

52. BOE-A-2011-9081. Orden SPI/1356/2011, de 11 de mayo, por la que se aprueba y publica el programa formativo de la especialidad de Enfermería de Salud Mental. Available from: https://www.boe.es/eli/es/o/2011/05/11/spi1356

53. El Limbo Legal de la Enfermedad Mental en España. *La Vanguardia.* Available from: https://www.lavanguardia.com/vida/20191012/47914981781/el-limbo-legal-de-la-enfermedad-mental-en-espana.html

54. Hospitales de día y "minirresidencias" como alternativas a los ingresos psiquiátricos. *La Razón.* Available from: https://www.larazon.es/sociedad/20220511/ltnrcpjivzfwpftogwuiz5aare.html

55. Olivos P. Historia de los Hospitales Diurnos. *Rev. Psiquiatría* 1985. II:23-27. Chile. Available from: https://www.academia.edu/2319652/Historia_de_los_Hospitales_Diurnos

56. BOE-A-2011-9081. Orden SPI/1356/2011, de 11 de mayo, por la que se aprueba y publica el programa formativo de la especialidad de Enfermería de Salud Mental. Available from: https://www.boe.es/buscar/doc.php?id=BOE-A-2011-9081

57. Conclusiones V Jornada De Enfermería De Salud Mental De Bizkaia. Colegio de Enfermería de Bizkaia. Abril 2023.

58. Instituto Español de Investigación enfermera y Consejo General de Enfermería de España: Marco de competencias de las/os enfermeras/os gestoras/es de casos en la atención al paciente con problemas de salud crónicos con complejidad. ISBN: 978-

84-09-32387-6. Julio 2021. https://www.consejogeneralenfermeria.org/profesion/competencias-enfermeras/send/70-competencias-enfermeras/1522-competencias-enfermeras-gestoras-paciente-complejidad-14-07-2021

59. Marco de competencias de las/os enfermeras/os gestoras/es de casos en la atención al paciente con problemas de salud crónicos con complejidad. Epígrafe 9, pág. 57. Avalaible from: https://www.consejogeneralenfermeria.org/profesion/competencias-enfermeras/send/70-competencias-enfermeras/1522-competencias-enfermeras-gestoras-paciente-complejidad-14-07-2021

60. Eyaralar Baizán, E. Enfermera gestora de casos de pacientes crónicos. (Case management nurse of chronic patients). Universidad de Oviedo, marzo 2023. Apartado EGC en atención primaria, intermedia y especializada, pág. 9. Available from: https://digibuo.uniovi.es/dspace/handle/10651/68363

61. Díaz-Fernández S. La enfermera especialista en salud mental en la gestión del caso de una paciente con esquizofrenia grave – ScienceDirect. *Enfermería Clínica* 2022. Volume 32, Issue 1:60-64. ISSN 1130-8621. Available from: https://doi.org/10.1016/j.enfcli.2021.05.002

62. Valverde Jiménez, MR *et al*. Enfermera Gestora de Casos del Servicio Murciano de Salud: un año de puesta en marcha del programa. *Enferm. glob.* [online] 2014. Vol.13, 36 [citado 2023-07-14]:57-69. Available from: <http://scielo.isciii.es/scielo.php?script=sci_arttext&pid=S1695-61412014000400004&lng=es&nrm=iso>. ISSN 1695-6141.

63. Fraile Bravo, M. Enfermeras gestoras de casos. ¿Esa gran desconocida? *Revista Científica de la Sociedad Española de Enfermería Neurológica: SEDENE* 2015. Nº 42. ISSN-e 2173-9153, ISSN 2013-5246.

64. Aguilera MD y García FJ. Enfermeras Gestoras de Casos: Cómo adaptar el sistema al paciente (PDF). *Enfermería Facultativa* Nº 394.

65. Batres Sicilia JP (Distrito Sanitario Jaén Nordeste), Álvarez Tello M (Distrito Sanitario Sevilla), Gallardo Santos P (Distrito Sanitario Huelva-Costa). De la precisión de cuidados a los cuidados imprescindibles. Las enfermeras gestoras de casos en Andalucía: la enfermera comunitaria de enlace. *Revista de Administración Sanitaria* Octubre 2018. Available from: https://dialnet.unirioja.es/servlet/articulo?codigo=3022069

66. La importancia de la enfermera gestora de casos. CIENCIAS DE LA SALUD|21/11/2022. La enfermera gestora de casos y sus funciones | UNIR. Available from: https://www.unir.net/salud/revista/enfermera-gestora-casos/

67. Fraile Bravo M, Cerezo Alama AI, Sánchez Martín MC, Vasco González I, Villa Andrada JM. Unidad Enfermera Gestora de Casos. Documentación Interna SES. 2015.

68. Garcés J, Ródenas F. La gestión de casos como metodología para la conexión de los sistemas sanitario y social en España (Case management as a methodology for connecting the health and social care systems in Spain). *Atención Primaria* 2015 Oct; 47(8):482-9. Spanish. doi: 10.1016/j.aprim.2014.11.005. Epub 2015 Jan 2. PMID: 25559564; PMCID: PMC6983701.

69. Tomado literalmente de la Guía Básica de Funcionamiento del Hospital de Día Psiquiátrico. Evaluación y Sistema de Registro Hospitalario. Págs. 17-18. Available from: www.saludcastillayleon.es/institucion/es/publicaciones-consejeria/buscador/hospital-dia-psiquiatrico-guia-basica-funcionamiento

70. Tomado de la Guía Básica de Funcionamiento del Hospital de Día Psiquiátrico. "Ubicación y Estructura". Pág. 22 Available from: https://www.saludcastillayleon.es/institucion/es/publicaciones-consejeria/buscador/hospital-dia-psiquiatrico-guia-basica-funcionamiento

71. Tomado de la Guía Básica de Funcionamiento del Hospital de Día Psiquiátrico. "Formación e Investigación". Pág. 23. Available from: https://www.saludcastillayleon.es/institucion/es/publicaciones-consejeria/buscador/hospital-dia-psiquiatrico-guia-basica-funcionamiento

72. Tomado de la Guía Básica de Funcionamiento del Hospital de Día Psiquiátrico. "Alta y Derivación del Paciente". Pág. 19. Available from: Available from: https://www.saludcastillayleon.es/institucion/es/publicaciones-consejeria/buscador/hospital-dia-psiquiatrico-guia-basica-funcionamiento

73. Rodríguez Seoane, E. *Enfermería en la rehabilitación de la enfermedad mental severa: Cuidados, atención y aspectos jurídicos*. Madrid: Ediciones Díaz de Santos, 2015.

74. Rodríguez-Pulido F, Rodríguez-García MA, González-Dávila E, Méndez-Abad ME. Las personas con trastorno mental grave en un programa de alojamiento supervisado por un Equipo Comunitario Asertivo. *Rev. Asoc. Esp. Neuropsiq.* [Internet] 2022 dic [citado 2023 Jul 24]; 42(142):49-66. Disponible en: https://scielo.isciii.es/scielo.php?script=sci_arttext&pid=S0211-57352022000200004 Epub 20-Feb-2023.

75. Goldman HH, Gattozzi AA, Taube CA. Defining and counting the chronically mentally ill. *Hosp Community Psychiatry* 1981. Jan; 32:21-7. doi: 10.1176/ps.32.1.21. PMID: 7461614.

76. Se Revela La Prevalencia De Problemas De Salud Mental En Jóvenes Delincuentes. Available from: https://Www.Gla.Ac.Uk/News/Headline_1032674_en.Html

77. Hava García, E. Enfermedad mental y prisión: análisis de la situación penal y penitenciaria de las personas con trastorno mental grave (TMG). *Estudios Penales y Criminológicos* 2021, 41:59-135. Available from: https://doi.org/10.15304/epc.41.7075

78. Markez I, Iñigo C (Coords.). Guía Atención y Tratamientos en Prisión por el Uso de Drogas. Documento de Consenso Grupo de trabajo sobre Salud Mental en Prisión (GSMP): Sociedad Española de Sanidad Penitenciaria (SESP). Asociación Española de Neuropsiquiatría (AEN). OM Editorial. ISBN: 978-84-615-3689-4 Depósito Legal: BI-2367/2011

79. Zabala Baños, C. Prevalencia de trastornos mentales en prisión: análisis de la relación con delitos y reincidencia. Madrid: Ministerio del Interior, 2017. Cap. II. Págs. 56-57. Available from: https://www.interior.gob.es/opencms/pdf/archivos-y-documentacion/documentacion-y-publicaciones/publicaciones-descargables/instituciones-penitenciarias/Prevalencia_de_trastornos_mentales_en_prision_126170587_web.pdf

80. Morán-Sánchez I, Martínez Benítez S. Dos décadas de historia del Grupo de Trabajo Salud Mental en Prisión de la AEN (SampAEN). "Salud Mental, Derechos y Sistema Penal-Penitenciario" En: CAP. "Medidas de seguridad, una reflexión desde la práctica clínica". Murcia, 2022.

81. Calcedo-Barba A, Antón-Basanta J, Paz Ruiz S. *Libro Blanco sobre la atención sanitaria a las personas con trastornos mentales graves en los centros penitenciarios de España*. Ed. SEPL Madrid y SESP Barcelona. Junio 2023. (Supuestos en los que una persona con TMG ingresa en un centro penitenciario ordinario o en un hospital psiquiátrico penitenciario (14,17,18) CAPÍTULO 1. CONCEPTOS GENERALES.

82. Artículo 20. 1º. Del Código Penal. https://www.boe.es/buscar/act.php?id=BOE-A-1995-25444#a20

83. Conejo Cerón S, Moreno Peral P, Morales Asencio JM, Alot Montes A, García-Herrera JM, González López MJ *et al.* Opiniones de los profesionales del ámbito sanitario acerca de la definición de trastorno mental grave: un estudio cualitativo. *Anales Sis San Navarra* [Internet] 2014 Ago [citado 2023 Ago 20];

37(2):223-233. Available from: https://scielo.isciii.es/scielo.php?script=sci_arttext-t&pid=S1137-66272014000200005&lng=es.

84. Calcedo-Barba A, Antón-Basanta J, Paz Ruiz, S. *Libro Blanco sobre la atención sanitaria a las personas con trastornos mentales graves en los centros penitenciarios de España*. Ed. SEPL Madrid y SESP Barcelona. Junio 2023

85. GUÍA. Atención primaria de la salud mental en prisión. Documento de Consenso Grupo de trabajo sobre Salud Mental en Prisión (GSMP): Sociedad Española de Sanidad Penitenciaria (SESP) Asociación Española de Neuropsiquiatría (AEN), 2011.

86. Vizueta Fernández J. El trastorno mental grave apreciado después de dictarse sentencia firme. El art. 60 del Código Penal. *Revista electrónica de ciencia penal y criminología* 2007. ISSN-e 1695-0194, Nº. 9. Available from: https://dialnet.unirioja.es/metricas/documentos/ARTREV/2278333

87. Morán-Sánchez I, Martínez Benítez S. Dos décadas de historia del Grupo de Trabajo Salud Mental en Prisión de la AEN (SampAEN). "Salud Mental, Derechos y Sistema Penal-Penitenciario". En: CAP. "Medidas de seguridad, una reflexión desde la práctica clínica". Murcia 2022.

88. Cuenca Gómez P. Salud Mental. Derechos y Sistema Penal-Penitenciario: Págs. 7-9. Tratamiento particular del cumplimiento material de las medidas de seguridad. https://scielo.isciii.es/pdf/neuropsiq/v42n141/2340-2733-raen-42-141-141.pdf

89. Salize HJ, Dreßing H, Kief C. Mentally Disordered Persons in European Prison Systems - Needs, Programmes and Outcome (EUPRIS). European Commission. Central Institute of Mental Health J5 D-68159 Mannheim Germany October 31, 2007. Available from: http://ec.europa.eu/health/ph_projects/2004/action1/docs/action1_2004_frep_17_en.pdf

90. Arroyo-Cobo JM. Estrategias asistenciales de los problemas de salud mental en el medio penitenciario. El caso español en el contexto europeo. *Rev. Esp. Sanid. Penit.* Feb. 2011;13(3):100-11.

91. Marín-Basallote N, Navarro-Repiso C. Estudio de la prevalencia de trastorno mental grave (TMG) en los centros penitenciarios de Puerto I, II y III del Puerto de Santa María (Cádiz): nuevas estrategias en la asistencia psiquiátrica en las prisiones. *Rev. Esp. Sanid. Penit.* 2012. Vol. 14 nº 3 (en línea). Consultado en junio de 2017. Available from : http://www.sanipe.es/OJS/index.php/RESP/article/view/311/691

92. Arroyo Cobo JM, Acedo Ramiro MR, Ruiz Arias S, Giráldez Ramírez PI. Institución penitenciaria y salud mental: la última frontera. Segundo Accésit Premio Nacional Victoria Kent Año 2021.

93. Markez I, Íñigo C (Coords.). Guía. Atención y tratamientos en prisión por el uso de drogas. Año 2012.

94. Adaptado de Iñaki Markez y cols. en: *Salud Mental, Derechos y Sistema Penal-Penitenciario*. Págs. 55-73. Asociación Española de Neuropsiquiatría. Abril de 2022. "Suicidios en prisión: algunas tareas pendientes" (Suicides in prison: some pending tasks).

95. Orden SPI/1356/2011, de 11 de mayo. BOE (24 de mayo de 2012). Entre otros: 7. Formación específica en Enfermería de Salud Mental. 7.1.1 Competencias. 7.1.2 Contenidos: g) Dinámica de grupos: Teorías y técnicas de conducción de grupos. c) Vinculados a la competencia 10.1.c): Conoce y aplica las principales teorías y técnicas de intervención grupal. Available from: https://www.boe.es/diario_boe/txt.php?id=BOE-A-2011-9081

96. BOE-A-2003-10715. Ley 16/2003, de 28 de mayo, de cohesión y calidad del Sistema Nacional de Salud. https://www.boe.es/eli/es/l/2003/05/28/16/con

97. Real Decreto 3482/1983, de 28 de diciembre, sobre traspasos de servicios del Estado a la Generalidad de Cataluña en materia de Administración Penitenciaria. BOE-A-1984-4310. https://www.boe.es/eli/es/rd/1983/12/28/3482

98. Adaptado del *Libro Blanco sobre la Atención Sanitaria a las Personas con Trastornos Mentales Graves en los Centros Penitenciarios de España*. Págs. 246 a 249. Available from: https://www.psiquiatrialegal.org/libroblanco2023

99. Decreto 399/2006, de 24 de octubre, por el que se asignan al Departamento de Salud las funciones en materia de salud y sanitarias de las personas privadas de libertad y de menores y jóvenes internados en centros de justicia juvenil, y se integran en el sistema sanitario público, los servicios sanitarios penitenciarios y de justicia juvenil. Available from: https://portaljuridic.gencat.cat/eli/es-ct/d/2006/10/24/399

100. Adaptado del *Libro Blanco Sobre la Atención Sanitaria a las Personas con Trastornos Mentales Graves en los Centros Penitenciarios de España*. Capítulo 14. Modelo Catalán para la Atención a la salud mental de las personas judicializadas: Una referencia de integración de los cuidados. Págs. 248 a 249. Available from: https://www.psiquiatrialegal.org/libroblanco2023

101. Adaptado del *Libro Blanco sobre la Atención Sanitaria a Las Personas con Trastornos Mentales Graves en los Centros Penitenciarios de España*. Capítulo 11. Programa Puente Extendido. Págs. 193-198. Available from: https://www.psiquiatrialegal.org/libroblanco2023

102. Abierto el primer centro para personas privadas de libertad con enfermedades graves (bizkeliza.org). Available from: https://bizkeliza.org/noticia/abierto-el-primer-centro-para-personas-privadas-de-libertad-con-enfermedades-graves/

103. BIDESARI. Available from https://bidesari.org/que-hacemos/

104. La atención de Cáritas en la cárcel de Burgos llega a 201 presos. Available from: https://derechopenitenciario.com/noticia/la-atencion-de-caritas-en-la-carcel-de-burgos-llega-a-201-presos/

105. La Orden Mercedaria, hoy día un ejemplo de vida abierta a todos. Available from: https://www.mercedaragon.org/la-orden-mercedaria-hoy-dia-un-ejemplo-de-vida-abierta-a-todos-cumple-800-años/

106. Province of Our Lady of Consolation Prison Ministry. Available from: https://www.franciscansusa.org/es/ministry-spotlight-prison-ministry/

107. A.A.W.S. Alcohólicos Anónimos en las instituciones correccionales. 2017. Alcoholics Anonymous World Services, Inc. Available from: https://www.aa.org/sites/default/files/literature/assets/sp-26_AAinCF.pdf

108. Arroyo y cols. Institución Penitenciaria y Salud Mental: La Última Frontera. Pág. 24. Premio Nacional Victoria Kent. Año 2021

109. Markez Alonso I. Derechos, cárcel y salud mental. https://osalde.org/wp-content/uploads/2017/02/Carcel-y-SM-Politica-Penitenciaria-IMarkez.pdf

110. www.Lmentala.net 93. zk. 2021 eko urriaren 1a / Nº 93. octubre de 2021. Boletín RSMB. Osakidetza. Gobierno Vasco. https://lmentala.net/boletinaikusi.php?id=115&idusu=56535&idioma=cas&type=

111. Arroyo Cobo JM, Acedo Ramiro MR, Ruiz Arias S, Giraldez Ramírez, PI. Institución Penitenciaria Salud Mental: La Última Frontera. El Fenómeno De La Judicialización De La Enfermedad Mental. 3.3. Perfil del enfermo mental judicializado. Edita: Ministerio del Interior, Secretaría General Técnica, 2021. Institucion_penitenciaria_y_salud_mental_PVK_126220457_web.pdf

112. Nuestra Unidad de Psiquiatría Legal sigue despertando interés en el ámbito jurídico. 3 de marzo de 2021. Available from: https://www.aita-menni.org/es/nuestra-unidad-psiquiatria-legal-sigue-14227/

113. Dato recogido del *Libro Blanco Sobre la Atención Sanitaria a las Personas con Trastornos Mentales Graves en los Centros Penitenciarios de España.* (93) Capítulo 12. Pág. 214.

114. Programa Ranquines. Available from: https://www.caritas.es/accion_social/proyecto-ranquines-de-salud-mental/

115. La Barandilla: El cuidado de las Familias. 17 de noviembre de 2023. Available from: https://www.labarandilla.org/el-cuidado-de-las-familias/

116. Sánchez-Roiga M, Coll-Cámara A. La enfermería penitenciaria y su formación. Equipo de Atención Primaria Penitenciario Quatre Camins. Instituto Catalán de la Salud. *Rev. Esp. Sanid. Penit.* 2016;18:110-119. Available from: https://scielo.isciii.es/pdf/sanipe/v18n3/es_05_especial.pdf

117. Adaptado de: Propuesta de una estrategia de atención y coordinación sociosanitaria. Febrero 2015. Consejo General del Trabajo Social y Asociación Española de Trabajo Social y Salud. Available from: https://www.cgtrabajosocial.es/app/webroot/files/gipuzkoa/files/Consejo/2015_02%20Documento%20sociosanit%20FINAL%20%20FINAL%202015.pdf

118. Adaptado de: A.1) Estancias en Hospital, 3, Hospitalización Psiquiátrica. Pág. 12. Available from: https://www.osakidetza.euskadi.eus/contenidos/informacion/osk_servic_para_empresas/es_def/adjuntos/LIBRO-DE-TARIFAS-2024-CAS_V2.pdf

119. Osakidetza. Transparencia y Buen Gobierno. https://www.osakidetza.euskadi.eus/coste-efectivo-servicios-de-salud/webosk00-tbgcon/es/

120. Costes Sanitarios Reales. Redacción Médica del 21 de julio de 2021. Available from: https://www.redaccionmedica.com/virico/noticias/recado-a-los-cunados-que-creen-pagar-sueldos-medicos-con-sus-impuestos-2822?utm_source=redaccionmedica&utm_medium=email-2021-08-01&utm_campaign=boletin

121. Una médico publica precios de la sanidad pública: "Tener asma: 2.700 euros". Redacción Médica, 25 de julio de 2025. Available from: https://www.redaccionmedica.com/virico/noticias/una-medico-publica-precios-de-la-sanidad-publica-tener-asma-2-700-euros--6700

122. Complejo Asistencial Universitario de Salamanca. Cartera de servicios de Psiquiatría y salud mental. Available from: https://www.saludcastillayleon.es/CASalamanca/es/cartera-servicios/psiquiatria

123. Hernández J. *La Gaceta de Salamanca* 4 de julio de 2024 Available from: https://www.lagacetadesalamanca.es/salamanca/montalvos-ingreso-jovenes-problemas-adiccion-salud-mental-20240704180734-nt.html#:~:text=En%20concreto%2C%20inform%C3%B3%20de%20%C2%ABla,discapacidad%20intelectual%20y%20enfermedad%20mental%C2%BB.

124. Para una más extensa información sobre este apartado, puede consultarse: Rodríguez SeoaneE. *Enfermería en la Rehabilitación de la Enfermedad Mental Severa.* Madrid: Ediciones Díaz de Santos, 2015.

125. Fundación Empleo y Salud Mental. Available from: https://empleoysaludmental.org/

126. La tasa de empleo de personas con trastorno mental baja al 16,9% (consaludmental.org). Available from: https://consaludmental.org/sala-prensa/tasa-empleo-salud-mental-disminuye-2019/

127. Nuevo permiso laboral de 15 días para la salud mental 100% retribuido (businessinsider.es). Available from: https://www.businessinsider.es/nuevo-p ermiso-laboral-15-dias-salud-mental-100-retribuido-1309212

128. Así funciona el nuevo permiso laboral de 15 días para la salud mental 100% retribuido (huffingtonpost.es). Available from: https://noticiastrabajo.huffingtonpost.es/empleo/derechos-trabajador/nuevo-permiso-laboral-15-dias-salud-mental-retribuido/

129. Las empresas se sientan en el diván: las bajas por problemas de salud mental aumentan un 17% | Negocios. Available from: https://elpais.com/economia/negocios/2022-12-12/las-empresas-se-sientan-en-el-divan-las-bajas-por-problemas-de-salud-mental-aumentan-un-17.html

130. Nace Fundamentales, la primera alianza de empresas comprometidas con la salud mental | Minsait. Available from: https://www.minsait.com/es/actualidad/media-room/nace-fundamentales-la-primera-alianza-de-empresas-comprometidas-con-la-salud

131. Innovación Artesanal en red para impulsar el talento creador. Centros ocupacionales. Available from: https://saludmentalafes.org/programas/centros-ocupacionales/

132. Ley LGD. BOE-A-2013-12632. Available from: https://www.boe.es/eli/es/rdlg/2013/11/29/1/con

133. El Empleo Protegido en los Centros Especiales de Empleo – CONACEE. Available from: https://conacee.org/centros-especiales-de-empleo/

134. USOA. Available from: https://www.barakaldo.eus/portal/es/web/accion-social/usoa

135. Ley 13/1982, de 7 de abril, de integración social de los minusválidos. BOE de 30 de abril de 1982. Available from: https://noticias.juridicas.com/base_datos/Admin/l13-1982.html

136. Ley General de Discapacidad o LGD (antigua LISMI). Available from: https://fundacionadecco.org/azimut/de-la-lismi-a-ley-general-de-discapacidad-lgd/

137. Guía para la Integración Laboral de Personas con Enfermedad Mental. Available from: https://consaludmental.org/centro-documentacion/guia-orientacion-laboral-persoas-enfermidade-mentale/

138. ASAPME. Available from: https://asapme.org/conocenos/trabaja-con-nosotros/

139. Prelaborales | Fundació Joia (fundaciojoia.org). Available from: https://fundaciojoia.org/es/prelaborales

140. Asociación Espiral. Available from: https://centroespiral.org/quienes-somos-1

141. Es + salud mental. Available from: https://www.esmassaludmental.org/nosotros.php

142. Empleo y salud mental. Available from: https://www.empleoysaludmental.org/

143. Fundación Manantial. Available from: https://www.fundacionmanantial.org/trabaja-en-fundacion-manantial

144. Red Araña. Programas de Empleo. Available from: https://www.empleoenred.org/centros_empleo_entidades_socias.html

145. FAISEM, una referencia europea. Entrevista a Marcelino López Álvarez. Available from: https://proyectochamberlin.org/documentos_web/cuestiona%20marcelino%20lopez._.pdf

146. La nueva Formación Profesional en cuidados sociosanitarios del Gobierno amenaza el bienestar de las personas que viven en residencias. Available from: https://enfermeriademurcia.org/la-nueva-formacion-profesional-en-cuidados-sociosanitarios-del-gobierno-amenaza-el-bienestar-de-las-personas-que-viven-en-residencias

147. Información obtenida a través de entrevista personal con gerencia de Bitartean psicóloga y educadores/cuidadores

148. Programa de tratamiento comunitario en pisos terapéuticos para pacientes con enfermedades mentales graves y prolongadas. Available from: https://www.salud-castillayleon.es/institucion/es/noticias-9fb71/programa-tratamiento-comunitario-pisos-terapeuticos-pacient

149. Fundación Intras. Available from: https://www.intras.es/

150. Intercentros de Salud Mental. Available from: https://athleticclubfundazioa.eus/proyectos- sociales/intercentros-de-salud-mental/

151. USA Gov en español: Servicios para personas con discapacidades. Available from: https://www.usa.gov/es/servicios-personas-con-discapacidades

152. Expertos británicos analizan los costes sociales y económicos de la salud mental. Available from: https://www.infocop.es/expertos-britanicos-analizan-los-costes-sociales-y-economicos-de-la-salud-mental/

153. El Gobierno británico limitará el acceso a prestaciones sociales para reincorporar trabajadores al mercado laboral. *El Periódico de España* (epe.es). Available from: https://www.epe.es/es/internacional/20240419/gobierno-britanico-limitara-acceso-prestaciones-sociales-101290842

154. Adaptado de deducciones por discapacidad. Agencia Tributaria, sede electrónica. https://sede.agenciatributaria.gob.es/Sede/search.html?q=deducciones+por+discapacid

155. Plan de Salud Mental de la Comunidad Autónoma de Aragón (2017-2021). Available from: https://www.fadesaludmental.es/images/planes-de-salud-mental/PSMA_2017_2021.pdf

156. Ley 39/2006, de 14 de diciembre, de Promoción de la Autonomía Personal y Atención a las personas en situación de dependencia. BOE-A-2006-21990. Available from: https://www.boe.es/eli/es/l/2006/12/14/39/con

157. Mª Ángeles Arbaizagoitia, presidenta de Fedeafes, recibe el premio Sareen Saria por compromiso con la salud mental. https://consaludmental.org/sala-prensa/angeles-arbaizagoitia-presidenta-de-fedeafes-premio-sareen-saria/

158. DIRECTORIO ASOCIACIONES - Confederación Salud Mental España (consaludmental.org)

159. España lidera la iniciativa europea para acabar con el "síndrome de la puerta equivocada" en la patología dual. Available from: https://elpais.com/salud-y-bienestar/2024-01-29/espana-lidera-la-iniciativa-europea-para-acabar-con-el-sindrome-de-la-puerta-equivocada-en-la-patologia-dual.html?ssm=TW_CC#

160. Conclusiones del Consejo sobre las personas que padecen trastornos relacionados con el consumo de drogas que se producen conjuntamente con otros trastornos de salud mental. Available from: https://data.consilium.europa.eu/doc/document/ST-16112-2023-INIT/es/pdf

161. FEAFES ANDALUCÍA ha actualizado su marca y pasa a llamarse Federación SALUD MENTAL ANDALUCÍA. Available from: https://consaludmental.org/sala-prensa/feafes-andalucia-pasa-llamarse-federacion-salud-mental-andalucia/

162. NUESTROS SERVICIOS. Available from: https://saludmentalsalamanca.org/programas-y-servicios/

163. FAISEM. https://www.faisem.es/

164. FAISEM, una referencia europea. Entrevista a Marcelino López Álvarez. Available from: https://proyectochamberlin.org/documentos_web/cuestiona%20marcelino%20lopez._.pdf
165. FUNDACION INTRAS. Available from: https://www.intras.es/
166. INTRAS. Nuestra oferta de alojamiento. Available from: https://www.intras.es/articulos/nuestra-oferta-de-alojamiento
167. Enfermería en Salud mental en Gizakia: La gran desconocida. Revista *Oiñarri* 2/2023 nº 114. Opinión:24-25.
168. A. A. en las instituciones correccionales. Traducción Copyright © 2017 por Alcoholics Anonymous World Services, Inc.
Available from: https://www.aa.org/sites/default/files/literature/assets/sp-26_AAinCF.pdf
169. Asociacion Liber: Áreas de Actuacion. Available from: https://www.asociacionliber.org/areas-de-actuacion/
170. País Vasco. Dispositivos actuales para la atención a la enfermedad mental. Available from:
    • Red de Salud Mental de Bizkaia https://www.osakidetza.euskadi.eus/portada-red-salud-mental-bizkaia/
    • Red de Salud mental de Guipúzcoa https://www.osakidetza.euskadi.eus/portada-red-salud-mental-gipuzkoa/
    • Red de Salud Mental de Araba https://www.osakidetza.euskadi.eus/portada-red-salud-mental-araba/
171. Servicios comunitarios de salud mental fundamentados en los derechos. 10 de junio 2021. Available from:
https://www.who.int/es/news-room/feature-stories/detail/community-based-mental-health-services-using-a-rights-based-approach
172. Plan Estratégico 2022-2025 Red de Salud Mental de Bizkaia. Available from:
https://www.osakidetza.euskadi.eus/contenidos/informacion/osk_samebi_bienvenidaambito/es_def/adjuntos/Plan-Estrategico-2022-2025-Castellano.pdf